open space

33

I libri della Zona

BARRY SEARS CON BILL LAWREN
Come raggiungere la Zona

FABRIZIO DURANTI
Supersalute con la Zona

BARRY SEARS
7 giorni con la Zona

GIGLIOLA BRAGA
La Zona italiana

ARONNE E MEMO ROMANO
Vivere in Zona

BARRY SEARS
La Zona Omega 3Rx

GIGLIOLA BRAGA
Più belle con la Zona

BARRY SEARS
La Zona la nuova alimentazione

BARRY SEARS
In Zona con la soia

GIGLIOLA BRAGA
Il grande libro della Zona italiana

BARRY SEARS
Prevenire con la Zona

DANIELA MORANDI CON BARRY SEARS
Il bello della Zona

BARRY SEARS

LA ZONA ANTI-ETÀ

Edizione italiana a cura di Eddy Ottoz

SPERLING
PAPERBACK

Traduzione di Eddy Ottoz
The Anti-Aging Zone

Published by arrangement with HarperCollins Publishers, Inc.

I edizione «Open space» Paperback marzo 2005

ISBN 978-88-8274-787-9
61-I-07

II EDIZIONE

Si ringraziano Aronne Romano e Memo Romano per la preziosa collaborazione a questo libro.

Disegni di Elaine Wilkens.

Al mio caro amico
Mike Palm,
uno dei primi a credere nella Zona.

Indice

Parte terza
Perché la piramide anti-invecchiamento funziona

Parte quarta
Altri ormoni e la Zona anti-invecchiamento

Parte quinta
Che cos'altro bisogna sapere?

Prefazione all'edizione italiana

La Zona e la restrizione calorica possono prolungare la nostra vitalità e rallentare l'invecchiamento. Barry Sears lo aveva affermato nell'ultima parte di *Come raggiungere la Zona*. In questo nuovo libro ce ne spiega le ragioni.

La Zona è ormai anche nel nostro paese la strategia dietetica del momento. Mangiare giusto per sentirsi bene. Ribaltare il concetto della dieta per dimagrire, che spesso porta a carenze e scompensi, e quasi sempre a ingrassare nuovamente. La Zona è una dieta per il benessere, è imparare a mangiare bene sempre, ogni giorno, a ogni pasto, per sentirsi più leggeri, più forti, più vitali. La Zona è riduzione della massa grassa, muscoli più sodi, maggiore resistenza nelle attività sportive. Dimagrire perché si vuole stare bene, non stare male perché si è dimagriti.

Si fa un gran parlare di diete anti-cancro, a base di grandi quantità di verdura, frutta e proteine leggere. Esattamente ciò che Sears, con la Zona, predica da dieci anni.

Insomma, la Zona è benessere, e benessere significa vivere più intensamente e più a lungo.

Nel suo primo libro Barry Sears ci ha spiegato l'importanza di un sufficiente apporto di proteine, ci ha messo in guardia contro l'eccesso di carboidrati, ci ha insegnato a non demonizzare i grassi. Ci ha indicato le proteine «giuste», quelle vegetali, poi il pesce, le uova e le carni bianche. Niente carni rosse, niente «mucca pazza». Ci ha accompagnato alla scoperta degli eicosanoidi, l'esercito di micro-ormoni che vegliano sulla nostra salute in tutte le nostre cellule. Ci ha fatto viaggiare all'interno di noi stessi, ha reso comprensibili ai profani alcuni dei meccanismi fondamentali della fisiologia.

Poiché nessun grande risultato può essere raggiunto senza fatica, c'è un piccolo prezzo da pagare. Se non avete letto *Come raggiungere la Zona*, certamente incontrerete maggiori difficoltà. Dovrete leggere, riflettere, assimilare, rileggere. D'altra parte la fisiologia – in questo caso l'endocrinologia – è scienza, e può essere divulgata, semplificata, ma non banalizzata.

Questo è un libro nel quale ognuno può tracciarsi un suo percorso di lettura, in funzione dei propri interessi. Potete saltare i capitoli più tecnici, andare subito a leggere ciò che più vi interessa ed eventualmente tornare in seguito su quanto avevate saltato.

Vediamo qualche percorso possibile. L'Introduzione e il Capitolo 1 sono indispensabili a tutti. Il Capitolo 2 è molto utile per ben inquadrare il problema dell'invecchiamento. Di qui, se siete interessati soprattutto agli aspetti pratici (fermare l'età che avanza...) potete tranquillamente saltare i quattro capitoli successivi, andando a leggere la Parte seconda del libro, i capitoli che vanno da 6 a 12. Se trovate difficile il Capitolo 10, limitatevi a leggerne l'ultima parte, quella che parla della meditazione «pratica». Saltate pure la Parte terza (Capitoli 13, 14, 15 e 16), che è piuttosto tecnica, e a questo punto siete in dirittura finale, dove ce n'è per tutti i gusti.

Le lettrici interessate al problema della fertilità non avranno che da leggere il Capitolo 18 ed eventualmente il 19 per i fastidi della menopausa e le terapie sostitutive ormonali a base di estrogeni.

I lettori che vogliono sapere come e perché funziona il Viagra faranno bene a sostare al Capitolo 17 e completeranno le loro conoscenze sulla sessualità maschile leggendo il 20 (tutto ciò che avreste voluto chiedere sul testosterone).

È opportuno che gli ansiosi e i depressi leggano bene il Capitolo 22 (la serotonina, il Prozac e gli ansiolitici). Se il vostro problema è la tiroide, una sosta al Capitolo 23 arricchirà le vostre conoscenze. Se, come tutti, avete udito meraviglie sulla melatonina e sul DHEA, il Capitolo 24 vi aiuterà a riconsiderare l'argomento nel modo giusto.

Se non vi è chiaro ciò che scrivono i giornali, sportivi e non, a proposito del doping, passate dal Capitolo 20 e proseguite con il 21 (l'ormone dell'accrescimento).

Non passa giorno senza che si parli di nuovi integratori-miracolo, così presumo che tutti divoreranno il Capitolo 26. Certamente le signore, per la bellezza della loro pelle, troveranno nel 27 utilissime indicazioni.

Insomma, ognuno con il suo capitolo, ognuno diverso. Sono certo però che ciascuno, lette con passione le pagine più interessanti, svilupperà una grande curiosità per le parti tralasciate che, a questo punto, saranno diventate molto più comprensibili. Come potrebbe un diabetico non leggere il Capitolo 14 (e non solo) e come si può non essere curiosi di sapere perché il cortisone fa male proprio perché fa bene?

Accompagnate la lettura con frequenti puntate al Glossario (Appendice A) e all'Indice analitico, che come il filo di Arianna vi guideranno nel complesso sistema ormonale.

Nel primo libro di Sears, *Come raggiungere la Zona*, ci hanno scortato gli eicosanoidi. Un nuovo amico, che non conoscevate, vi accompagnerà durante tutto questo viaggio: dapprima busserà timidamente, poi ve lo ritroverete sempre tra i piedi. Si chiama «adenosinmono-fosfato ciclico», per gli amici AMP ciclico e per gli intimi cAMP. Scientificamente è definito un «secondo messaggero». Vi basti sapere che è lui che permette agli eicosanoidi di funzionare e rende possibili tutte le reazioni ormonali che ci mantengono giovani e in buona salute.

Se *Come raggiungere la Zona* poteva essere considerato il romanzo degli eicosanoidi, *La Zona anti-età* è il romanzo del cAMP.

La Zona si sta diffondendo anche nel nostro paese come trattamento non farmacologico di supporto per l'ipertensione, l'iperinsulinemia, l'insulino-resistenza, il diabete di tipo 2, le cardiopatie, le patologie autoimmuni. Ha conquistato lo sport, e le prestazioni degli atleti alle Olimpiadi di Sydney ne sono la testimonianza. Ha espugnato Hollywood, dove è diventata la dieta di riferimento per tutti i personaggi del cinema e dello spettacolo.

Sana, naturale, senza controindicazioni, la Zona vi aiuterà a rimanere giovani.

EDDY OTTOZ

Ringraziamenti

Mi considero molto fortunato, perché posso continuare a scrivere libri sulla Zona grazie alle persone di talento che mi affiancano nel lavoro. La figura più importante di questo gruppo che non cessa di sostenermi è senza dubbio mia moglie Lynn, che ha saputo rendere alcuni concetti estremamente complessi in un linguaggio chiaro (e spero essenziale) adatto anche ai lettori meno addentro alla materia. Poi c'è mio fratello Doug, da 17 anni mio socio: anche lui ha messo i suoi preziosi consigli, frutto di molti anni di esperienza nel nostro campo, al servizio mio e dei lettori.

Peccherei gravemente di negligenza se non ringraziassi di cuore sia la mia assistente Beth Twiss, che ha saputo organizzare la mia caotica agenda in modo da consentirmi di portare a termine questo lavoro, sia Scott C. Lane, che, dopo aver collaborato ai miei precedenti libri, ha redatto con competenza anche le ricette pro Zona che ho inserito nell'edizione americana di questo libro.

Desidero esprimere un ringraziamento anche a Todd Silverstein e Jill Sullivan per il contributo che hanno dato all'opera con i loro commenti. Un ringraziamento particolare va al dottor Michael Norden, autore di *Beyond Prozac*, e a Pat Puglio della Barnes Research Foundation per i commenti che mi hanno fornito su alcuni capitoli.

Esprimo ovviamente un grazie alla redazione della ReganBooks e in particolare ad Amye Dyer, che ha curato l'editing definitivo del manoscritto. Ma, come sempre, senza il continuo sostegno di Judith Regan, nessuno dei miei libri sulla Zona avrebbe mai potuto vedere la luce.

Abbreviazioni e sigle

Le ripetizioni sono fastidiose, ma talora inevitabili. Ecco un elenco di sigle, utilizzate quando necessario:

AA	Acido arachidonico
ACTH	Adrenocorticotropic Hormone (Ormone adrenocorticotropo)
ADA	American Diabetes Association (Associazione americana per la lotta al diabete)
AGE	Advanced Glycosilated Endproduct
ATP	Adenosina trifosfato
cal	caloria (utilizzato al posto di kcal, chilocaloria)
cAMP	Adenosin-mono-fosfato ciclico
CBG	Corticoid Binding Globulin (Globulina di trasporto del cortisolo)
cGMP	Guanosin-mono-fosfato ciclico
CIO	Comitato Olimpico Internazionale
CRF	Corticotropin Releasing Factor (Fattore di rilascio della corticotropina)
DAG	Diacilglicerolo
DGLA	Dihomo Gamma Linolenic Acid (Acido diomo-gamma-linolenico)
DHA	Docosahexenoic Acid (Acido docosaesaenoico)
DHEA	Dihydroepiandrosterone (Deidroepiandrosterone)
DMN	Dorsomedial Nucleus (Nucleo dorsomediale)
ECF	Effetti Collaterali dei Farmaci
EDRF	Endothelial Derived Relaxing Factor (Fattore di rilassamento derivato dall'endotelio)
EPA	Eicosapentaenoic Acid (Acido eicosapentaenoico)
FANS	Farmaci Antinfiammatori Non Steroidei
FSH	Follicle-Stimulating Hormone (Ormone follicolo-stimolante)
GH (HGH)	Growth Hormone (Ormone dell'accrescimento)
GHRF	Growth Hormone Releasing Factor (Fattore di rilascio dell'ormone dell'accrescimento)
GLA	Gamma Linolenic Acid (Acido gamma-linolenico)
GnRF	Gonado-tropin Releasing Factor (Fattore di rilascio delle gonadotropine)
IGF	Insulin-like Growth Factor (Fattore di crescita insulino-simile)
LH	Luteinizing Hormone (Ormone luteinizzante)
LHA	Lateral Hypothalmic Area (Area ipotalamica laterale)
MIT	Massachusetts Institute of Technology
NFL	National Football League (Lega nazionale del football americano)
PAF	Platelet Activating Factor (Fattore di attivazione delle piastrine)
PCOS	Polycystic Ovary Syndrome (Sindrome da ovaie policistiche)
PGE_1	Prostaglandina E_1
PGE_2	Prostaglandina E_2
PMS	Premenstrual Syndrome (Sindrome premestruale)
SHBG	Sex Hormone Binding Protein (Proteina di trasporto dell'ormone sessuale)
SSRI	Selective Serotonin Re-uptake Inhibitors (Inibitore selettivo del re-uptake della serotonina)
TBG	Tiroxin Binding Globulin (Globulina di trasporto della tirossina)
TG	Trigliceridi
TRF	Thyroid Releasing Factor (Fattore di rilascio della tiroide)
TSH	Thyroid Stimulating Hormone (Ormone stimolante della tiroide)
TSO	Terapia di Sostituzione Ormonale
UI	Unità Internazionali (Unità di misura per alcune vitamine)
VMN	Ventromedial Nucleus (Nucleo ventromediale)

Introduzione

SALVO forse *Dal Big Bang ai buchi neri* di Stephen Hawking, nessun best-seller è stato frainteso quanto *Come raggiungere la Zona.* Nelle mie intenzioni, era destinato a medici e cardiologi e descriveva l'azione di un gruppo misterioso di ormoni detti «eicosanoidi». Il suo successo sul grande pubblico ha sorpreso me per primo. Purtroppo, due concetti fondamentali si sono persi per strada. Il primo è che la «Zona» è stata considerata esclusivamente una nuova dieta dimagrante, mentre invece affronta in modo innovativo la salute in generale, e in particolare il diabete e le cardiopatie: il cibo dosato come un vero e proprio «farmaco» è la chiave per abbassare i livelli dell'insulina e riequilibrare gli eicosanoidi. Inoltre la sua efficacia anti-invecchiamento (l'effetto più importante) è passata quasi inosservata. È l'aspetto che intendo approfondire in questo libro.

L'efficacia della dieta, o per meglio dire della «strategia dietetica» pro Zona contro l'invecchiamento, è più comprensibile se analizziamo l'influenza del cibo sugli ormoni e su come le interazioni ormonali garantiscano al nostro organismo la massima efficienza.

Su un punto almeno concordano tutte le teorie sull'invecchiamento: l'unico modo sicuro per ritardarlo consiste nel limitare le calorie. Lo dimostrano 60 anni di esperimenti. Ma un radicatissimo luogo comune ha convinto che ciò provochi inedia e denutrizione. E se invece si trovasse il modo di sfruttare i benefici della restrizione senza soffrire la fame? Disporremmo di un farmaco anti-età bell'e pronto e ben sperimentato. Questo medicinale esiste: è la dieta pro Zona. Vi spiegherò come e perché funziona.

La storia di questo libro è iniziata parecchi anni fa. Appena pubblicato *Come raggiungere la Zona*, fui invitato a un convegno di endocrinologia. Esposi la mia brava relazione, ma ascoltando gli altri oratori capii che il quadro ormonale era veramente complesso e intricato. Per conoscere a fondo l'invecchiamento dovevo esplorare le interazioni di tutti i complessi sistemi ormonali mediati dal cibo. Questo libro è il frutto di tale indagine.

Forse non arriveremo mai a scoprire tutto sulle cause e sui modi dell'invecchiamento, né riusciremo a sconfiggere definitivamente le malattie cardiache e il cancro; disponiamo però di dati sufficienti a ritardare i danni dell'età e a conquistare benefici sicuri senza effetti collaterali. Questo programma si chiama «stile di vita anti-invecchiamento pro Zona ». È una sorta di piramide, alla cui base c'è l'alimentazione pro Zona.

Ormai gli ormoni – che si tratti di melatonina, serotonina, DHEA, ormone dell'accrescimento (GH), estrogeni o testosterone – costituiscono un normale argomento di conversazione e non spaventano più nessuno. La consapevolezza degli uomini e delle donne di mezza età di non essere eterni, insieme con la loro ferma volontà di fare il possibile per allontanare l'inevitabile esito della vita, mi fa sperare che la Zona sarà adottata e accettata come fondamento della battaglia contro l'invecchiamento.

Nel mio primo libro affrontavo gli effetti di ormoni poco noti, gli eicosanoidi, e descrivevo come il cibo ne controlli la produzione. Ma poiché pochi riuscirebbero anche solo a pronunciarne il nome, ho focalizzato i miei libri successivi sul controllo dell'insulina, un argomento che tutti conoscono e che discende dal primo. Ora riaffronterò in dettaglio gli eicosanoidi, perché solo attraverso il loro controllo è possibile combattere l'invecchiamento.

Ma attenzione, questo libro non è un trattato sugli ormoni, né un saggio divulgativo sulla terza età. Il mio scopo è un altro: mostrare ai lettori come poche e semplici modifiche allo stile di vita siano sufficienti per contrastare la decadenza psicofisica. Potrebbe succedere che alcuni capitoli vi sembrino un po' complicati, o troppo teorici. Vi suggerisco perciò di costruirvi un percorso di lettura: cercate subito nell'indice gli argomenti che vi interessano di più e leggeteli per primi; sarete sempre in tempo a ritornare indietro in un secondo tempo.

Dopo aver assimilato il Capitolo 1, potete per esempio saltare alla Parte seconda del libro («Smettere di invecchiare: si comincia da oggi»). Con il Glossario in Appendice, potrete comprendere meglio la terminologia di base.

Vi svelerò alcuni dei misteri sugli ormoni e la senilità. E la cosa sconvolgente è che l'unico farmaco che dovrete assumere è... il cibo. A voi la decisione di usare questa portentosa medicina nel modo giusto.

Avvertenza

Questo libro non intende sostituirsi ad alcun parere del vostro medico o specialista. Chi fosse ammalato, o sospettasse di esserlo, deve farsi visitare. Chi segue terapie con farmaci regolarmente prescritti non modifichi le proprie abitudini alimentari senza prima consultare il medico, poiché qualsiasi variazione dietetica può modificare il metabolismo dei farmaci che assume.

La medicina moderna, per quanto potente, è un ben misero sostituto della prevenzione, che rimane il miglior rimedio, ma che può realizzarsi solo a livello individuale e con una corretta nutrizione, il fondamento di uno stile di vita salutare. Mangiare si deve, perciò tanto vale farlo bene, con intelligenza.

L'autore e l'editore declinano espressamente ogni responsabilità per eventuali conseguenze nocive derivanti dall'utilizzo di integrazioni nutrizionali alla vostra dieta apportate senza un'appropriata supervisione medica.

PARTE PRIMA

Ormoni e invecchiamento

1

Vivere più a lungo o vivere meglio?

Fin dagli albori della civiltà, l'uomo ha sognato l'immortalità, o almeno di vivere più a lungo (che a quei tempi poteva già sembrare... immortalità. Basti pensare che la durata media della vita, all'epoca dei romani, era di circa 22 anni).

Il papiro egiziano *Come trasformare un vecchio in un ventenne*, scritto circa 2600 anni fa, prometteva addirittura di invertire il processo di invecchiamento. L'immortalità era di casa nel pantheon dei greci e dei romani: la loro letteratura pullula di riferimenti ad afrodisiaci ed elisir di lunga vita. Mentre il buon vecchio Occidente considerava la morte come un passaggio inevitabile per fare spazio alla generazione successiva, l'antica filosofia orientale identificava la strada per l'immortalità nell'equilibrio tra gli opposti.

Tuttavia, entrambi sostenevano che cibarsi come gli dei garantisse la vita eterna. Oggi sappiamo che avevano intuito la verità. Nessuno potrà mai diventare immortale, ma il cibo può equilibrare le nostre potenzialità e rallentare, se non addirittura invertire, il processo dell'«invecchiamento». Non c'è bisogno di chiedere questo nutrimento agli dei, si trova già in tutte le nostre cucine.

Non si tratta solo di vivere più a lungo, ma di vivere meglio. Personalmente, non vorrei affatto arrivare a 120 anni se dovessi essere debole e bisognoso di costante assistenza. Molto meglio una vita più breve, ma di migliore qualità. Il paradosso è proprio questo: mentre in passato l'aspettativa di vita era molto minore, l'efficienza fisica era preservata fino all'ultimo istante. Oggi viviamo mediamente più a lungo rispetto a qualsiasi altra epoca storica, ma molti di questi anni «guadagnati» sono solo di declino fisico e mentale. Spegnersi in una casa di cura, circondati da vecchi rimbambiti, è una prospettiva spaventosa. Le persone di mezza età, che vedono i loro congiunti invecchiare in questo modo, ne sono francamente terrorizzati.

Che cosa vuol dire allora combattere l'invecchiamento? Una buona risposta è dissociare l'età cronologica da quella biologica. Contate i compleanni e avrete l'età cronologica. Con quella biologica le cose si complicano, tanto che la valutazione dei parametri dell'invecchiamento è proprio uno dei problemi della ricerca gerontologica degli ultimi 30 anni. Un indicatore biologico, per essere affidabile, deve essere universale. Il cancro, per esempio, non può essere un indicatore certo di invecchiamento, poiché non tutti con l'età sono colpiti da un tumore. La perdita di massa muscolare, negli uomini come nelle donne, sembra invece essere un buon indicatore. Una strategia realmente efficace contro l'invecchiamento deve riuscire a far regredire questi specifici segnali biologici.

Conservare, per esempio, livelli invidiabili di prestazioni fisiche e mentali è un serio indicatore biologico che permette di verificare scientificamente l'efficacia della strategia anti-età. La gerontologia è una scienza, non una forma d'arte.

La prima prova scientifica che con gli ormoni fosse possibile invertire il processo di invecchiamento risale alla fine del secolo XIX. Charles Edouard Brown-Séquard, membro dell'Académie Française, riportò che le iniezioni di estratto di testicoli d'animali arrestavano l'invecchiamento e ripristinavano la potenza sessuale. La sua scoperta, inutile dirlo, alimentò speranze e sollevò entusiasmo. Poiché non era un ciarlatano, fornì gratuitamente il suo nuovo elisir di giovinezza ad altri medici, a patto che anche loro non facessero pagare i loro pazienti. Sfortunatamente non fu preso sul serio nel resto d'Europa, in quanto nessuno era riuscito a riprodurre l'esperimento. Oggi, a un secolo di distanza, sappiamo che aveva ragione: tutta la questione dell'invecchiamento gravita intorno agli ormoni. Un corretto equilibrio ormonale lo rallenta, uno squilibrio lo accelera. Il problema non è la mancanza di determinati ormoni, ma il fatto che essi perdono la capacità di comunicare e interagire correttamente. Questo libro è il nuovo manifesto contro l'invecchiamento: invertitene il processo migliorando il vostro sistema ormonale con la dieta.

Molti indicatori biologici possono essere influenzati dal più potente farmaco anti-età già a disposizione di tutti: il cibo. Trattatelo però con grande rispetto, come fareste con qualsiasi prescrizione medica. Il cibo è un farmaco potente poiché è in grado di alterare le risposte ormonali: utilizzato in modo corretto può migliorarle, mentre è ormai assodato che usato in modo improprio accelera l'invecchiamento. In pratica, dopo ogni pasto dovete chiedervi: «Ora, sono più giovane o più vecchio?»

Nel mio primo libro ho descritto gli effetti ormonali della dieta e le sue implicazioni nel trattamento delle malattie croniche. Ora vorrei tornare ai fondamenti biologici della nostra vita – gli ormoni per l'appunto – per scoprire come si possono influenzare, già a partire dal prossimo pasto.

Desiderate solo semplici indicazioni pratiche su come correggere la vostra alimentazione? In questo caso, saltate direttamente al Capitolo 6 e iniziate il vostro programma anti-età fin dal prossimo pasto. Potrete tornare in seguito ai primi capitoli per approfondire gli aspetti scientifici dell'invecchiamento. Desiderate invece capire e conoscere i meccanismi scientifici? In questo caso proseguite con il prossimo capitolo. Quale che sia la vostra scelta, desidero augurarvi una buona lettura.

2

Perché oggi si vive più a lungo?

ECCO una buona domanda. Non certo grazie a un DNA più evoluto, dal momento che geneticamente l'uomo non è cambiato granché negli ultimi 100.000 anni. Che cos'altro, allora, può spiegare la nostra maggiore longevità? Prima di rispondere, dobbiamo metterci d'accordo sul significato di alcune espressioni.

La prima è la «durata media della vita». Si definisce così l'età media alla quale muore il 50% di una data popolazione. In caso di elevata mortalità infantile, la vita media sarà ovviamente breve. La seconda è la «massima durata della vita». È il limite d'età che difficilmente l'individuo di una certa specie può superare. La terza è la «longevità», ossia quanto ci si avvicina alla massima durata della vita prima di morire. C'è infine l'«invecchiamento», che non è altro che il processo di deterioramentc del corpo con l'età.

Torniamo ora alla domanda iniziale: perché oggi viviamo più a lungo? Si stima che la durata media della vita dell'uomo paleo-neolitico (tra 10.000 e 15.000 anni fa) fosse di circa 18 anni. L'altissima incidenza della mortalità infantile, soprattutto neonatale, rende questo dato fuorviante. La vita deve poter essere, infatti, abbastanza lunga da mettere al mondo la prole e allevarla, garantendo la conservazione della specie. Se oggi siamo ancora qui, significa che ogni uomo paleoneolitico scampato alla mortalità infantile viveva abbastanza a lungo da continuare a popolare il pianeta.

Si stima che da almeno 100.000 anni gli esseri umani siano geneticamente predeterminati per vivere fino a 120 anni, ed è poco probabile che la situazione possa modificarsi tanto presto.

La durata massima della vita di qualsiasi specie può essere ricavata dal rapporto tra la massa corporea e le dimensioni del cervello, e il volume di quello umano è costante da 100.000 anni. Inoltre, le persone che nel secolo XX hanno superato i 120 anni si contano sulle dita di una mano. Vedremo più avanti quanto sia poco probabile che in questo secolo il numero di questi ultralongevi cresca in modo significativo. Ma se la durata massima non è cambiata, l'aspettativa di vita degli individui è cresciuta. Se muoiono meno bambini, l'attesa media di vita si allunga.

Che cos'è l'invecchiamento? Dal punto di vista *qualitativo* è il deterioramento del corpo con l'età, da quello *quantitativo* è il cosiddetto «tempo di raddoppio della mortalità», un indicatore più preciso, non influenzato dalla mortalità infantile. Indica, in pratica, quanti anni devono passare perché raddoppi la probabilità di morire.

Attualmente negli Stati Uniti e nelle altre nazioni industrializzate questo indicatore, raggiunti i 40 anni, varia tra 7 e 10. A 60 anni si ha il doppio di probabilità di morire rispetto a quando se ne avevano 50, e il quadruplo rispetto a 40. Grosso modo ogni circa 10 anni le probabilità di morire raddoppiano. Perché questo indicatore è così importante? Perché ci permette di valutare l'efficacia delle strategie contro l'invecchiamento senza spostare in avanti la durata massima della vita.

Longevità, d'accordo, ma soprattutto qualità: mantenere la piena efficienza più a lungo è un obiettivo essenziale di qualunque efficace programma anti-età. Vivere più a lungo, ma senza rallentare il deterioramento fisiologico, non sembra un gran risultato. Scambiare qualità per quantità non è un buon affare.

Prima di spiegare perché oggi viviamo più a lungo, cerchiamo di capire perché e quando dovremmo morire. Tre sono, in estrema sintesi, le opinioni più accreditate:

- si muore per il bene della propria specie;
- chi vive troppo intensamente muore giovane;
- si muore più tardi perché l'ambiente è sempre meno ostile.

Analizziamole una per una. Sacrificarsi per il bene della specie sarà altruistico, ma non ha molto senso. La maggior parte degli animali (compresi gli esseri umani, fino allo sviluppo della scrittura, 5000 anni fa) possono tramandarsi le conoscenze solo con l'esempio. Più l'animale è vecchio, maggiori sono l'esperienza e la saggezza che può trasmettere alla sua progenie; più questa è abile, maggiore è la probabilità che abbia successo nel procreare e trasmettere i propri geni alla generazione seguente. Ecco perché gli anziani erano rispettati e venerati (almeno fino a tempi recenti...): la loro saggezza insegnava ad affrontare il mondo. Perché la natura dovrebbe rinunciare al vantaggio dell'esperienza, conservata e trasmessa dagli animali più anziani per il bene delle specie? Questa giustificazione della precocità della morte non è quindi molto plausibile.

La teoria del «muore giovane chi vive troppo intensamente», così popolare negli anni Venti, era sostenuta da Raymond Pearl, un pioniere della gerontologia: disponiamo tutti di una quantità limitata di munizioni, sosteneva Pearl, e una volta sparate tutte le cartucce è tempo di calare il sipario. Quest'ipotesi si basa sul fatto che, in apparenza, più è alto il metabolismo dell'animale, più breve è la sua vita. Si scoprì però che alcune specie (soprattutto uccelli) dal metabolismo estremamente elevato vivono molto a lungo.

Resta infine l'ipotesi evolutiva. Trasmessi i geni ai figli, l'evoluzione non si preoccuperebbe più dei genitori. La morte, secondo questa teoria, è provocata da un accumulo di difetti genetici che si evidenziano solo dopo che la generazione successiva ha raggiunto la maturità. Poiché il nostro ambiente è diventato meno ostile, abbiamo minori probabilità di morire per eventi casuali. Così la vita si allunga, evidenziando, in una popolazione che invecchia, l'accumulo di difetti genetici che sfociano in malattie croniche degenerative. Possiamo fare tre buoni esempi di questo fenomeno.

Il primo è il morbo di Huntington, che provoca nella mezza età la perdita totale della lucidità mentale, con conseguenze devastanti. Questa patologia rafforza la teoria evolutiva, poiché si manifesta solo dopo che la generazione successiva è stata messa al mondo. All'evoluzione, infatti, non interessa che un nostro particolare gene sia difettoso, purché non influisca negativamente sulla possibilità di trasmettere il DNA alle generazioni future. Per noi invece, se ne siamo portatori, importa, eccome...

Due altri esempi: il morbo di Alzheimer e le cardiopatie. Si ritiene che la probabilità di essere colpiti dall'Alzheimer aumenti se si possiede nel DNA una forma particolare di un certo gene, associata ad alti livelli di colesterolo e cardiopatie. Dato che l'Alzheimer e le malattie cardiache si manifestano solo molto dopo che abbiamo procreato, madre natura non ha mai dovuto preoccuparsi della forma del gene (la procreazione è garantita comunque). Ecco perché le malattie legate all'età (cardiopatie, cancro, diabete di tipo 2 e artriti) raramente colpiscono i giovani.

L'evoluzione è un padrone crudele, ciò che ci accade dopo aver allevato i nostri cuccioli non le interessa... Noi oggi, per la prima volta nella storia, cerchiamo di contrastare questa legge naturale, apparentemente immutabile.

Perché, insomma, moriamo, resta un grosso problema, oggetto di dibattito filosofico e biologico. Quello che ci interessa, in pratica, è trovare un modo per vivere più a lungo e in piena efficienza. Molti fattori, oltre a quelli genetici, influenzano la longevità. Tra gli elementi che accorciano la vita possiamo citare le malattie infettive, gli incidenti e l'opera dei predatori.

Tra l'altro, l'idea stessa di allungare la vita potrebbe essere un prodotto della civilizzazione. Nell'ambiente naturale in pratica l'invecchiamento non esiste e la morte sembra essere un avvenimento casuale: è difficile predire quando avverrà. È un po' come per le sostanze radioattive: ne conosciamo il tempo medio statistico di decadimento, ma è impossibile prevedere quando decadrà un certo particolare atomo (*Figura 2.1*).

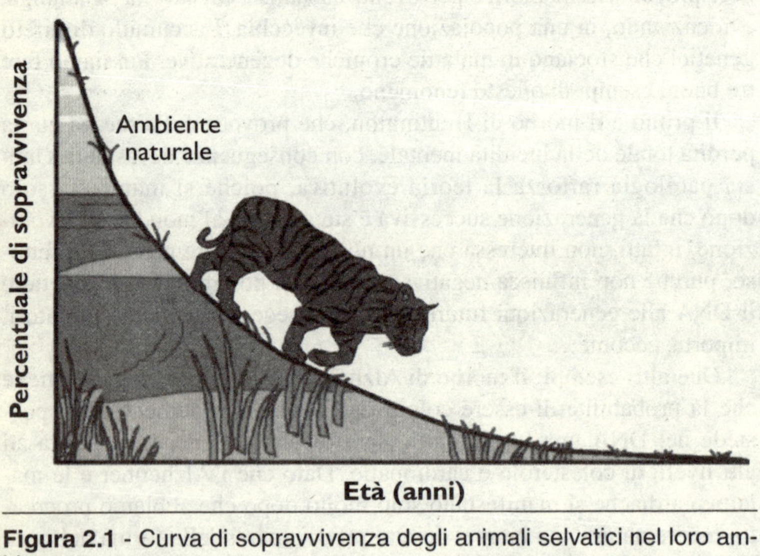

Figura 2.1 - Curva di sopravvivenza degli animali selvatici nel loro ambiente.

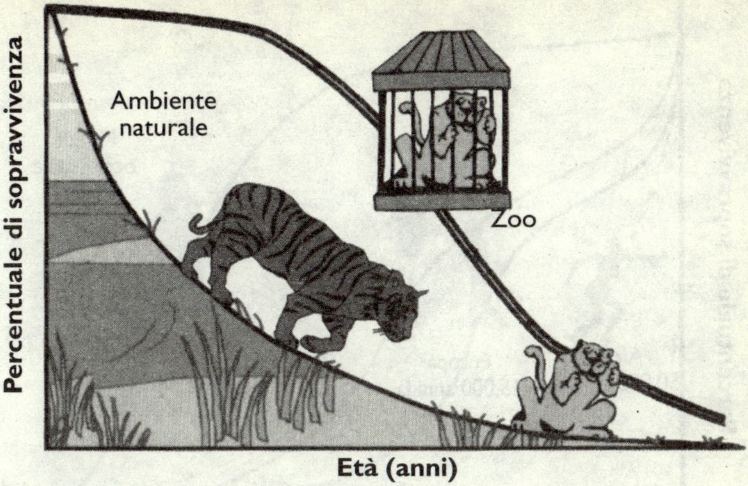

Figura 2.2 - Curva di sopravvivenza degli animali selvatici nel loro ambiente e in cattività.

Ecco perché la curva di sopravvivenza di una specie selvatica, braccata dai predatori fin dalla nascita, segue un tasso di declino simile a quello di un isotopo radioattivo. In natura, tuttavia, è necessario che scampino alla morte un numero di animali sufficienti a mettere al mondo la generazione successiva e a insegnarle a sopravvivere. La civilizzazione altera questa selezione casuale: rinchiudete un animale selvatico in uno zoo e la sua aspettativa di vita muterà. Il suo tasso di sopravvivenza seguirà una curva diversa (*Figura 2.2*).

Perché? In uno zoo non ci sono predatori. Gli animali sono assistiti dai veterinari e, ancor più importante, sono nutriti regolarmente. In sostanza conducono una vita abbastanza «civilizzata». Lo stesso accade agli esseri umani: la nostra curva di sopravvivenza si è modificata con il progresso della civiltà (*Figura 2.3*). Ci sono voluti tre millenni (dal 1000 a.C. fino all'inizio del Novecento) per aumentare la vita media degli essere umani di 25 anni, portandola a 46. Poi, in soli 50 anni (fino al 1950), la durata della vita è cresciuta di altri 25 (da 46 a 72), con un incremento del 50% in soli cinque decenni. Che cos'è successo in quel cinquantennio, per aumentare così l'aspettativa di vita?

Oltre il 70% delle persone che oggi sono vive moriranno dopo i 70 anni. Si direbbe che il tempo di raddoppio della mortalità si sia allun-

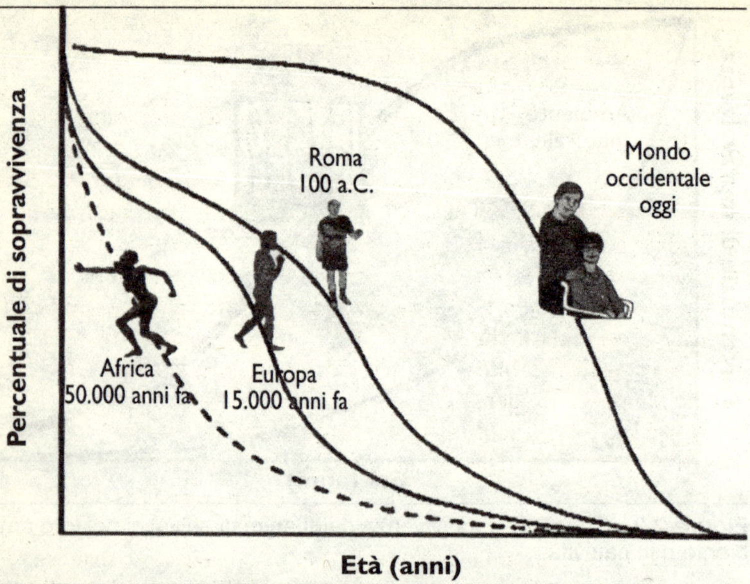

Figura 2.3 - Evoluzione dell'aspettativa di vita degli esseri umani.

gato e che abbiamo iniziato a sconfiggere la vecchiaia. Ma questo miglioramento, apparentemente impressionante, in realtà è minore di quanto appaia a prima vista. Un maschio settantenne, ai primi del Novecento, aveva la probabilità di vivere altri 9 anni. Oggi sopravvive mediamente altri 12, solo 3 in più, e spesso con un minore livello di autosufficienza. Sebbene la vita media si sia allungata, il tempo di raddoppio della mortalità non è migliorato significativamente, perlomeno negli ultimi 200 anni (cioè da quando possediamo informazioni anagrafiche precise). Quindi, se il tasso di invecchiamento è quasi costante da due secoli, che cos'è cambiato all'inizio del Novecento da aumentare in modo così impressionante la durata media della vita umana?

Nell'America settentrionale l'aspettativa di vita era, a quei tempi, di soli 46 anni. La causa principale dei decessi erano le malattie infettive propagate per via aerea (come la tubercolosi e la polmonite), mentre probabilmente incidevano di meno malattie come il colera o altre infezioni diffuse per contaminazione fecale. Lo spettacolare aumento dell'aspettativa di vita nella prima metà del secolo dipenderebbe dunque soprattutto da un migliore controllo delle malattie infettive? Sono stati fatti calcoli ipotetici su quello che succederebbe potendo debellare alcune delle principali cause di morte. I risultati sono piuttosto interessanti (*Tabella 2.1*).

Se dunque provassimo a ipotizzare un'azione che sradichi totalmente le morti per cause violente e accidentali in uno dei paesi del Terzo Mondo, dove l'aspettativa media di vita è di 40 anni (la stessa dei paesi occidentali industrializzati ai primi del Novecento), l'impatto sarebbe assolutamente modesto; e persino eliminando il cancro, il risultato sarebbe marginale. L'unico balzo in avanti significativo si potrebbe ottenere eliminando totalmente le malattie infettive, un'azione che allungherebbe la vita media di 19 anni, cioè quasi il 50% in più. È più o meno l'incremento che si è verificato nella prima metà di questo secolo nei paesi occidentali.

Nei paesi industrializzati, invece, dove la vita media è già di 72 anni, eliminando incidenti e altre cause di morte violenta si otterrebbe un incremento di aspettativa di vita di soli 8 mesi. In sostanza ci godremmo un mondo senza crimini e incidenti, ma non dovremmo aspettarci di vivere molto più a lungo; in questi paesi la sconfitta del cancro avrebbe un impatto positivo superiore all'eliminazione di tutte le malattie infettive.

Perché da noi il cancro ha maggiore incidenza? Nei paesi industrializzati le malattie infettive non sono più un flagello da molti decenni, mentre la maggior parte delle forme di tumore continua a colpire soggetti adulti. E dunque, se non si muore più in giovane età per le malattie infettive, è ovvio che la sconfitta del cancro può determinare un allungamento della vita molto significativo.

Tuttavia nei paesi industrializzati la prima causa di morte non è il cancro, ma le malattie cardiache. Ma se anche riuscissimo a eliminar-

	Paesi sottosviluppati	Paesi industrializzati
Malattie infettive	+ 19 anni	+ 1,7 anni
Cancro	+ 9 mesi	+ 2,5 anni
Atti di violenza, incidenti	+ 6 mesi	+ 8 mesi

Tabella 2.1 - Incremento sulle aspettative di vita attraverso l'eliminazione delle cause più comuni di decesso.

le tutte, la sopravvivenza salirebbe solamente di altri 4-6 anni... E se un colpo di bacchetta magica cancellasse sia i tumori sia le patologie cardiovascolari, ci potremmo comunque aspettare mediamente solo da 6 a 9 anni di vita in più! Sono questi i dati che mi fanno ritenere poco probabile che si possa superare la soglia dei 120 anni.

Possiamo dire, dunque, che la diminuzione dell'incidenza delle malattie infettive sia stata la causa principale del notevole aumento della longevità riscontrato nella prima metà del Novecento. Ma questo fenomeno è avvenuto grazie a farmaci più efficaci o a una migliore alimentazione?

La principale difesa contro le infezioni è l'efficienza del sistema immunitario, che è determinata precisamente dalla dieta, in particolare dal suo contenuto proteico. La lotta alla denutrizione è stata una delle maggiori sfide dell'uomo sin dagli albori della civiltà, ed è solo a partire dal secolo XX che le scorte di proteine sono divenute più abbondanti e disponibili per tutta la popolazione. Dunque si può concludere che il miglioramento dell'alimentazione sia stato il responsabile principale di quell'allungamento della vita media.

La medicina però è incline a rivendicare in modo quasi esclusivo il merito della vittoria sulle malattie, in particolare quelle infettive. Ma è un atteggiamento giustificato? Fino al 1930 il tipico medico di famiglia non disponeva di grandi mezzi per aiutare il paziente: il più delle volte si limitava a stare seduto al suo capezzale sperando che guarisse. Salvo pochi semplici medicamenti ed erbe, che i suoi colleghi di oggi considererebbero ridicoli, poteva offrire solo incoraggiamento e preghiere. Le società farmaceutiche erano ben diverse da quelle odierne: producevano farmaci brevettati, ma ben poco efficaci. Buona parte dei prodotti da banco venduti oggi senza obbligo di ricetta sono enormemente più efficaci dei medicinali di 70 anni fa...

Si ritiene, generalmente, che le malattie infettive siano state vinte grazie alla scoperta di nuovi farmaci, ma ciò è vero solo in minima parte. In realtà quasi il 70% del calo della mortalità per polmonite avvenne prima del 1935 e dell'invenzione dei sulfamidici (peraltro, bisogna ammettere, poco efficaci). Lo stesso vale per la tubercolosi, che iniziò a regredire prima della messa a punto, negli anni Cinquanta, di valide terapie. La mortalità da pertosse era già diminuita del 90% e quella da scarlattina di oltre il 70% prima che fossero disponibili vaccini efficaci. L'unica malattia regredita direttamente grazie all'introduzione di un farmaco o vaccino specifico è la poliomielite.

Una responsabilità, al contrario, di cui l'industria farmaceutica tarda ad accettarne l'attribuzione, è quella della comparsa di un nuovo flagello, del tutto sconosciuto all'inizio del Novecento: gli effetti collaterali da farmaci (ECF), classificati oggi al quarto posto tra le principali cause di mortalità negli Stati Uniti. E attenzione: non parlo di morti per prescrizioni scorrette o errori di dosaggio da parte dei pazienti, ma mi riferisco a farmaci prescritti e utilizzati nel modo previsto.

È come se, di colpo, ci fossimo inventati una causa di morte che non esisteva: si pensi che i decessi provocati dagli ECF sono molto più numerosi di quelli dovuti all'AIDS, che negli Stati Uniti è solo la decima causa di mortalità.

Tornando all'allungamento della vita media avvenuto nel secolo XX, il merito non va dunque attribuito all'industria farmaceutica. *Viviamo più a lungo perché mangiamo meglio*. La migliore difesa contro le malattie non deriva da qualche nuovo farmaco miracoloso, ma da un sistema immunitario più efficiente, e questo «sistema di difesa» è direttamente controllato dalla qualità e quantità del cibo che mangiamo. Una cattiva nutrizione (non solo «sbagliata» in termini di calorie, ma anche carente di proteine) è il fattore che contribuisce di più a ridurre la longevità. Il sistema immunitario è prevalentemente composto di proteine e qualsiasi deficienza di queste sostanze fondamentali ne compromette il funzionamento. Per contro, un corretto apporto di proteine lo mette in grado di fronteggiare in modo più efficace qualunque infezione.

Garantire adeguati livelli proteici è diventato più difficile da quando l'uomo è diventato stanziale e agricoltore: i prodotti della terra sono per definizione ricchi di carboidrati e poveri di proteine. I nomadi, che raccoglievano e cacciavano ciò che trovavano in natura, si nutrivano meglio (quando la selvaggina era abbondante) e godevano di una salute migliore.

La carenza proteica, tra l'altro, impedisce anche di raggiungere la statura prevista dal DNA: nell'Ottocento, quando gli americani consumavano pochissime proteine, la statura media di un uomo, misurata sui soldati della guerra di secessione, era di soli 165 cm. Quella di oggi, 178 cm per gli uomini e 168 per le donne, si è riportata ai livelli dei cacciatori e raccoglitori paleo-neolitici di 10.000 anni fa. L'espansione degli allevamenti per la produzione di carni, la tecnologia della refrigerazione e lo sviluppo di un sistema efficiente di trasporti hanno reso le proteine un elemento base della dieta nei paesi industrializzati.

Il motivo principale dell'aumento della longevità potrebbe essere semplicemente che dai primi del Novecento si è iniziato a mangiare meglio. Ma negli ultimi quindici anni gli abitanti dei paesi industrializzati hanno nuovamente modificato le loro abitudini alimentari: stiamo diventando più grassi e meno sani. Se le buone abitudini alimentari hanno avuto il potere di allungare la vita nella prima metà del Novecento, tanto più devono essere la chiave per invertire la rotta, rallentare l'invecchiamento e aumentare la longevità nel secolo XXI. Per combattere l'invecchiamento, l'unico farmaco giusto è il cibo. Ma attenzione, è vero anche il contrario: nutrirsi male può anche accorciare la vita.

Secondo la mia definizione, una qualunque strategia anti-invecchiamento è efficace se è in grado di aumentare il tempo di raddoppio della mortalità. Il problema è che per verificare questo risultato sugli esseri umani potrebbe essere necessario osservarne gli effetti su un paio di generazioni. Fortunatamente però esistono indicatori biologici che permettono di controllare immediatamente i risultati degli interventi anti-invecchiamento. Se gli indicatori invertono la loro tendenza, siamo sulla strada giusta. È l'argomento del prossimo capitolo.

3

Gli indicatori biologici dell'invecchiamento

DEFINIRE gli indicatori biologici dell'invecchiamento è essenziale per mettere a punto un efficace programma anti-età. Solo se si nota un'inversione di tendenza di alcuni di essi si può veramente ritenere di essere sulla strada giusta.

Buona parte dei dati disponibili riguardanti gli indicatori biologici che verificano l'invecchiamento sugli esseri umani provengono da uno studio sistematico avviato a Baltimora nel 1958, un progetto grandioso che ha preso in esame un gruppo, il più ampio possibile, di giovani, seguendoli per un periodo prolungato e registrandone le variazioni dovute al trascorrere degli anni. Oggi, con oltre 40 anni di dati provenienti da quella ricerca e da molte altre tuttora in corso, sull'invecchiamento incominciamo a saperne qualcosa di più. Primo: non tutti gli indicatori biologici variano con l'età; per esempio, la pressione sistolica del sangue (la «massima») aumenta con l'invecchiamento, quella diastolica (la «minima») no. Secondo, e questo non sorprende, la variabilità individuale è molto ampia. Qualcuno invecchia in fretta, altri più lentamente.

Si definisce indicatore un dato biologico che sia, sì, misurabile, ma anche universale e valido per tutti. Come abbiamo già visto, il cancro è solo apparentemente legato all'età, poiché non tutti i vecchi ne sono colpiti. È un'eventualità possibile e non un indicatore, o «marker», dell'invecchiamento.

I principali marker biologici dell'invecchiamento degli esseri umani sono riportati nella Tabella 3.1.

Ne discuteremo in modo più approfondito in seguito, ma per il momento cominciamo a considerare che, tra tutti, il fattore più importante, quello con il quale gli altri sono correlati, è l'eccessivo livello di insulina.

Per analizzare gli effetti dell'eccesso di insulina sull'invecchiamento, esaminiamo per primi gli indicatori che aumentano con l'età. L'aumento di resistenza all'insulina (*insulino-resistenza*), che ne comporta un aumento in circolo nel sangue, è il più importante, in quanto influenza altri sistemi ormonali, in particolare quello degli eicosanoidi, che controllano, in ultima istanza, il sistema immunitario. In parole povere, l'insulina ha il compito di «immagazzinare» le sostanze nutrienti, in particolare i carboidrati, nelle appropriate cellule-bersaglio. In mancanza di livelli sufficienti di insulina, le cellule rischiano di morire di fame: ne serve quindi una certa quantità per assicurare un rifornimento adeguato di nutrienti. L'insulino-resistenza non impedisce la produzione dell'insulina, ma ne compromette la capacità di trasmettere l'ordine di immagazzinare i nutrienti (in particolare il glucosio del sangue). Dovendo a questo punto abbassare gli zuccheri, l'organismo ragiona così: l'insulina funziona poco? Produciamone di più... Ciò naturalmente si riflette in un eccesso di produzione di insulina nota come *iperinsulinemia*. Uno dei primi sintomi di questa disfunzione è un aumento consistente del grasso corporeo. Molti marker dell'invecchiamento sono conseguenza diretta o indiretta di uno stato iperinsulinemico.

Indicatori che aumentano con l'età	Indicatori che diminuiscono con l'età
Resistenza all'insulina (insulino-resistenza)	Tolleranza al glucosio
Pressione sistolica	Resistenza aerobica
Percentuale di massa grassa	Massa muscolare
Rapporti tra i lipidi	Forza
	Termoregolazione
	Funzioni immunitarie

Tabella 3.1 - Alcuni indicatori biologici dell'invecchiamento.

L'iperinsulinemia è una specie di arma impazzita puntata sugli altri sistemi ormonali, in particolare sugli eicosanoidi, un gruppo di ormoni che, come vedremo più avanti, rappresentano la base molecolare del processo di invecchiamento. Per ora basti dire che sono ormoni «pilota», posti alla guida di molti sistemi fisiologici. Ci sono eicosanoidi «buoni» e «cattivi», e i due gruppi devono essere equilibrati. L'insulina stimola la secrezione degli eicosanoidi cattivi a scapito di quelli buoni: più il livello di insulina è alto, più gli eicosanoidi cattivi (che riducono il calibro dei vasi sanguigni) fanno salire la pressione; più è basso, e più gli eicosanoidi buoni (che dilatano le pareti arteriose) la fanno calare. L'equilibrio di questi eicosanoidi antagonisti controlla quindi la pressione.

L'iperinsulinemia dovuta all'età fa anche ingrassare, stimolando l'immagazzinamento delle calorie in eccesso nei tessuti adiposi. Per di più, quando serve energia, impedisce che i grassi siano «smontati», poiché inibisce l'enzima *lipasi*, adibito a regolare l'uscita del grasso dalle cellule per essere «bruciato».

L'iperinsulinemia inoltre fa calare il livello del colesterolo HDL (quello «buono»), peggiorando il suo rapporto con quello «cattivo» (LDL). Infine stimola il fegato a produrre più colesterolo, aumentando così il rischio di cardiopatie.

Consideriamo ora gli indicatori biologici che con l'età diminuiscono. Il calo della tolleranza al glucosio equivale esattamente a un aumento della resistenza all'insulina: l'organismo non riesce ad assorbire bene il glucosio dal sangue e di conseguenza aumenta la produzione di insulina. Uno dei migliori metodi clinici per determinare la tolleranza al glucosio è un esame del sangue che determini l'estensione dei legami del glucosio con le proteine nel plasma e in particolare con l'emoglobina nei globuli rossi. Più il livello dell'emoglobina glicosilata (risultato del legame tra glucosio ed emoglobina) è alto, più saranno elevati i livelli ematici del glucosio nel lungo periodo. In sostanza, più emoglobina glicosilata si trova in circolo, più si è intolleranti al glucosio e più rapido è l'invecchiamento dell'organismo.

Il calo della resistenza aerobica è un altro marker biologico dell'invecchiamento. Dopo i vent'anni si stima che scenda circa dell'1% all'anno. La capacità aerobica è l'abilità di rifornire i muscoli con livelli adeguati di ossigeno, evitando così l'accumulo di acido lattico, il cui eccesso porta all'arresto del lavoro muscolare. In atletica, questo accumulo è lo spauracchio di chi si allena, perché l'attività fisica ad alta intensità fa salire rapidamente la concentrazione di acido lattico, provocando forti dolori muscolari. Nei cardiopatici questo fenomeno si chiama angina e si verifica già a un basso livello di attività: il muscolo (quello cardiaco, in questo caso) non riceve abbastanza ossigeno e accumula acido lattico.

Gli elementi che influenzano il trasferimento di ossigeno dall'aria che si respira ai muscoli sono più complessi, ma dal punto di vista ormonale i fattori limitanti che influenzano questo marker sono tre, tutti collegati con l'iperinsulinemia.

Il primo è l'efficienza polmonare, che dipende dall'equilibrio tra gli eicosanoidi buoni (che aumentano il diametro dei bronchi) e quelli cattivi (che lo riducono). Elevati livelli di insulina favoriscono un eccesso di quelli cattivi. Chi ha problemi di asma, sa bene che la presenza di troppi broncocostrittori (per esempio i leucotrieni) impedisce un buon trasferimento dell'ossigeno. Se poi fumo, malattie o smog hanno già in parte danneggiato i polmoni, in vecchiaia la capacità polmonare sarà ancora più compromessa.

Il secondo elemento che influenza il trasporto d'ossigeno ai muscoli (e ad altri tessuti) è il diametro dei capillari che circondano i polmoni. Più è grande, più ossigeno viene trasferito ai globuli rossi. Manco a dirlo, anche questo processo è controllato dagli eicosanoidi: quelli buoni fanno ampliare il diametro dei vasi sanguigni, quelli cattivi lo riducono. Un eccesso di insulina stimola la produzione dei vasocostrittori.

L'ultimo fattore che limita il trasferimento d'ossigeno è l'elasticità dei globuli rossi. La loro capacità di deformarsi, quando sono forzati attraverso i capillari, è migliorata dagli eicosanoidi buoni. Più sono flessibili, meglio i globuli rossi riescono ad attraversare i capillari più sottili e più ossigeno perviene alle cellule. L'eccesso di insulina riduce la produzione di eicosanoidi buoni. Se uno qualunque di questi tre meccanismi non funziona come dovrebbe, ne risulta una diminuzione complessiva della resistenza aerobica. Se a una cellula muscolare non arriva abbastanza ossigeno, l'acido lattico sale e l'organismo comincia a stancarsi. Ecco perché la resistenza fisica diminuisce con l'età. Come si può vedere, la capacità aerobica è in buona parte determinata dall'equilibrio tra eicosanoidi buoni e cattivi, e quindi dai livelli dell'insulina.

Un altro marker importante è la perdita della massa e della forza dei muscoli. Dopo i 40-45 anni si perdono 3 kg di muscoli ogni 10 anni. A 65 anni la forza è diminuita di un 25-30% e il calo si riflette in una diminuita funzionalità motoria. Le fibre muscolari sono quelle che la natura ci ha dato alla nascita meno quelle che si sono degradate con l'età perché, a differenza delle cellule dell'epidermide, quelle muscolari non si moltiplicano: vengono sostituite, ma il loro numero non cresce. Quindi la massa muscolare non dipende dal numero delle fibre, bensì dalla loro dimensione. I due ormoni che controllano la massa e la conservazione dei muscoli e della forza sono l'ormone dell'accrescimento (GH) e il testosterone. Vedremo come i livelli di questi ormoni possano calare al crescere dell'insulina. Sotto questo profilo, il calo del GH e del testosterone, tipici dell'età, possono essere considerati un effetto secondario dell'aumento dell'insulina.

Un altro indicatore dell'invecchiamento che sembra essere generale è la capacità di termoregolazione corporea. Con l'età si tollerano di meno le temperature estreme. D'estate si soffre perché non si suda abbastanza da rinfrescarsi e d'inverno perché la circolazione periferica (mani e piedi) è meno efficiente. La capacità di termoregolazione è in gran parte determinata dal diametro dei vasi sanguigni della pelle, e qui entrano in scena gli eicosanoidi: livelli elevati di insulina stimolano la produzione degli eicosanoidi vasocostrittori e rendono difficile la circolazione e la termoregolazione.

L'ultimo indicatore biologico che cala con gli anni è il sistema immunitario, in particolare la capacità dei globuli bianchi di combattere le malattie. Il sistema immunitario è governato dagli eicosanoidi e può essere gravemente indebolito da un eccesso di insulina, la quale stimola la produzione di quegli eicosanoidi che «deprimono» le nostre difese.

Questi marker valgono per tutti, indipendentemente da sesso o razza. È importante rilevarne il tratto comune: ognuno di essi è profondamente influenzato dall'eccesso di insulina e dal suo impatto sugli altri sistemi ormonali. Per questa ragione controllare l'insulina costituisce l'elemento centrale di qualsiasi strategia contro l'invecchiamento.

Ci si potrebbe chiedere perché gli altri ormoni non siano considerati indicatori affidabili. Dopo tutto, la menopausa non è causata da una diminuzione degli estrogeni? E non è forse il calo del GH a provocare la perdita di massa muscolare? Sì e no. Molti ormoni calano con l'età, ma altri no. Alcuni, come l'insulina e il cortisolo, possono aumentare, altri rimanere relativamente stabili. Perciò le variazioni dei livelli ormonali di per sé sono al massimo indicatori secondari. I livelli del GH, per esempio, diminuiscono drasticamente. Tuttavia, se l'ipofisi (detta anche ghiandola pituitaria) che lo secerne viene sottoposta ad appropriate stimolazioni, la secrezione del GH torna rapidamente ai livelli giovanili. Quindi quel calo (come quello di molti altri ormoni) è solo una conseguenza secondaria di una imperfetta comunicazione ormonale. Da un certo punto di vista, potremmo definire l'invecchiamento come una progressiva difficoltà di trasmissione nella rete di comunicazione ormonale, provocata dall'eccesso di insulina.

Per definire un'efficace strategia bisogna quindi capire e migliorare i meccanismi di trasmissione biologica ormonale.

4

Gli ormoni: corso introduttivo

GLI ormoni: tutti ne hanno sentito parlare, ma ben pochi sanno davvero a che cosa servano. Eppure, come vedremo, conoscerli (o meglio, conoscere le loro interazioni reciproche) è essenziale per capire il processo di invecchiamento. Fortunatamente, molti degli ormoni che svolgono un ruolo fondamentale nella battaglia contro l'invecchiamento sono sotto il nostro diretto controllo.

Ma, innanzi tutto, che cos'è un ormone?

La parola deriva dal termine greco *hormao*, che significa «metto in moto, stimolo, eccito». Un ormone è un messaggero biologico, uno squillo di tromba molecolare che trasmette informazioni complesse con grande precisione e a una velocità incredibile. Quando in questa complessa rete di comunicazione qualcosa non funziona a dovere, si incomincia a invecchiare più rapidamente. Alex Comfort, un pioniere della ricerca sull'invecchiamento, definì questo processo fisiologico naturale come «un aumento della predisposizione a morire». Qualsiasi problema nelle comunicazioni ormonali limiterà la nostra longevità, aumentando la probabilità di morte prematura.

La scienza che studia gli ormoni viene comunemente chiamata endocrinologia, ma potremmo meglio definirla «lo studio delle reti di comunicazione ormonale». Essa ha, infatti, molto in comune con i sistemi di telecomunicazioni che ogni giorno utilizziamo per inviare informazioni a distanza.

Gli ormoni sono il nostro centralino interno. Anch'essi nel tempo sono cambiati e i fattori responsabili della loro evoluzione sono molto simili a quelli che hanno indotto le aziende di telecomunicazioni a migliorare, per adeguarsi alle sofisticate esigenze del mondo moderno. Prendiamo per esempio il telefono portatile: pensate se il vostro potesse funzionare solo con un cavo telefonico collegato alla presa di casa. Evidentemente dovrebbe trattarsi di un cavo abbastanza esteso da permettervi di spostarvi dovunque, e quindi lunghissimo. La cosa potrebbe forse funzionare se voi foste l'unico a possedere un telefono portatile, ma che accadrebbe se anche qualche vostro vicino volesse averne uno? E se tutti in città lo volessero? L'intrico di fili soffocherebbe il sistema e quasi sicuramente la maggior parte delle connessioni salterebbero. Un telefono mobile ha senso solo se si può utilizzare con la stessa facilità di quello di casa. Ed è esattamente ciò che le società di telecomunicazioni hanno realizzato: un telefono senza fili. Ciò che serviva era un nuovo tipo di sistema di comunicazione che consentisse di telefonare dall'automobile come da casa. Cinquecento milioni d'anni fa, madre natura affrontò lo stesso problema: come migliorare le comunicazioni intercellulari a distanza?

Finché esistevano solo organismi unicellulari, la comunicazione interna era relativamente semplice: ogni segnale chimico era automaticamente diffuso dappertutto. La cosa si complicò con la nascita di organismi pluricellulari: far comunicare due cellule tra loro è una questione molto più complessa. Serviva un sistema di comunicazione più raffinato, per garantire che più cellule dello stesso tipo potessero lavorare in sintonia, inviando e ricevendo messaggi biochimici. Si svilupparono così un meccanismo per uscire dalla cellula (esocitosi) e uno per entrarvi (endocitosi). In un organismo indifferenziato, dove tutte le cellule sono uguali, il sistema funziona abbastanza bene (dipende solo da quante cellule devono ricevere l'informazione) e i messaggi, cioè le sostanze biochimiche che si spostano da cellula a cellula, si chiamano modificatori di risposta biologica. In parole povere, si tratta di segnali che comunicano alle cellule confinanti che sta avvenendo qualcosa nelle vicinanze e le stimolano a modificare di conseguenza la propria risposta biologica. Un po' come stare su un'isola e mandare messaggi in bottiglia alle isole vicine sperando che arrivino a tempo.

Man mano che gli organismi si facevano più complessi, questo modo di comunicare diventava rischioso. Si formarono cellule differenziate, con funzioni mirate e specializzate che avevano bisogno di un canale di comunicazione che potesse garantire l'arrivo di informazioni precise, nel luogo giusto e al momento giusto. Che cosa inventò la natura? I nervi che, come linee telefoniche, cablano in modo integrato le diverse parti del corpo: nient'altro che una rete di comunicazione migliore e più veloce.

E quando questo sistema nervoso fosse diventato troppo intricato, come nella nostra storia dei telefonini con o senza filo? Ecco che la natura inventa un sistema di comunicazione ancora più avanzato: gli ormoni. Nella nostra metafora, gli ormoni sono l'equivalente biologico delle telecomunicazioni senza fili, anche se di fatto sono ancora più complessi. Gli ormoni, infatti, oltre a trasmettere le informazioni, si occupano anche di filtrarle, perché il messaggio biologico che portano è diretto solo a particolari cellule-bersaglio: ogni ormone, infatti, trasmette solo alle cellule che possiedono recettori specifici. È come se disponesse della chiave molecolare adatta solo alla serratura delle cellule-bersaglio. Una volta accolto l'ormone giusto, il recettore si inibisce (ovvero, la serratura si blocca e non funziona più). Quale che sia l'importanza del messaggio portato da un ormone, nelle cellule che non possiedono il recettore giusto non si attiva alcuna risposta biologica.

A complicare il quadro c'è il fatto che alcuni ormoni pilotano più di un tipo di azione e alcune funzioni biologiche possono essere modificate da ormoni diversi. Per esempio, per mantenere i corretti livelli di glucosio nel sangue che garantiscono le funzioni cerebrali, possono essere utilizzati almeno quattro differenti sistemi ormonali. C'è infine, l'ipotalamo, che regola i livelli degli ormoni nel sangue mediante un complesso sistema di controllo a feedback, come un termostato.

Muniti di queste nozioni fondamentali sui sistemi di comunicazione degli ormoni, possiamo ora passare a un'analisi più approfondita. Si chiamano ormoni endocrini quelli che trasmettono le loro informazioni sfruttando la grande rete autostradale dell'organismo, il sistema circolatorio, per spostarsi velocemente dal luogo di origine fino alla loro destinazione finale. Ormoni endocrini molto conosciuti sono, tra gli altri, l'insulina, il cortisolo, il GH, gli ormoni tiroidei, gli estrogeni, il testosterone. Ciascuno di essi è sintetizzato in ghiandole o organi diversi e viene immesso in circolo alla ricerca dei recettori delle cellule dei suoi specifici tessuti di destinazione, per recare loro l'ordine di entrare in azione.

Tutto il traffico degli ormoni endocrini è controllato da un regista centrale – l'ipotalamo – che, collocato nella parte mediana del cervello, riceve in continuazione dai vari sensori del sistema nervoso centrale segnali su temperatura, pressione sanguigna, livelli del glucosio, livelli ormonali eccetera. Appena percepisce scostamenti, l'ipotalamo secerne l'appropriato RH (ormone, o «fattore», di rilascio) che, attraverso un canale preferenziale, raggiunge immediatamente la vicina ipofisi, anch'essa situata nel cervello, ma a diretto contatto con il circolo sanguigno. Questa piccola ghiandola produce 10 diversi ormoni, in dosi regolate dalla quantità del fattore di rilascio specifico ricevuto dall'ipotalamo. Alcuni, come il GH, entrano direttamente nel flusso sanguigno, altri lasciano l'ipofisi e puntano su tiroide, surrenali, ovaie e testicoli, stimolandoli a secernere altri ormoni per produrre sui tessuti l'effetto finale desiderato.

Quando nel sangue varia il livello di questi ormoni, si producono effetti biologici che i sensori del sistema nervoso segnalano all'ipotalamo, e questo può modificare ulteriormente le quantità di fattori di rilascio che invia all'ipofisi. Il cerchio così si chiude: se i livelli sono saliti troppo, l'ipotalamo riduce o interrompe la produzione dello specifico fattore di rilascio, se non sono ancora saliti a sufficienza, continua a premere sull'acceleratore. Con questo meccanismo di interazione la «centralina» può modulare tutte le azioni biologiche.

Questo complesso e delicato sistema di comunicazioni ormonali controlla in permanenza il nostro livello di benessere. Meglio funziona, meno si invecchia; peggio lavora, più si invecchia. Il ruolo chiave dell'ipotalamo è mostrato nella Figura 4.1.

Affinché questa rete funzioni, ogni elemento deve lavorare in stretta sintonia con gli altri: qualsiasi malfunzionamento provoca disordine ormonale che si riflette in invecchiamento precoce.

Ma ipotalamo, ipofisi, tiroide, surrenali, ovaie e testicoli non sono le sole ghiandole che producono ormoni endocrini: oltre alle gonadi (testicoli negli uomini e ovaie nelle donne), in totale se ne conoscono tre nel cervello (ipotalamo, ipofisi ed epifisi), tre nella zona del collo (tiroide, paratiroide, timo) e due nell'addome (pancreas e surrenali). Le loro dimensioni variano da quella del pancreas (circa 100 g) a quella dell'epifisi (simile a un seme d'acino d'uva).

Il sistema d'interpretazione dei segnali ricevuti e di smistamento delle informazioni mediante gli specifici messaggeri ormonali costituisce una complessa e raffinata rete di comunicazioni (*Figura 4.2*).

Ora complichiamoci un po' la vita parlando degli «assi ormonali». Lavorano più o meno come il termostato di casa nostra, devono cioè mantenere le funzioni biologiche entro margini molto ristretti. Per farlo con efficacia, esistono molti gruppi di ormoni che hanno effetti

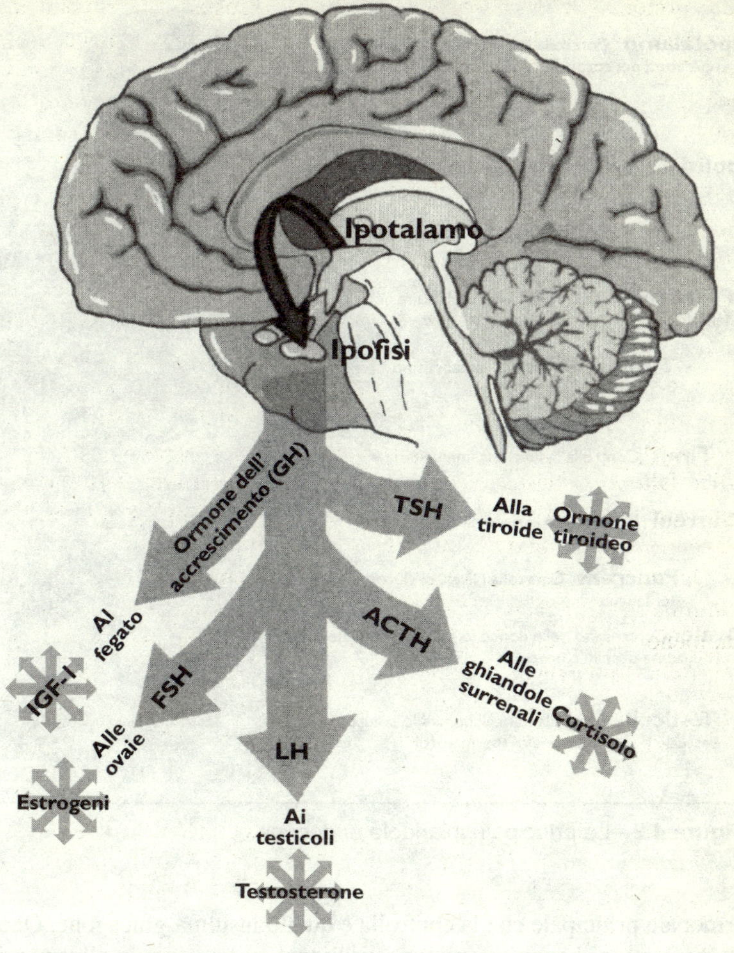

Figura 4.1 - L'ipotalamo è il punto di partenza per la maggior parte degli ormoni endocrini.

fisiologici contrapposti, in modo che dalla loro azione congiunta venga a crearsi il giusto equilibrio. In questi casi diciamo che ci troviamo di fronte a un asse ormonale.

Prendiamo per esempio la glicemia (cioè il contenuto di zucchero nel sangue), un fattore critico per il funzionamento del cervello. L'asse

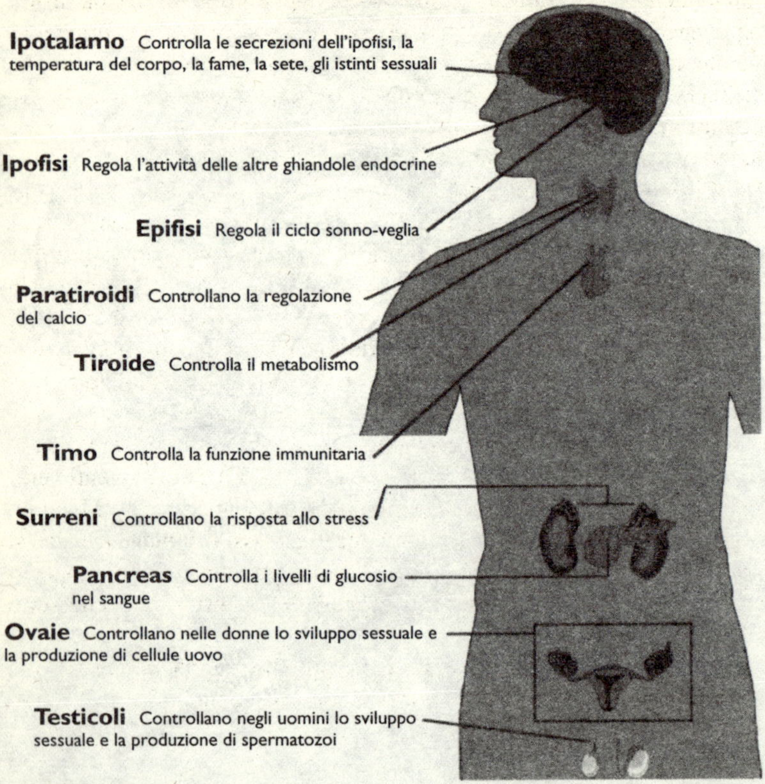

Figura 4.2 - Le principali ghiandole endocrine.

ormonale principale che la controlla è quello insulina-glucagone. Questi due ormoni hanno effetti opposti: l'insulina fa calare la glicemia, il glucagone la fa salire. Finché questi due ormoni antagonisti sono in una condizione di equilibrio, la glicemia è stabilizzata e il cervello funziona bene. Se quest'asse ormonale va anche solo leggermente fuori bilanciamento, il cervello comincia a soffrire. Se l'equilibrio si rompe del tutto entra addirittura in coma (sia per troppo zucchero sia per troppo poco...). Un esempio quotidiano di squilibrio di quest'asse è la tipica sonnolenza che coglie poco dopo aver consumato un'abbondante porzione di pasta. I carboidrati contenuti nella pasta fanno salire rapidamente la glicemia; per abbassarla, viene prodotta troppa insulina, cosicché nel sangue il glucosio cala eccessivamente. Ciò avviene perché la pasta non contiene proteine in quantità sufficiente a stimolare anche la secrezione di glucagone, l'ormone che, innalzando la glicemia, manterrebbe l'asse in equilibrio. Risultato: l'eccesso di pasta ha temporaneamente disturbato l'asse insulina-glucagone, abbassando il livello di funzionalità cerebrale, a causa della scarsità del carburante principale (il glucosio nel sangue), con conseguente sensazione di sonnolenza. È curioso notare che proprio il fatto di avere mangiato troppi carboidrati (la pasta) ha scatenato la reazione in seguito alla quale, alla fine, gli zuccheri (i carboidrati) nel sangue sono invece scesi troppo... Altri assi ormonali (ipotalamo-ipofisi-gonadi e ipotalamo-ipofisi-surrene, per fare due esempi) coinvolgono più di due ghiandole e richiedono quindi anelli di controllo più complessi.

Dal punto di vista dell'evoluzione, gli assi ormonali si sono sviluppati in epoca relativamente recente, poiché solo gli esseri viventi veramente complessi richiedono sistemi di controllo così precisi. Meno un organismo è complesso, meno sono necessari assi ormonali. Gli stessi ormoni endocrini rappresentano una fase evolutiva più recente rispetto ai primi ormoni sviluppati dagli organismi viventi, quelli che sono detti autocrini.

Gli ormoni autocrini sono rilasciati direttamente dalle cellule sulle quali poi agiscono (al massimo influiscono su quelle adiacenti) e non hanno quindi bisogno del sistema circolatorio per andare alla ricerca del loro bersaglio. Per quanto siano i primi ormoni apparsi in natura, sono stati studiati solo da poco, in quanto non risultano nelle analisi del sangue (dato che non utilizzano questo mezzo di trasporto), agiscono in quantità infinitesimali, essendo molto potenti, e si autodistruggono in pochi secondi. Tra gli ormoni autocrini i più potenti sono gli eicosanoidi, che vengono sintetizzati dai grassi con cui ci alimentiamo.

Nel lungo cammino dell'evoluzione, dopo quelli autocrini, e prima dei più complessi endocrini, sono apparsi gli ormoni paracrini. Hanno un raggio d'azione limitato e seguono brevi percorsi controllati e generalmente confinati a precise strutture organiche. Tipici ormoni paracrini sono i fattori di rilascio, neurormoni che si spostano dall'ipotalamo all'ipofisi attraverso il peduncolo ipofisario, o anche i neurotrasmettitori (come la serotonina) che, rilasciati dalle cellule nervose, attraversano i ponti che le uniscono per trasmettere il segnale ad altri neuroni.

Questi tre sistemi ormonali (endocrino, autocrino e paracrino) costituiscono la nostra rete di comunicazione biologica che occorre far lavorare in totale sintonia per riuscire a sconfiggere l'invecchiamento.

Poiché gli ormoni filtrano le informazioni con un sofisticato controllo a feedback e le trasmettono in forma criptata, leggibile solo dalle cellule destinatarie, possiamo rappresentare la rete ormonale come l'equivalente biologico di Internet, ma ancora più intricata. Noi consideriamo Internet un modello di trasferimento delle informazioni estremamente complesso, e per molti versi lo è davvero: oggi, nei soli Stati Uniti, in Internet navigano più di 40 milioni di persone che trasmettono in tempo reale un'enorme quantità di dati. Ma provate ora a immaginare 60.000 miliardi di cellule che si scambiano informazioni estremamente più complesse: è quanto succede ogni secondo all'interno del nostro organismo. Proprio come su Internet, tutte le informazioni biologiche devono prima arrivare a un elaboratore centrale, una sorta di «server» che le trasferisce fedelmente ad altre parti del corpo per mezzo degli ormoni. Qualunque problema nel server trasforma i messaggi in un'accozzaglia di dati priva di senso. Analogamente, nella nostra Internet biologica l'ipotalamo (il server centrale) è la chiave per mantenere la coerenza dei flussi di comunicazione ormonale (*Figura 4.3*).

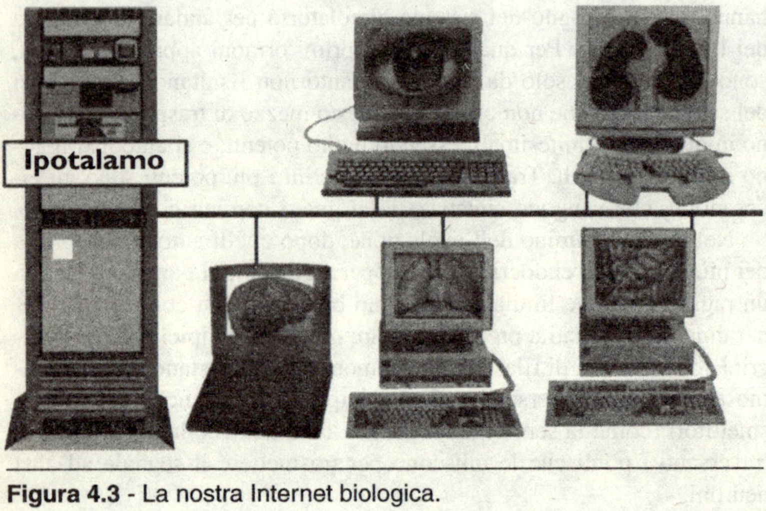

Figura 4.3 - La nostra Internet biologica.

La precisione delle trasmissioni da e verso questo server centrale è assicurata da una sistema di *backup* controllato dagli ormoni autocrini. Meglio lavorano, migliore è la comunicazione tra le cellule e l'ipotalamo: il risultato sarà un rallentamento, se non un ribaltamento, del processo di invecchiamento.

Fortunatamente gli ormoni autocrini, chiave della nostra Internet biologica, sono proprio quegli eicosanoidi che si possono controllare attraverso l'alimentazione. La base di un'efficace strategia contro l'invecchiamento consiste quindi nell'imparare a impiegare la dieta per migliorare il flusso di informazioni verso il nostro server (cioè l'ipotalamo).

Finora il ruolo del cibo sulle comunicazioni ormonali è stato abbastanza sottovalutato, ma si inizia a considerare l'alimentazione come uno dei motori dell'evoluzione. Aspetti quali la capacità di procurarsi più facilmente il cibo, di digerirlo più facilmente e di sfruttarne in modo più efficiente il potere energetico sono considerati fattori fondamentali che determinano scelte evolutive operate dalla natura: è abbastanza evidente che un organismo meglio nutrito ha più probabilità di trasmettere i propri geni alla generazione successiva. Da queste premesse deriva che le specie viventi che svilupparono sistemi ormonali più raffinati, basati sull'alimentazione, ebbero migliori possibilità di sopravvivenza. Perciò non sorprende che gli ormoni direttamente modulati dalla dieta abbiano l'effetto più pronunciato sulla salute e il maggiore potenziale contro l'invecchiamento, a patto di ottimizzarne il funzionamento.

Il processo attraverso cui il cibo influisce sulla comunicazione tra i sistemi ormonali è dunque la base della strategia contro l'invecchiamento. Ma per comprenderlo è necessario approfondire i meccanismi che provocano l'invecchiamento.

5

I meccanismi dell'invecchiamento: i quattro pilastri

L'INVECCHIAMENTO è il deterioramento generale dell'organismo nel tempo, il cui tasso può essere quantificato con il tempo di raddoppio della mortalità.

In 40 anni di ricerche sono stati trovati indicatori biologici affidabili, ma quali sono le variazioni cellulari che inducono le loro variazioni? Quali sono, a livello molecolare, i meccanismi biologici che provocano l'invecchiamento? Una volta identificati, questi meccanismi ci potranno fornire la chiave per progettare un piano di battaglia che ci permetta di attaccare l'invecchiamento a livello del nucleo molecolare.

Le teorie sull'invecchiamento, si dice, sono tante quanti sono i ricercatori del settore. Questo perché si tratta di un fenomeno che non ha una, ma mille cause. I processi fisiologici che accelerano l'invecchiamento sono svariati. Quattro però sono quelli fondamentali e per questo li chiamerò i quattro pilastri (*Tabella 5.1*).

Eccesso d'insulina (iperinsulinemia)
Eccesso di zuccheri nel sangue (iperglicemia)
Eccesso di radicali liberi
Eccesso di cortisolo

Tabella 5.1 - I quattro pilastri dell'invecchiamento.

Se desiderate approfondire i processi che accompagnano l'avanzare degli anni, proseguite la lettura. Se invece desiderate «ringiovanire» già dal prossimo pasto, saltate a piè pari al prossimo capitolo.

Per avere successo contro l'invecchiamento dovete normalizzare e controllare questi quattro parametri. Con una corretta alimentazione e uno stile di vita appropriato lo potrete fare in breve tempo.

Come misurare i risultati? Verificando se i marker biologici invertono la loro tendenza, in pratica aumentando il tempo di raddoppio della mortalità. Di questo indicatore abbiamo già fatto cenno in precedenza, ma può valere la pena di approfondirne il significato, in quanto si tratta di una definizione su cui baserò parte del mio ragionamento. Una volta raggiunta l'età adulta, il tempo di raddoppio della mortalità corrisponde al numero di anni che devono trascorrere prima che il rischio di morte si sia raddoppiato. Oggi negli Stati Uniti questo tempo corrisponde a circa 8 anni. Ciò significa, per esempio, che una persona, oggi quarantenne, tra 8 anni, ossia quando avrà raggiunto i 48 anni di età, avrà il doppio di probabilità di morire rispetto a oggi, a 56 anni il quadruplo, a 64 anni sedici volte e così via. Com'è ovvio, più s'invecchia, più sale la probabilità di morire. È questo uno dei parametri su cui le assicurazioni basano i premi per le polizze vita.

Va rilevato che per gli esseri umani, da quando esistono dati storici ed escludendo le cause di morte accidentale come guerre, delitti o incidenti vari, questo tempo di raddoppio, superati i 40 anni, si è mantenuto abbastanza costante, collocandosi mediamente tra i 7 e i 10 anni, in un'ampia gamma di popolazioni. Sebbene il progresso (ambiente, igiene, medicina eccetera) abbia determinato un allungamento della vita, il tasso di invecchiamento (secondo il criterio del tempo di raddoppio della mortalità) non è cambiato significativamente negli ultimi 200 anni (e forse neppure negli ultimi 20.000), per quanto l'aspettativa di vita si sia nettamente allungata.

Come possiamo verificare se questo tempo di raddoppio è migliorabile? Come al solito: sulle cavie da laboratorio, giacché anche per gli animali, invecchiando, aumenta la probabilità di morire. In natura gli animali sono longevi solo di rado, dovendo fare i conti con un ambiente ostile, con predatori e con tutta una serie di pericoli incombenti. Lo dimostra la curva di sopravvivenza degli animali selvatici, che muoiono quasi esclusivamente per cause accidentali: se si eliminano i pericoli ambientali, la curva assumerà una forma più convessa, poiché le cause di morte residue resteranno solo quelle legate all'invecchiamento. In laboratorio non esistono rischi accidentali, ed è quindi possibile verificare quali interventi rallentino o accelerino il processo di invecchiamento. Per dimostrare che una strategia è realmente efficace, essa deve contemporaneamente prolungare sia la durata massima della vita delle cavie, sia la loro aspettativa di vita. Ciò significa che si deve riscontrare un aumento del tempo di raddoppio della mortalità (*Figura 5.1*).

La curva spiega perché i diagrammi di longevità vadano interpretati con una certa prudenza. L'allungamento della vita, infatti, potrebbe essere dovuto solo al miglioramento delle terapie per le malattie croniche tipiche dell'età avanzata, e non a interventi efficaci sul processo di invecchiamento vero e proprio. Se così fosse, staremmo agendo solo su un fattore secondario. Quando si sperimentano strumenti contro l'invecchiamento, occorre sia rendere la curva di longevità più simile a un rettangolo smussato, sia incrementare la durata massima della vita.

Sui vari meccanismi dell'invecchiamento esistono due scuole di pensiero: la prima ritiene che l'invecchiamento sia geneticamente programmato, mentre la seconda sostiene che sia semplicemente il risultato di una combinazione di avvenimenti casuali, il cui effetto si somma nel tempo. Il problema è che sull'uomo una verifica scientifi-

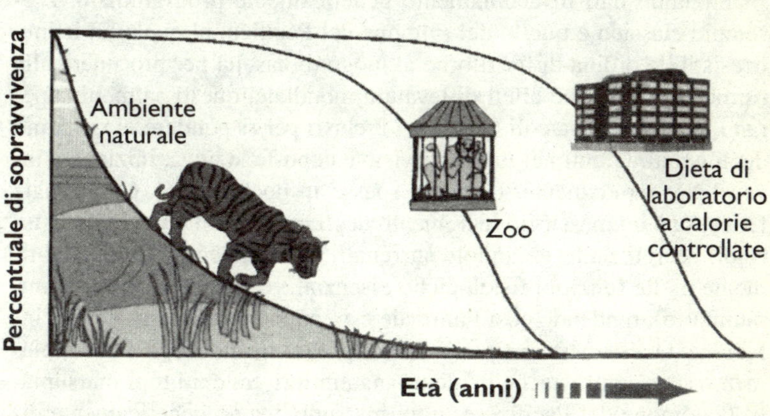

Figura 5.1 - Modifica della curva di sopravvivenza in condizioni controllate in laboratorio.

ca in tempi brevi è difficilmente attuabile, e quindi qualunque meccanismo teorico deve essere considerato alla stregua di un'ipotesi di lavoro. D'altra parte, poiché le cavie di laboratorio invecchiano e muoiono in molti casi per le stesse malattie degli esseri umani, è ragionevole presumere che molti degli approcci che risultano efficaci su di loro lo siano anche su di noi.

Una decina d'anni fa Bernard Strehler ha indicato le caratteristiche necessarie a far sì che un meccanismo fisiologico teorico dell'invecchiamento possa essere considerato almeno plausibile: primo, deve spiegare le perdite di efficienza nelle funzioni fisiologiche; secondo, deve chiarire perché queste sono graduali; terzo, deve riguardare perdite specifiche, legate solo all'età. Ciò significa che deve prendere in considerazione unicamente forme di deterioramento che non possono essere annullate (altrimenti otterremmo l'immortalità), ma solo modificate, con interventi che dovrebbero aumentare la durata massima della vita delle cavie di laboratorio; e infine deve avere validità generale, e perciò costituire un indicatore biologico dell'invecchiamento.

Sulla base di questi principi, cerchiamo di scoprire quale tra i molti possibili meccanismi ci permetta di ottenere il massimo risultato con il minimo sforzo (dopo tutto siamo anche noi esseri umani, con le nostre debolezze). E se, tra i vari meccanismi che sovrappongono la loro azione, alcuni di essi non siano riconducibili a uno solo.

Iniziamo dall'invecchiamento geneticamente programmato. L'esempio classico è quello del salmone del Pacifico, al quale un istinto irresistibile ordina di far ritorno al luogo di nascita per procedere alla riproduzione. Come atleti di levatura mondiale, questi salmoni superano incredibili ostacoli (pescatori inclusi) per rispondere al richiamo degli istinti. Giunti nel luogo previsto e deposte le uova, iniziano a invecchiare rapidamente, morendo spesso in pochi giorni. Come mai? La causa è un massiccio incremento degli ormoni chiamati corticosteroidi, secreti dalle ghiandole surrenali, che danneggia irrimediabilmente molte funzioni fisiologiche essenziali (compreso il sistema immunitario), rendendo così l'animale estremamente vulnerabile alle infezioni. Questo stesso tipo di morte programmata dopo l'accoppiamento si riscontra anche in alcuni mammiferi, tra cui i topi marsupiali. Il salmone del Pacifico e i topi marsupiali sono geneticamente diversi dagli esseri umani, ma molti dei corticosteroidi che provocano il loro rapido invecchiamento sono gli stessi che produciamo nel nostro organismo. Anche se quest'improvviso sovraccarico di corticosteroidi viola uno dei postulati di Strehler (gradualità delle perdite funzionali), il ruolo dell'aumento dei livelli dei corticosteroidi offre un indizio assai interessante.

Un approccio più sofisticato all'invecchiamento geneticamente programmato nell'uomo fu proposto per primo dallo scienziato russo Valdimar Dilman, che parlò di meccanismo «neuroendocrino», una sorta di orologio cerebrale, un timer che provocherebbe cambiamenti ormonali, accelerando il processo di invecchiamento. Un candidato probabile per questo ruolo di timer è l'ipotalamo, la centrale di controllo degli ormoni. Come abbiamo detto, esso integra i segnali in arrivo e invia all'esterno le risposte ormonali necessarie per mantenere l'equilibrio biologico. Dato che tutti i sistemi fisiologici (sistema immunitario compreso) sono controllati dagli ormoni, questa teoria non manca di fascino, poiché lascia intravedere la possibilità di intervenire per modificare l'orologio che regola i flussi ormonali.

Un'interessante variazione sul tema, proposta da Robert Sapolski, ricercatore della Stanford University, è il cosiddetto «meccanismo a cascata dei glucocorticoidi», che collega l'invecchiamento all'incremento dei livelli del cortisolo, l'ormone corticosteroide più abbondante nel nostro organismo.

Nel cervello sono presenti speciali neuroni molto sensibili all'eccesso di cortisolo: se si verifica tale condizione, essi la segnalano all'ipotalamo perché, a sua volta, comunichi ai surreni di ridurne la secrezione. Il meccanismo che controlla il rilascio del cortisolo, tuttavia, si deteriora a mano a mano che questi neuroni muoiono, sicché il livello di quest'ormone tende progressivamente a salire, come accade al salmone del Pacifico, anche se più lentamente. Che sia questa crescita programmata del cortisolo l'orologio di Dilman? Ma perché l'eccesso di cortisolo potrebbe essere così importante? Perché, insieme con altri corticosteroidi simili, blocca la formazione degli eicosanoidi, che controllano alcuni dei principali sistemi biologici tra cui quelli immunitario, cardiovascolare, digestivo, nervoso centrale, oltre a una miriade di altri secondari. Un eccesso di cortisolo può quindi comportare effetti devastanti per tutto l'organismo. Chiunque abbia mai dovuto assumere a lungo corticosteroidi sintetici, per esempio il prednisone (il farmaco cortisonico più diffuso), lo sa fin troppo bene: nell'arco di un mese l'intero organismo viene totalmente scombussolato dall'inibizione indiscriminata della sintesi di tutti gli eicosanoidi.

Ecco perché l'eccesso di cortisolo è uno dei pilastri dell'invecchiamento.

Secondo un'altra ipotesi, invece, l'invecchiamento sarebbe provocato dall'interruzione della replicazione del DNA. Basata sui primi studi di Leonard Hayflick, un vero precursore che studiò la duplicazione dei fibroblasti (cellule della pelle), questa teoria suggerisce che le cellule siano capaci di riprodursi correttamente solo un certo numero di volte. Poiché i fibroplasti si coltivano facilmente in laboratorio, Hayflick poté notare che dopo circa 50 generazioni smettevano di replicarsi e morivano. Il processo poteva essere bloccato surgelando le cellule in azoto liquido e, una volta scongelate, ricominciava normalmente, ma solo fino alla cinquantesima generazione. Proprio come se nelle cellule fosse presente un contatore tarato su un preciso numero massimo di suddivisioni.

Recentemente la teoria originale di Hayflick è stata modificata e l'attenzione si è spostata sul telomero, la parte terminale dei cromosomi, una specie di codino che si accorcia un po' ogni volta che una cellula si suddivide. Quando diventa troppo corto, la cellula non si riproduce più. La lunghezza del telomero sarebbe quindi l'orologio molecolare che segnala al DNA che è venuto il momento di smettere di riprodursi. Si è però scoperto in laboratorio che l'enzima telomerasi è in grado di far riallungare il telomero e parrebbe quindi possibile, stimolandone la produzione, far proseguire la riproduzione cellulare come in età giovanile.

Questa prospettiva apre però un altro problema: le cellule che continuano a riprodursi quando non dovrebbero sono di solito quelle cancerose. Nasce quindi il difficile compito di stimolare la produzione di telomerasi senza correre il rischio di trasformare le cellule sane in cancerose.

L'organismo controlla l'attivazione e la disattivazione della replicazione del DNA producendo i cosiddetti «fattori di crescita», dei quali l'insulina è uno dei più potenti. Essa stimola le cellule a crescere, ma le cellule per crescere hanno bisogno di proteine, e per costruire più proteine bisogna che si acceleri la replicazione del DNA. Ma ciò consuma i telomeri. La loro lunghezza potrebbe quindi essere tenuta sotto controllo evitando di stimolare continuamente le cellule a produrre nuove proteine e ciò si ottiene riducendo l'eccesso di insulina. Ecco un altro indizio del ruolo di quest'ormone nell'invecchiamento precoce.

Questa del timer geneticamente programmato è una scuola di pensiero che possiede in effetti una certa logica. Per tutte le altre, in un certo senso, la vita è come giocare a dadi: si invecchierebbe per le conseguenze dell'accumulo casuale di errori, che infine presenterebbero il conto.

La prima di queste teorie che attribuiscono al caso il ruolo centrale nell'invecchiamento risale alla fine dell'Ottocento e potremmo definirla la teoria del logoramento: le cellule sarebbero simili alle parti di un qualsiasi altro meccanismo non eterno, che alla fine si guasta e non funziona più. Il problema è che le cellule umane, a differenza delle parti di un congegno meccanico, si rinnovano costantemente (si stima che nell'arco di due anni ogni molecola del nostro corpo venga sostituita). Ma allora come possiamo logorarci, se ci rinnoviamo costantemente? La risposta fu rinviata, in attesa di conoscere più a fondo il funzionamento della biochimica cellulare.

Denham Harman avanzò negli anni Cinquanta l'ipotesi che l'invecchiamento derivasse dall'eccesso di radicali liberi, elementi dei quali avete certamente letto o sentito parlare. Ma che cosa sono e perché sono così dannosi? Un radicale libero è semplicemente una molecola che ha perso un elettrone, che cioè possiede un protone spaiato. Non si può vivere senza la giusta quantità di radicali liberi, necessari per estrarre energia dal cibo, per difenderci da infezioni virali e per produrre gli ormoni che ci sono necessari: è, infatti, proprio la mancanza di un elettrone che li rende reattivi, consentendo loro di svolgere al meglio il compito assegnato. Tutto bene, salvo che la natura odia i protoni spaiati, e così tutti i radicali liberi di troppo, per ricomporre la coppia elettrone-protone originaria, finiscono per danneggiare a caso altre molecole «rubando» i loro elettroni e spaiandole a loro volta, ossia trasformandole in nuovi radicali liberi. La casualità di questo processo può avere effetti davvero poco desiderabili, perché può ossidare e danneggiare grassi, proteine e DNA, accelerando così l'invecchiamento.

Per questa ragione l'organismo ha sviluppato un gran numero di enzimi e molecole antiossidanti, che tengono sotto stretto controllo i radicali liberi. Qualsiasi guasto in questo sistema di vigilanza si traduce in un eccesso di molecole reattive e nell'invecchiamento precoce. Questi controlli agiscono come le barre di grafite in un reattore nucleare, che rallentano la produzione di radiazioni per evitare che sia superata la soglia di pericolo.

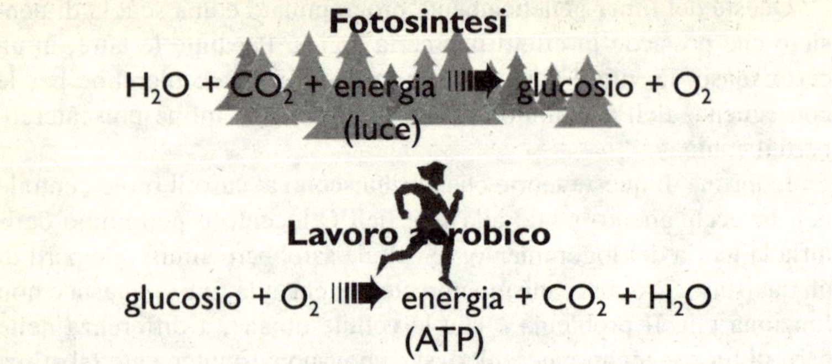

Figura 5.2

La natura tende all'equilibrio, perciò non sono i radicali liberi in sé a far invecchiare precocemente, ma il loro *eccesso*, ossia lo squilibrio del sistema.

Vediamo ora quando e come si producono.

L'ossigeno che respiriamo è una molecola relativamente inattiva: se non perde un elettrone non è in grado di reagire con altre molecole, ossia ossidarle, per alimentare i processi fisiologici. È solo con la formazione di un radicale libero d'ossigeno (noto anche come ossigeno reattivo), che può avere inizio la vita aerobica. Non dimenticate che per tre miliardi di anni sulla Terra è esistita solo vita anaerobica, perché gli organismi unicellulari che popolavano il pianeta non avevano bisogno di ossigeno per sopravvivere. Poi, con la comparsa degli organismi capaci di effettuare la fotosintesi, circa un miliardo di anni fa, nell'atmosfera iniziarono ad accumularsi grandi quantità di ossigeno. Gli organismi anaerobici dovettero allora adattarsi per resistere al nuovo ambiente ricco d'ossigeno, che per loro fino a quel momento era tossico, e sopravvissero imparando a estrarre energia dall'ossigeno trasformandolo in acqua. Nacque così il metabolismo aerobico (*Figura 5.2*).

La nostra vita è alimentata dall'energia prodotta dal metabolismo aerobico, contenuta in una molecola chiamata ATP, essenziale per la vita umana, ma che possiamo immagazzinare in quantità estremamente limitata: le scorte del nostro organismo sono sufficienti per soli 10 secondi di sforzo massimale.

Una volta che la scorta di ATP si è esaurita, va rimpiazzata producendo altro ATP e servono quindi altri radicali liberi di ossigeno.

Anione superossido	$O_2\bullet^-$
Radicale idrossilico	$OH\bullet$
Perossido d'idrogeno (acqua ossigenata)	H_2O_2

Tabella 5.2 - Esempi di radicali liberi dell'ossigeno.

Chi sono e che cosa fanno questi radicali liberi dell'ossigeno che ci danno la vita? I principali sono elencati nella Tabella 5.2.

L'anione superossido è il più comune, poiché consiste in una molecola d'ossigeno a cui è stato tolto un elettrone, di solito per qualche reazione con enzimi contenenti ferro. È il primo passo del complesso cammino che porta alla formazione di ATP e inoltre aiuta a combattere i batteri e facilita la sintesi di ormoni quali gli estrogeni, il testosterone, i corticosteroidi e gli eicosanoidi. In tutte queste funzioni biologiche la presenza di superossido è assolutamente necessaria, ma sfortunatamente in ognuna alcuni radicali liberi sfuggono e cercano di riequilibrare la loro struttura elettronica catturando elettroni altrui. Se lo fanno ai danni di grassi, proteine o DNA, trasformano i malcapitati in nuovi radicali liberi. Questo processo, chiamato propagazione dei radicali liberi, prosegue finché i radicali sono distrutti (per esempio da una reazione antiossidante) oppure si legano ad altri radicali liberi formando sostanze polimerizzate, che provocano anch'esse seri problemi, accelerando l'invecchiamento.

Gli acidi grassi essenziali, così propensi all'ossidazione, diventano il bersaglio più facile dei radicali liberi. Inoltre un grasso essenziale, una volta ossidato, non può più costituire la base per la produzione di eicosanoidi, gli ormoni che garantiscono la correttezza delle trasmissioni della nostra Internet biologica.

Quando poi una proteina diventa essa stessa un radicale libero (cosa fortunatamente più difficile), può legarsi al glucosio producendo proteine glicosilate (AGE), che non fanno altro che aderire a tutto quello che incontrano, aggravando il danno biologico.

Se infine un radicale libero attacca una molecola di DNA, avviene un danno genetico che, se non corretto, potrà provocare la produzione continua di proteine difettose nei successivi cicli di replicazione. Si stima che un radicale libero ogni 100.000 possa danneggiare il DNA. Detto così, non parrebbe un gran pericolo, ma si deve tener conto che possediamo 60.000 miliardi di cellule che producono costantemente radicali liberi, e un buon 6% di questi sfuggono ai meccanismi biologici di controllo e cominciano a vagabondare per l'organismo. Ne consegue un danno che viene definito «ossidativo» e un accumulo di deterioramento cellulare che si va a sommare all'accelerazione dell'invecchiamento a livello molecolare. Ecco perché abbiamo detto che i radicali liberi sono un altro pilastro dell'invecchiamento.

Considerato il loro pericolo, non sorprende che le cellule abbiano sviluppato dei sistemi per bloccare i radicali liberi prima che possano causare danni permanenti. L'enzima superossido dismutasi è uno di questi: va a caccia di anioni superossidi e li neutralizza convertendoli in perossido d'idrogeno (comunemente detta acqua ossigenata). Altri enzimi, come la catalasi e la glutatione perossidasi, si occupano poi di ridurre il perossido d'idrogeno in acqua prima che riesca a combinarsi con un altro anione superossido per formare il pericoloso idrossile, il più micidiale di tutti i radicali liberi.

Tuttavia queste difese enzimatiche non sono sufficienti. Per questa ragione il sistema di difesa dai radicali liberi deve poter contare anche su adeguati livelli di molecole antiossidanti fornite attraverso l'alimentazione: in particolare la vitamina E e la vitamina C, che si sacrificano per interrompere la reazione a catena dei radicali liberi, vanno rimpiazzate ogni giorno, dal momento che il nostro organismo non è in grado di produrle autonomamente.

La domanda sorge spontanea: se sono così importanti, perché la natura non ci ha messo in grado di producercele da soli, costringendoci a rifornirci all'esterno? Una prima risposta potrebbe essere nei limiti fisici del nostro DNA. Immaginiamo che esso sia come l'hard disk di un personal computer: può contenere moltissime informazioni, ma non infinite, e alla fine si riempie. È possibile che, durante il corso dell'evoluzione, i geni responsabili della sintesi delle vitamine E e C abbiano dovuto cedere lo spazio necessario per codificare altre proteine più importanti. Comunque stiano le cose, la nostra incapacità di produrre questi antiossidanti significa che siamo geneticamente progettati per mangiare grandi quantità di frutta e verdura (ricche fonti di vitamina C) e assumere appropriati livelli di grassi (per la vitamina E), al fine di poter controllare in modo adeguato i radicali liberi. Man mano che invecchiamo, i nostri enzimi antiossidanti interni diventano meno attivi. Se a ciò si accompagna una dieta povera di antiossidanti, il risultato sarà un grande eccesso di radicali liberi, con il conseguente invecchiamento precoce dell'organismo.

Inizialmente Harman aveva affermato che i radicali in eccesso danneggiavano il DNA nel nucleo della cellula, stimolando la sintesi di proteine difettose. La teoria fu poi modificata quando si scoprì che il nucleo contiene dei meccanismi di riparazione, in grado di sostituire in continuazione le parti di DNA danneggiate, per garantire una corretta trascrizione del patrimonio genetico.

Questo meccanismo di invecchiamento fu corretto quando si comprese meglio dove e come si producono i radicali liberi. Infatti si crede solitamente che in gran parte si originino nell'ambiente o siano provocati dal fumo; in realtà la maggior parte dei radicali liberi nel corpo vengono prodotti invece da due funzioni indispensabili alla vita.

La prima è l'alimentazione. Le calorie del cibo devono essere convertite in energia utilizzabile dall'organismo: questa energia è contenuta nell'ATP, il carburante molecolare indispensabile alle nostre cellule. Per produrre ATP dagli alimenti è necessario «smontare» l'ossigeno per formare radicali liberi nei mitocondri, i piccoli laboratori presenti in tutte le cellule dove viene sintetizzato ATP in continuazione. Questo processo di estrazione dell'energia dagli alimenti è responsabile di oltre il 90% dei radicali liberi in circolazione, e più si mangia, più radicali liberi vengono prodotti. Qui sta il problema: mangiare è necessario, ma quanto? Non troppo poco, o non sarà generato ATP a sufficienza per vivere, ma neppure troppo, o si produrranno troppi radicali liberi. Esiste una «zona» calorica ideale? La risposta è sì e, come spiegherò più avanti, questa zona è la chiave dell'anti-invecchiamento.

Il secondo produttore di radicali liberi è il sistema immunitario. Una delle armi migliori per uccidere i microrganismi invasori è sottoporli a un bombardamento di radicali liberi, ed è esattamente quello che fanno i nostri linfociti (globuli bianchi). Essi sono la nostra prima linea di difesa contro i germi e devono possedere una buona scorta di munizioni. Quindi il cibo e un forte sistema immunitario sono indispensabili per vivere, ma contemporaneamente producono la maggior parte dei radicali liberi che circolano nell'organismo.

Non intendo sostenere che le fonti esterne di radicali liberi (come l'inquinamento o il fumo) non siano importanti, ma hanno sicuramente un impatto inferiore a quello degli eccessi alimentari. Ovviamente è bene non fumare e tenersi lontani dagli ambienti inquinati, ma tenete presente che la causa principale dell'eccesso di radicali liberi è un'alimentazione eccessivamente calorica.

La migliore conoscenza del meccanismo attraverso il quale i radicali liberi fanno invecchiare precocemente ci induce ragionevolmente a presumere che se la centrale energetica della cellula, cioè i mitocondri, non funziona più, la cellula seguirà presto la stessa sorte. I mitocondri sono insostituibili, poiché il loro particolare DNA è distinto da quello del nucleo della cellula e controlla la sintesi di 13 differenti proteine essenziali per la produzione di ATP.

A differenza del DNA nucleare, quello mitocondriale non ha la capacità di sostituire le parti danneggiate del proprio materiale genetico. Ecco perché, invecchiando, i mitocondri tendono a diventare meno efficienti nella produzione di ATP; ciò significa che producono molti radicali liberi ma non li utilizzano tutti per generare energia. I radicali inutilizzati sfuggono e vanno a combinare danni in altre zone della cellula, che già stava ricevendo meno energia. Sono tutti effetti negativi che concorrono a favorire l'invecchiamento: minore energia e maggiore danno ossidativo combinati. In sostanza, con l'età il rischio di danneggiamento da radicali liberi è molto maggiore per il DNA mitocondriale che per quello nucleare. Infatti esistono numerosi studi che dimostrano che con il tempo il DNA mitocondriale subisce più mutazioni di quello nucleare e diventa meno efficiente nel produrre ATP. Quindi la stabilità del DNA mitocondriale potrebbe essere un buon indice di probabile longevità.

Vedremo meglio in seguito come, riducendo le calorie nell'alimentazione, sia possibile rallentare la produzione di radicali liberi nei mitocondri, senza contemporaneamente diminuire quella di ATP. Per ora basti sapere che più cibo si consuma, più radicali liberi si producono. L'eccesso alimentare è quindi il principale responsabile della produzione di radicali liberi.

Un più recente meccanismo dell'invecchiamento si concentra sul ruolo delle proteine glicosilate (AGE), che si formano in seguito all'unione di molecole di carboidrati e di proteine, favorita dalla presenza di radicali liberi. Mentre le macchie della pelle sono un indicatore dell'età, ma non accelerano l'invecchiamento, gli AGE aggravano le patologie croniche associate al deterioramento senile. Ogni volta che la glicemia rimane alta per periodi di tempo prolungati, si produce un accumulo di AGE. Il glucosio è estremamente reattivo e quando la sua concentrazione nel sangue è eccessiva è più probabile che si leghi irreversibilmente agli amminoacidi delle proteine per formare un AGE, ossia una proteina anomala.

Questo processo è chiamato reazione di Maillard. Inizia quando il glucosio forma un primo debole legame con un gruppo amminico della proteina. Il risultato si chiama «base di Schiff» e può subire un'ulteriore reazione chimica detta «combinazione di Amadori», che scatena il processo di formazione di AGE (*Figura 5.3*).

La reazione di Maillard fu scoperta nel 1912 studiando alcuni aspetti della tecnologia alimentare. Avviene quando un cibo proteico viene a contatto con una gelatina ricca di carboidrati. Il risultato sono gli AGE, che polimerizzano fino a formare quella crosta dorata che piace a molti. La stessa polimerizzazione si produce nell'organismo quando nel sangue circola troppo glucosio. Più AGE si formano, più rapidamente si invecchia, poiché le proteine modificate dal glucosio sono molto più «appiccicose».

Esse tendono così ad aderire alla superficie interna delle arterie e dei capillari. Nel diabete le quantità di AGE in circolo sono anomale, proprio a causa degli alti livelli di glicemia. Non sorprende quindi che tra i soggetti diabetici siano più frequenti della norma l'aterosclerosi, gli infarti, la cecità, l'impotenza e le malattie renali.

Alcuni ricercatori hanno studiato gli effetti della sovrapposizione dei due meccanismi, quello dei radicali liberi e quello della produzio-

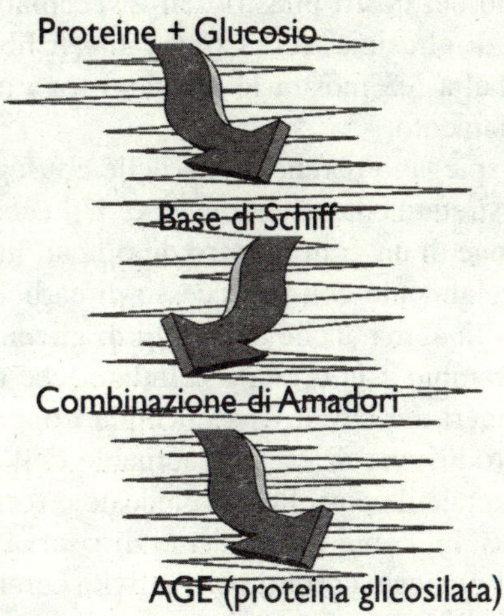
Proteine + Glucosio
Base di Schiff
Combinazione di Amadori
AGE (proteina glicosilata)

Figura 5.3 - La formazione degli AGE (reazione di Maillard).

ne di AGE. L'approccio combinato ipotizza che la progressione della loro sintesi venga sensibilmente accelerata dall'azione dei radicali liberi in eccesso, soltanto però in presenza di elevati livelli di glucosio.

L'aumento delle conoscenze sulla neurobiologia dell'ipotalamo ha posto in rilievo un'altra conseguenza dell'eccessiva glicemia sul processo dell'invecchiamento. L'ipotalamo è suddiviso in tre parti: il nucleo ventromediale (VMN), quello dorsomediale (DMN) e l'area laterale ipotalamica (LHA), che lavorano in modo integrato per controllare varie funzioni, tra cui il mantenimento dei corretti livelli di glucosio nel cervello. I neuroni ventromediali ne patiscono molto l'eccesso e reagiscono stimolando l'attività del pancreas, compreso un aumento della produzione di insulina. Alla lunga ciò può provocare una certa resistenza, o minore sensibilità, all'insulina, innescando un circolo vizioso che forza il pancreas a secernerne ancora di più per cercare di abbassare il livello del glucosio. Il risultato finale è la diminuzione della tolleranza al glucosio. Abbiamo già visto che sia la resistenza all'insulina, sia la diminuzione della tolleranza al glucosio sono tra i principali indicatori biologici del processo di invecchiamento. L'iperglicemia è quindi l'indicatore fondamentale dell'invecchiamento.

Ecco quindi che più si studiano i diversi meccanismi, più s'intravedono nitidamente gli elementi comuni che forniscono una spiegazione coerente del problema. In pratica a ognuno dei processi ipotizzati è associato almeno uno dei nostri pilastri dell'invecchiamento (eccesso di insulina, eccesso di glicemia, eccesso di radicali liberi ed eccesso di cortisolo). La Tabella 5.3 mostra le relazioni tra i meccanismi e i pilastri dell'invecchiamento.

I quattro pilastri spiegano perché molte delle conseguenze dell'invecchiamento sono strettamente interconnesse. Un eccesso di calorie favorisce la produzione di un gran numero di radicali liberi. Una dieta troppo calorica (specialmente con un eccesso di carboidrati) provoca una crescita dell'insulina, ma anche dei livelli di glicemia. Troppa insulina accelera il ricambio e la crescita cellulare, che come abbiamo visto accorcia i telomeri del DNA. Una glicemia troppo elevata accelera a sua volta la produzione di AGE. L'aumento dell'insulina impedisce inoltre al glucagone il controllo del glucosio e forza l'organismo a secernere più cortisolo, come meccanismo di riserva per cercare di mantenere i livelli di glucosio corretti per l'attività cerebrale. Ma l'aumento di cortisolo inibisce la formazione degli eicosanoidi, fondamentali per le comunicazioni ormonali. Per quanto ognuno dei pilastri

Pilastro dell'invecchiamento	Meccanismo
Eccesso d'insulina	Maggior consumo calorico
	Più numerose replicazioni di DNA
Eccesso di glucosio nel sangue	Aumento della formazione degli AGE
	Degenerazione dei neuroni nel VMN
Eccesso di radicali liberi	Maggior consumo calorico
	Aumento della formazione degli AGE
Eccesso di cortisolo	Degenerazione dei neuroni nell'ippocampo
	Diminuzione della sintesi di eicosanoidi

Tabella 5.3

dell'invecchiamento, anche separatamente, acceleri il processo di invecchiamento, quando si combinano formano una miscela addirittura micidiale.

Quali sono poi le conseguenze del calo dei livelli ormonali con l'età? Nelle donne scendono gli estrogeni, negli uomini il testosterone, e in entrambi i sessi calano il GH, il DHEA e la melatonina. A prima vista parrebbe che riportare questi ormoni al livello dei vent'anni potrebbe essere una via promettente per far regredire l'invecchiamento. Spesso sembra proprio che succeda e in effetti le terapie di sostituzione ormonale migliorano i sintomi esteriori dell'età e spesso ripristinano, almeno in parte, funzionalità degradate. Ma occorre chiedersi se il calo dei livelli ormonali sia intrinsecamente legato all'invecchiamento o derivi solo dal peggioramento della comunicazione ormonale con l'ipotalamo. La seconda ipotesi sembra più corretta. Per esempio, la secrezione di GH negli anziani può essere riportata ai livelli della gioventù stimolando opportunamente l'ipofisi. Si può quindi ipotizzare che l'ipofisi sia ancora in grado di produrlo e che sia solo diventato più difficile il suo rilascio. L'invecchiamento potrebbe quindi dipendere dalla rottura dell'equilibrio ormonale, più che dal progressivo esaurimento degli ormoni. Sicché, se i livelli ormonali calano, la comunicazione non è compromessa, purché i rapporti tra gli ormoni chiave siano corretti. Fateci caso: due dei quattro pilastri dell'invecchiamento riguardano un eccesso di ormoni (insulina e cortisolo), non una carenza.

Rispetto ad altre cause, la cattiva comunicazione ormonale sembra l'origine più probabile dell'invecchiamento, poiché subisce l'influenza di ciascuno dei quattro pilastri, i fattori unificanti che forniscono una spiegazione coerente dell'invecchiamento. Perché siano garantiti elevati livelli di efficienza fisiologica gli ormoni devono comunicare bene tra di loro. Sotto questo profilo, l'invecchiamento è allora un qualcosa di simile a un aumento di interferenze elettrostatiche ed elettromagnetiche nella nostra Internet biologica. Una strategia efficace potrebbe quindi consistere nel ripristinare comunicazioni corrette man mano che si invecchia. È l'approccio che preferisco, poiché lo si può seguire senza intervenire con farmaci, limitandosi cioè a modificare l'alimentazione e lo stile di vita.

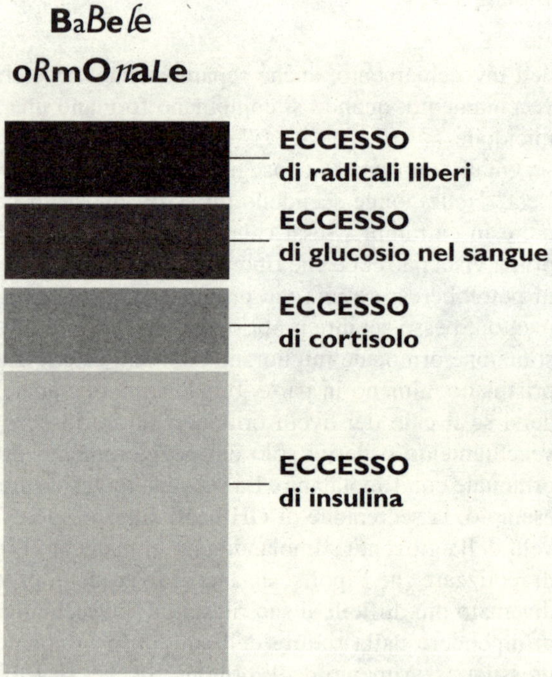
BaBele
oRmOnaLe
ECCESSO
di radicali liberi
ECCESSO
di glucosio nel sangue
ECCESSO
di cortisolo
ECCESSO
di insulina

Figura 5.4 - I pilastri dell'invecchiamento.

Ricordate, infine, che i pilastri dell'invecchiamento non sono tutti equivalenti, perché l'eccesso di insulina comporta effetti più rilevanti (*Figura 5.4*).

Qualunque strategia deve puntare a ridimensionare ognuno di questi quattro pilastri, meglio se tutti contemporaneamente (ma soprattutto l'eccesso di insulina), in modo da eliminare i disturbi della comunicazione ormonale, che sono alla base dell'invecchiamento. L'arma più potente di tutte è la dieta.

PARTE SECONDA

Smettere di invecchiare: si comincia da oggi

6

La restrizione calorica, garanzia di anti-invecchiamento

ESISTE un magico elisir, che può riportare indietro le lancette dell'orologio e migliorare la qualità della vita in età avanzata, un «farmaco» disponibile da millenni, senza controindicazioni e sul quale il consenso è unanime: il cibo. Ciò che mangiamo è la chiave per una vita più lunga e attiva, purché lo trattiamo con lo stesso rispetto di una medicina.

Malgrado la miriade di diete che ogni giorno ci vengono proposte, non è mangiando qualche speciale alimento magico che si può rallentare l'invecchiamento: il segreto è semplicemente mangiare di meno. Oltre sessant'anni di ricerche dimostrano che l'unico mezzo efficace è la cosiddetta restrizione calorica. Nelle condizioni rigorosamente controllate del laboratorio, qualunque specie animale a cui vengano somministrate meno calorie vive più a lungo, conserva migliori funzionalità dell'organismo e contrae meno malattie croniche. Inoltre il tempo di raddoppio della mortalità quasi si duplica. Se questa non è una buona ricetta contro l'invecchiamento precoce, non riesco a immaginare cos'altro possa esserlo.

I primi esperimenti di diete ipocaloriche su esseri umani risalgono al secolo XVI. Luigi Cornaro, un nobile italiano cinquantenne, preoccupato da una salute vacillante (risultato di una condotta sregolata), decise di voltare pagina adottando uno stile di vita più rigoroso, caratterizzato da periodi d'astinenza, dalla moderazione e da una dieta basata su pane integrale, uova con brodo di carne e vino novello. Le sue condizioni migliorarono rapidamente, tanto che visse fino a 98 anni e prima di morire scrisse un famoso libro dal titolo *Della vita sobria*. I suoi precetti erano molto semplici: bisogna mangiare quanto basta per nutrirsi e niente di più. È ciò che oggi definiamo una restrizione calorica.

Questa dieta non ha nulla a che vedere con la malnutrizione, il digiuno prolungato o l'inedia, pratiche che accelerano l'invecchiamento perché mancano dei macronutrienti indispensabili all'organismo (amminoacidi e acidi grassi essenziali). In più il digiuno prolungato o l'inedia provocano anche carenze di micronutrienti (vitamine e minerali). Una corretta restrizione deve invece assicurare proteine sufficienti a preservare la massa magra, grassi essenziali per produrre gli eicosanoidi, carboidrati per mantenere efficiente il cervello, oltre a vitamine e minerali. La restrizione calorica richiede infine di distribuire pasti più piccoli lungo tutto l'arco della giornata, per dosare gli alimenti come faremmo con un farmaco.

Benché tutti concordino che la restrizione calorica sia un mezzo efficace per ritardare l'invecchiamento, la sua applicazione pratica alle persone richiede qualche cautela. Benché sui roditori i benefici della restrizione calorica sembrino derivare solo dalla quantità totale delle calorie consumate, in realtà non tutte le calorie si equivalgono ai fini del buon funzionamento a lungo termine dell'organismo. Ognuno di noi ha bisogno di un'adeguata (ma non eccessiva) quantità di proteine e di lipidi per soddisfare il fabbisogno giornaliero di amminoacidi e di grassi essenziali. Il segreto della restrizione calorica sta nel determinare esattamente il livello minimo di carboidrati indispensabili per mantenersi in efficienza; è vero che essi faranno salire i livelli dell'insulina, ma solo di quanto è strettamente necessario per rifornire di sostanze nutrienti le cellule: non si dimentichi che in assenza totale di insulina le cellule non potrebbero sopravvivere, perché non potrebbero essere alimentate. Assumendo la quantità corretta di carboidrati è possibile svolgere le proprie funzioni quotidiane senza una produzione eccessiva di radicali liberi, glucosio, o insulina. Però una scarsità di zuccheri provoca una condizione fisiologica anormale, chiamata chetosi. In sostanza la natura tende all'equilibrio: per godere dei benefici anti-invecchiamento della restrizione calorica bisogna mantenersi entro una certa «zona» di carboidrati, né troppi, né troppo pochi (e lo stesso vale per proteine e grassi).

Rispettando queste regole, quanto è efficace la restrizione calorica? Riducendo del 40% le calorie totali normalmente assunte, si ottengono risultati assolutamente impressionanti (*Tabella 6.1*).

Allungamento dell'aspettativa di vita	Minor accumulo di adipe
Aumento dei recettori per i neurotrasmettori	Minore demineralizzazione delle ossa
Miglioramento della capacità di apprendimento	Abbassamento dei livelli di glucosio nel sangue
Miglioramento del sistema immunitario	Abbassamento dei livelli d'insulina
Miglioramento della funzionalità renale	Diminuzione del rischio di cancro
Miglioramento della fertilità femminile	Ridotta insorgenza di patologie autoimmuni
	Calo del livello dei lipidi nel sangue
	Diminuzione del rischio di cardiopatie
	Diminuzione del diabete

Tabella 6.1 - Benefici fisiologici della restrizione calorica.

Probabilmente la restrizione calorica non è miracolosa, ma ci manca poco.

Oppure forse dovremmo dire che non è la restrizione che procura questi benefici, bensì la gola che diminuisce la longevità, ma il risultato non cambia. Ecco perché la gola è ancora uno dei sette peccati capitali, oltre che forse il più commesso in generale, sempre e dovunque, malgrado sia dimostrato scientificamente che alimentarsi in modo sregolato accelera l'invecchiamento e riduce la longevità.

Come può la restrizione calorica produrre risultati così prodigiosi?

Perché lavora su tre livelli. Il primo è quello della riduzione dei radicali liberi, che, come abbiamo già detto, accelerano l'invecchiamento in quanto l'ossigeno in questa forma molto reattiva provoca il cosiddetto «danno ossidativo». E un sistema infallibile per esporsi a un bombardamento di radicali liberi è consumare troppe calorie.

L'organismo è una macchina meravigliosa e sofisticata, praticamente in grado di assorbire qualunque quantità di cibo. Il problema è poi che cosa farne. Il corpo lo può convertire in sostanze di pronto utilizzo per produrre energia, oppure immagazzinarle per servirsene in seguito. Entrambi questi processi biochimici consumano ossigeno. La digestione stessa richiede energia, per cui parte delle calorie contenute negli alimenti vengono utilizzate per produrre l'energia necessaria al processo digestivo. In sostanza, più si mangia, più si deve generare energia a livello molecolare, ossia più ATP, per trattare le calorie in eccesso, e ciò comporta una maggiore produzione di radicali liberi. Meno calorie consumiamo, meno energia ci serve per trasformare il cibo, quindi meno radicali liberi produciamo e più a lungo viviamo. La relazione è semplice ed evidente.

La restrizione calorica riduce quindi il danno ossidativo sia perché diventa più efficiente la produzione di ATP, sia perché diminuisce il consumo di ossigeno, ed entrambi gli effetti riducono la presenza di radicali liberi in eccesso. All'inizio il metabolismo cala, ma in poche settimane torna al livello di quando ci si nutriva «normalmente». Ne risulta un metabolismo più efficiente e meno radicali liberi, l'equivalente molecolare della botte piena e la moglie ubriaca.

La restrizione calorica stimola inoltre gli enzimi protettivi, come la superossido dismutasi, la glutatione perossidasi e la catalasi. Un altro beneficio di grande importanza è l'aumento della sintesi della melatonina, un ormone molto efficiente nell'eliminazione dei radicali idrossilici. Questo potenziamento dei sistemi di difesa antiossidativi diminuisce quindi la probabilità di formazione dei micidiali idrossili, i più pericolosi nemici del metabolismo cellulare.

Il secondo effetto della restrizione calorica è la riduzione nel sangue del livello di glucosio, che tende a combinarsi con le proteine per produrre le temibili proteine glicosilate (AGE), che costituiscono un pericolo grave per l'intero organismo. Come abbiamo detto, queste ultime hanno la particolarità di aderire alle pareti delle vie circolatorie, accelerando l'occlusione dei vasi sanguigni e dei capillari che nutrono gli occhi, il cuore, il cervello e i reni. Le conseguenze cliniche di un eccesso di AGE sono un aumentato rischio di cecità, attacchi cardiaci, ictus cerebrali e disfunzioni renali.

Un'altra complicazione generata da alti livelli di glicemia è imputabile agli effetti tossici indotti dal glucosio sull'ipotalamo, la centralina di controllo che integra ed elabora i segnali e orchestra le risposte ormonali corrette. Il nucleo ventromediale (VMN) nell'ipotalamo è deputato a monitorare il glucosio in circolo e regolare l'attività del pancreas, il cui compito è proprio quello di stabilizzarne il livello. I recettori del VMN sono danneggiati da livelli di glucosio permanentemente alti e il danno si riflette in un'iperattività pancreatica. Ne risulta un'inadeguata regolazione del glucosio nel sangue, accompagnata da alti e bassi della glicemia. Più essa sale, maggiore è il danno al VMN e lo stimolo a ulteriori secrezioni di insulina. S'innesca così una spirale perversa: cresce la resistenza all'insulina, che a sua volta diminuisce la tolleranza al glucosio. E questi sono proprio due dei principali indicatori dell'invecchiamento.

Il terzo, e più importante, effetto della restrizione calorica consiste nella riduzione di eccessivi livelli di insulina. Poiché quest'ormone è prodotto in risposta a un'eccessiva assunzione di calorie per via alimentare (in particolare da carboidrati), consumare meno calorie significa anche secernere meno insulina e aumentare la produzione degli eicosanoidi buoni, fondamentali per garantire la correttezza delle trasmissioni nell'Internet biologica. Livelli più bassi di insulina facilitano quindi le comunicazioni ormonali in tutto l'organismo. All'opposto, assumere troppe calorie derivanti da un eccesso di carboidrati è la via più sicura per accelerare l'invecchiamento. Ed è proprio l'errore che ai giorni nostri i più continuano imperterriti a commettere.

Controllare l'insulina inoltre stabilizza la glicemia. Infatti supponiamo che l'organismo, dato che non produce abbastanza glucagone (poiché la dieta contiene troppi carboidrati e troppe poche proteine), tenti di ripristinare i livelli di glucosio producendo troppo cortisolo (spostando quindi i danni da un'altra parte). Per riportare l'equilibrio basterà ridurre le calorie, badando però ad assumere sufficienti proteine. In questo modo, l'organismo non avrà più bisogno di produrre un eccesso di cortisolo, che non solo inibisce la formazione degli eicosanoidi, ma in più deprime il sistema immunitario e danneggia, nel cervello e nel timo, proprio i sensori che dovrebbero tenerlo sotto controllo.

Vedremo più avanti come l'integrità dei segnali ormonali nella nostra Internet biologica sia garantita in gran parte dagli eicosanoidi. Controllando il livello dell'insulina, questi ultimi si mantengono entro la loro zona ideale di equilibrio. Poiché il bersaglio preferito dei radicali liberi sono i grassi essenziali (precursori degli eicosanoidi), la riduzione della proliferazione dei radicali liberi migliora l'equilibrio degli eicosanoidi e il funzionamento del sistema ormonale.

Si è dunque verificato in laboratorio che attraverso questi tre diversi meccanismi molecolari correlati (diminuzione dei radicali liberi, stabilizzazione della glicemia, controllo dei livelli di insulina), la restrizione calorica favorisce non solo la longevità degli animali esaminati (minore mortalità da patologie degenerative legate all'età), ma anche la durata massima della loro vita (rallentamento del progressivo deterioramento generale del corpo). Ma il parametro di valutazione più importante, come ricorderete, è l'aumento del tempo di raddoppio della mortalità: ebbene, nel caso dei ratti (i roditori sono gli animali su cui sono disponibili più dati perché sono i più studiati in laboratorio) si è trovato che la restrizione calorica quasi lo duplica, portandolo mediamente da 101 a 197 giorni. Molte delle conoscenze sulla restrizione calorica provengono da studi sui piccoli animali (in particolare topi e ratti); è pur vero che l'evoluzione potrebbe avere sviluppato nei topi meccanismi metabolici molto diversi dai nostri, ma fortunatamente non sono l'unica specie oggetto di questi studi. Poiché la scimmia Rhesus è uno degli animali geneticamente più simili all'uomo, è possibile verificare i vantaggi della restrizione su questi animali prima di applicarla all'uomo. Le ricerche in corso sembrano confermare i dati raccolti sugli animali più piccoli. Rispetto al gruppo di controllo, le scimmie Rhesus sottoposte a restrizione calorica presentano un calo di obesità, pressione sanguigna, glicemia, insulina e colesterolo. Salgono invece i livelli di diversi ormoni (melatonina e DHEA in particolare) che normalmente diminuiscono durante l'invecchiamento. Se dobbiamo credere a 60 anni di ricerche sui piccoli animali e ad alcune sperimentazioni sui primati (con risultati al limite dell'incredibile), non è necessario un atto di fede per capire che la restrizione calorica (non, badate bene, la denutrizione...) è il passaporto più efficace per la longevità, poiché riduce simultaneamente tutti i quattro pilastri dell'invecchiamento.

Ma negli esseri umani, funziona davvero? Prendiamo per esempio la popolazione di Okinawa, che è una delle comunità con la percentuale di centenari certificati più alta che si conosca (quattro volte di più degli altri giapponesi) e un tasso di mortalità tra i 60 e i 64 anni per ictus, cancro e cardiopatie inferiore del 60% al resto del paese. La dieta, a Okinawa, è leggermente diversa da quella tipica giapponese: comprende mediamente una maggior quantità di maiale, ma meno riso, tre volte più verdure e il doppio di pesce. Malgrado ciò, le calorie totali sono inferiori (dal 20 al 40%) rispetto alla dieta standard. Se la restrizione calorica ci fornisce un primo indizio sul perché della loro longevità, va sottolineato che in ogni caso consumano quantitativi sufficienti di proteine e grassi essenziali (il pesce) e moderate quantità di carboidrati a bassa densità energetica. Questa è la vera chiave della loro longevità.

Ci sono altri esempi? Durante la seconda guerra mondiale, i norvegesi furono sottoposti forzatamente a una dura restrizione calorica, poiché molte delle derrate alimentari locali erano spedite in Germania. Si stima che il consumo calorico del norvegese medio fosse calato del 40% rispetto all'anteguerra, mentre la fonte principale di proteine era rimasta il pesce. Non sorprende che in quei quattro anni la mortalità per infarto cardiaco sia calata del 50%. Finita la guerra, quando il consumo calorico risalì, la frequenza degli infarti tornò rapidamente ai livelli d'anteguerra.

Un esperimento di restrizione calorica è stato condotto ancora più recentemente, rinchiudendo sette volontari in un ambiente privo di collegamenti con l'esterno, noto con il nome di «biosfera», e abbandonandoli a se stessi per la produzione del cibo. In quelle condizioni, il consumo di calorie era sceso del 30% e nel giro di sei mesi tutti i parametri di rischio cardiovascolare erano calati in modo significativo.

Ma sono sicuro che molti obietterebbero che questi sono esempi di regimi dietetici debilitanti. È così? In altre parole, si può godere dei benefici della restrizione calorica senza dover sopportare a lungo sensazioni di fame e di privazione, condizioni insopportabili in quest'epoca di abbondanza?

Esiste una dieta a restrizione che si possa seguire senza sentirsi costantemente affamati? Esiste e si chiama dieta pro Zona.

7

La dieta pro Zona: restrizione calorica senza fame né rinunce

NELLA parte finale del mio primo libro, *Come raggiungere la Zona*, sostenni che uno dei benefici di un'alimentazione pro Zona è il suo effetto sul processo di invecchiamento. Ma perché? La ragione è che si tratta di una dieta a restrizione calorica che sorprendentemente non richiede troppi sacrifici e non fa soffrire la fame in quanto si basa soprattutto sul mantenimento di livelli equilibrati degli ormoni critici. È ricca di vitamine e di minerali, puntando principalmente sui carboidrati a bassa densità (frutta e verdura) ricchi di micronutrienti, ma si preoccupa anche di fornire quantitativi sufficienti di proteine e grassi essenziali. Tratta il cibo con lo stessa attenzione dedicata normalmente a un farmaco e ne tiene in considerazione gli effetti ormonali. La dieta pro Zona postula che dobbiamo nutrirci in funzione del nostro patrimonio genetico, ed è stata concepita pensando in primo luogo agli ormoni e non alle calorie: non si tratta di cambiare cibo, ma di considerarlo uno strumento di controllo ormonale. Questa è la chiave di qualsiasi strategia contro l'invecchiamento precoce.

Negli ultimi 100.000 anni i nostri geni sono rimasti immutati e per la maggior parte di questo periodo i carboidrati ad alta densità (amidi e cereali) non sono mai entrati nella dieta degli esseri umani: i cereali furono introdotti solamente 10.000 anni fa, con la comparsa delle prime coltivazioni. Il fatto che i nostri geni siano rimasti gli stessi non significa necessariamente che siamo tenuti a seguire la stessa dieta del cacciatore-raccoglitore paleo-neolitico. Dopo tutto, siamo nel secolo XXI. Quello che dobbiamo fare è invece sfruttare le nostre conoscenze sugli effetti del cibo per comporre diete capaci di stimolare a ogni pasto le risposte ormonali corrette, tanto più che disponiamo oggi di una varietà di cibi senza precedenti; abbiamo quindi a disposizione tutta la flessibilità necessaria per adattare la dieta pro Zona a ogni possibile cultura, gusto o filosofia culinaria.

La Zona è stata però spesso fraintesa. Primo, non è una dieta nell'accezione comune di questo termine (un breve periodo di sacrifici e rinunce e poi si torna alle solite abitudini): la Zona è per tutta la vita. Secondo, la dieta pro Zona non è specificamente mirata a perdere peso: è ideata per utilizzare il cibo come un farmaco di controllo dell'insulina e in corso d'opera stimolare la produzione di eicosanoidi buoni, che facilitano la comunicazione interormonale nella nostra Internet fisiologica. La perdita di grasso è solo un gradito effetto collaterale della stabilizzazione dell'insulina. Terzo, non è una dieta ad alto contenuto proteico, perché prevede il giusto (né più, né meno) apporto proteico distribuito in quantità controllata lungo la giornata, per mantenere integra tutta la massa magra del corpo.

Non ritengo necessario entrare qui nei dettagli pratici della dieta pro Zona, dal momento che l'ho già fatto in molti libri precedenti, che spiegano come preparare la «medicina» anti-età a ogni pasto. Ciò che davvero conta è applicare il metodo con costanza ogni volta che ci sediamo a tavola, poiché, dal punto di vista ormonale, il nostro equilibrio dipende da quanto è stato corretto il nostro ultimo pasto e da quanto lo sarà il prossimo. Se l'ultimo pasto non ha rallentato l'invecchiamento, vuol dire che lo ha accelerato. Servono solo costanza e determinazione, esattamente come con qualsiasi altra medicina.

Per chi non conosce i principi basilari della Zona, li abbozzerò rapidamente. Innanzi tutto bisogna consumare un po' di proteine magre a ogni pasto o spuntino, al massimo un volume pari al contenuto del palmo di una mano. Questa quantità occuperà circa un terzo del piatto. Un altro terzo dovrà essere riempito con verdure o prodotti vegetali a basso indice glicemico e l'ultimo terzo con frutta o con un dessert. Aggiunto un filo di un buon olio monoinsaturo (quello d'oliva extra vergine è perfetto) e qualche mandorla tritata, il pasto pro Zona sarà pronto per l'uso. Idem per gli spuntini, salvo ridurre a un terzo la quantità di ciascun ingrediente. In un classico giorno in Zona si consumano tre pasti e due spuntini pro Zona, badando a non trascorrere mai più di cinque ore senza mangiare. Faccio notare che non ho dato indicazioni di pesi o calorie, perché un pasto ormonalmente equilibrato si può preparare regolandosi semplicemente a occhio.

Riassunta rapidamente la dieta pro Zona, torniamo a elencare i fattori chiave per una restrizione calorica efficace. Tre riguardano i macronutrienti, l'ultimo i micronutrienti (*Tabella 7.1*).

Una volta raggiunti, questi obiettivi non devono essere superati. Mangiando di più (eccedendo in calorie) aumenterebbe la produzione di radicali liberi, mangiando di meno si rischierebbe la denutrizione. Entrambi i comportamenti sono errati (troppe calorie o troppo poche) e accelerano l'invecchiamento.

Iniziamo dalle proteine. Dei 20 amminoacidi che le compongono, 8 non possono essere prodotti dall'organismo e si chiamano perciò «essenziali», poiché non mangiandone alla lunga si muore.

Il corpo ha continuamente bisogno di produrre sostanze proteiche: ci sono enzimi da rimpiazzare, anticorpi da sintetizzare, membrane cellulari da rinnovare, tessuto muscolare degradato da riparare, legamenti, cartilagini e ossa da mantenere in buono stato eccetera. È come una specie di complicata catena di montaggio che, grazie all'RNA messaggero, segue il progetto molto preciso del DNA per costruire le proteine, prodotti molto complessi ai quali serve una scorta di componenti, gli amminoacidi. Le cellule del nostro corpo sono 60.000 miliardi di piccole officine nelle quali queste catene di montaggio funzionano ventiquattr'ore su ventiquattro, ma senza scorte sufficienti di amminoacidi essenziali la produzione si blocca. L'organismo inizia allora immediatamente a «rottamare» muscoli per ottenere i pezzi mancanti, e non è certo questo il modo migliore di rallentare l'invecchiamento. Quindi, per preservare la massa muscolare, nella dieta devono assolutamente essere presenti proteine in quantità adeguata. Inoltre occorre suddividerle nell'arco della giornata, perché l'organismo non ne riceva mai troppe contemporaneamente.

Adeguati quantitativi di proteine
Adeguati quantitativi di grassi essenziali
Livelli di carboidrati adeguati per un funzionamento ottimale del cervello
Adeguati quantitativi di vitamine e minerali

Tabella 7.1 - Elementi chiave di una restrizione calorica efficace contro l'invecchiamento.

Ogni eccesso proteico (amminoacidi essenziali compresi), inutile per la catena di montaggio, viene immagazzinato, però sotto forma di grasso, che sovraccarica i reni a causa del residuo di azoto da eliminare. Per questo occorre fornire il giusto quantitativo di proteine, ricche di amminoacidi essenziali, ma poco alla volta, in più somministrazioni, proprio come si fa con le medicine.

Passiamo ai grassi essenziali. Essi includono sia i cosiddetti omega-3, sia gli omega-6. Anch'essi sono chiamati essenziali poiché l'organismo non è capace di produrli e devono perciò far parte della dieta. Sono i mattoncini per costruire gli eicosanoidi, gli ormoni che garantiscono la fedeltà delle comunicazioni nella nostra Internet biologica.

I termini omega-3 e omega-6 si riferiscono alla loro struttura molecolare, che determina di quali eicosanoidi diventeranno i componenti. Diciamo subito che per un rifornimento sufficiente di omega-6, basta mangiare una limitata quantità di cibo proteico poco grasso. Gli acidi grassi essenziali omega-3 invece, specialmente quelli a più lunga catena come l'EPA (acido eicosapentaenoico), non si trovano in tutti i cibi, ma prevalentemente nei pesci d'acqua fredda. Non è che i pesci siano magici: essi si trovano al termine della catena alimentare che prende origine dal plancton. E siccome l'EPA è una sorta di antigelo biologico, il plancton dei mari freddi ne produce molto e i pesci che in quei mari si trovano al vertice della catena alimentare finiscono per accumulare, sia nei muscoli sia nel fegato, grandi quantità di questi acidi grassi essenziali. L'olio di fegato di merluzzo, una ricca fonte di EPA, è stato impiegato per centinaia di anni, malgrado il sapore disgustoso. Esiste però un modo più gradevole di garantirsi EPA a sufficienza: mangiare pesce di acque fredde, come per esempio il salmone.

Veniamo ora al terzo macronutriente, i carboidrati. Non esistono carboidrati «essenziali», poiché il corpo può fabbricare glucosio sia dalle proteine sia dai grassi. C'è però bisogno di disporre dei carboidrati sufficienti a mantenere la funzionalità cerebrale e a stimolare la giusta secrezione di insulina, per pilotare tutti i macronutrienti nelle cellule di destinazione, dove saranno utilizzati. Il superamento di questa soglia minima di carboidrati aumenterebbe però troppo i livelli di insulina, accelerando l'invecchiamento.

Ci sono infine i micronutrienti, le vitamine e i minerali, presenti in minime quantità sia nei cibi proteici sia in quelli contenenti carboidrati. Quelli proteici provengono da animali situati in cima alla catena alimentare e accumulano perciò anche vitamine e minerali. Quelli contenenti carboidrati presentano qualche problema in più, poiché in essi la concentrazione di micronutrienti varia parecchio. Di solito, maggiore è la loro densità in carboidrati (per esempio amidi e cereali), meno vitamine e minerali contengono per caloria fornita. Sotto quest'aspetto i frutti stanno a metà, sia per densità di carboidrati, sia per quantità di vitamine e minerali per caloria. Perciò, se vogliamo limitare l'assunzione di carboidrati massimizzando quella di micronutrienti, dobbiamo mangiare molta verdura, quantità contenute di frutta e limitare al massimo amidi e cereali.

La chiave di un'efficace dieta anti-invecchiamento è mantenere uno stretto controllo dell'insulina. L'eccesso di carboidrati la stimola molto, ma quello di proteine la influenza solo leggermente, mentre favorisce la secrezione del glucagone, l'ormone di controregolazione dell'insulina. L'equilibrio tra proteine e carboidrati *a ogni pasto* è perciò fondamentale per la stabilizzazione dell'insulina.

Che dire dei grassi? Sono neutri, cioè non hanno effetti né sull'insulina, né sul glucagone, però rallentano la velocità di assorbimento dei carboidrati nel circolo sanguigno e inviano messaggi ormonali di sazietà al cervello. Se si vogliono aggiungere grassi alla dieta, è opportuno scegliere quelli monoinsaturi, che non possono essere convertiti in eicosanoidi e non compromettono l'equilibrio critico degli acidi grassi essenziali omega-3 e omega-6 necessari per la sintesi degli eicosanoidi.

Fare in modo che tutti questi aspetti vengano rispettati non è semplice, ma è stato il mio obiettivo nello sviluppare la dieta pro Zona: in sostanza tenere sotto controllo l'insulina con la quantità minima di calorie congruente con l'esigenza di garantire la massima performance fisica e mentale lungo tutto l'arco della giornata. È evidente che questa dieta deve tenere conto di vincoli più complessi di quelli sperimentati sulle cavie da laboratorio. Ma è importante sapere che esiste una via semplicissima per accedere a tutta questa complessa tecnologia di controllo ormonale: basta seguire la dieta pro Zona.

Per convincervi che con questa strategia si otterranno i benefici della restrizione calorica senza soffrire la fame o cadere nella denutrizione (tra l'altro, molti incontreranno difficoltà a mangiare tutto), facciamo un piccolo passo indietro. L'approccio pro Zona non parte dal calcolo delle calorie, ma dalla domanda: «Quante *proteine* al giorno mi servono?» Una volta identificato il fabbisogno proteico, è sufficiente aggiungere *carboidrati* (meglio se a basso indice glicemico) e *grassi* (meglio se insaturi) nelle corrette proporzioni. Per rendere il tutto ancora più preciso potete costruire la dieta con dei blocchi, ciascuno costituito da tre blocchetti o mini-blocchi (uno di proteine, uno di carboidrati e il terzo di grassi nelle giuste proporzioni). Distribuite i blocchi lungo la giornata in pasti e spuntini, e il gioco è fatto. Il metodo è sintetizzato nelle Appendici B e C, e soprattutto nel mio primo libro *Come raggiungere la Zona*, nel Capitolo 8 e nelle Appendici.

L'apporto calorico standard è oggi di 2300 calorie al giorno per l'uomo medio adulto dei paesi avanzati e 1850 per la donna. Quindi, per godere dei benefici della restrizione calorica (normalmente questo significa il 40% in meno), gli uomini dovrebbero consumare meno di 1400 calorie (1380, per l'esattezza) e le donne circa 1100. Non è un caso che questo corrisponda a 15 e 12 blocchi pro Zona, più o meno quanto si ottiene calcolando con precisione il numero dei blocchi «personalizzati», che sono rispettivamente 13 e 11, come indichiamo nella seguente proposta di menu per tre giorni.

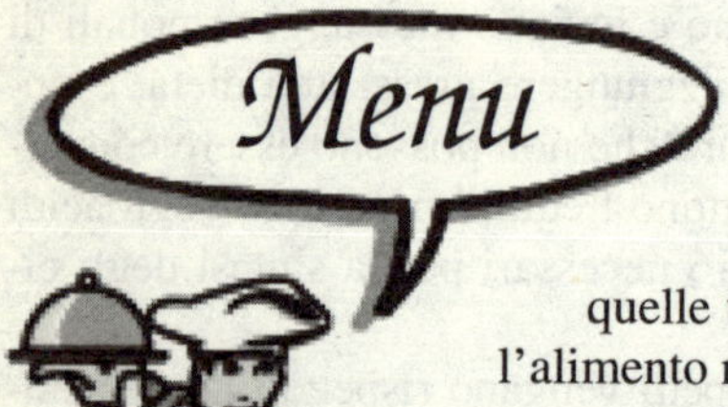

Questi menu sono composti da 13 blocchi (uomo-tipo); se si vogliono ridurre da 13 a 11 blocchi (donna-tipo), sostituire le dosi con quelle tra parentesi. Quando è indicato (–) l'alimento non è più previsto per 11 blocchi.

Giorno 1

4 (3) BLOCCHI COLAZIONE
30 g di prosciutto crudo
30 (–) g di speck
1 e 1/3 sottiletta light
1 panino integrale da 45 (30) g
240 g di latte parzialmente scremato
6 (–) olive
3 anacardi

3 BLOCCHI PRANZO
120 g di filetto di dentice al vapore
225 g di finocchi
85 g di fagiolini
70 g (65) di pomodori
1/2 pera
1 pallina da 15 g di gelato al limone
1 cucchiaino da tè di olio extra vergine d'oliva

1 BLOCCO MERENDA
25 g di bresaola
1 fetta da toast ai 5 cereali
1/3 cucchiaino da tè di olio extra vergine d'oliva

4 (3) BLOCCHI CENA
140 (105) g di orata al forno
40 g di purea di patate
225 (115) g di spinaci
300 g di valeriana
1 kiwi e 1/2 (–) pesca
1 e 1/3 (1) cucchiaino da tè di olio extra vergine d'oliva

1 BLOCCO PRIMA DI CORICARSI
45 g di feta
1/2 pera
3 anacardi

Giorno 2

4 (3) BLOCCHI COLAZIONE
50 g di prosciutto cotto
50 (35) g di formaggio light
2 fette da toast di pane di soia
1 yogurt magro (125 g)
1 (–) pesca
3 (–) olive
12 arachidi

3 BLOCCHI PRANZO
135 g di triglia a filetti cotti in salsa pomodoro con 1 spicchio d'aglio e piselli
40 g di salsa di pomodoro
30 g di piselli
1 fetta da toast di pane ai 5 cereali
1/2 pompelmo
1 cucchiaino da tè di olio extra vergine d'oliva

1 BLOCCO MERENDA
30 g di tonno
25 g di lenticchie
1 cracker
1/3 cucchiaino da tè di olio extra vergine d'oliva

4 (3) BLOCCHI CENA
160 (110) g di merluzzo fritto
300 (150) g di melanzane
180 (90) g di peperoni
2 cracker integrali
140 g di fragole
1 e 1/3 (1) cucchiaino da tè di olio extra vergine d'oliva

1 BLOCCO PRIMA DI CORICARSI
240 g di latte parzialmente scremato

Giorno 3

4 (3) BLOCCHI COLAZIONE
2 albumi d'uovo
70 (35) g di mozzarella light
1/2 brioche
2 (1) cracker alla soia
1/2 (–) mela
240 g di latte parzialmente scremato
1 (2/3) cucchiaino da tè di maionese o 3 (2) cucchiaini di maionese light

3 BLOCCHI PRANZO
105 g di branzino alla griglia
40 g di patate bollite
6 asparagi
2 cracker integrali
300 g di insalata riccia
1 cucchiaino da tè di olio extra vergine d'oliva

1 BLOCCO MERENDA
1 yogurt magro (125 g)

4 (3) BLOCCHI CENA
160 (120) g di code di gambero cotte al vapore unite a 65 g di pomodori a cubetti, 30 g di carote e 60 g di sedano tagliati a julienne
1 fetta da toast di pane di soia
4 (2) carciofi
115 (60) g di macedonia
2 (1) cucchiaini da tè di maionese light
2/3 cucchiaino da tè di olio extra vergine d'oliva

1 BLOCCO PRIMA DI CORICARSI
45 g di feta
1/2 pera
3 anacardi

Verificata la consistenza di questi pasti pro Zona anti-invecchiamento, sicuramente vi sarete convinti che, convertendosi ai carboidrati a bassa densità, nessuno corre il rischio di patire la fame né di doversi privare del necessario, pur essendosi garantiti tutti i benefici della restrizione calorica. Nelle Appendici B, C, D ed E propongo un'altra settimana di pasti pro Zona per uomini e donne, oltre ad alcune semplici indicazioni per pasti e spuntini veloci, utili a chi viaggia o mangia fuori di casa.

Ma come è possibile «funzionare» con così poche calorie? La prima spiegazione è che quando serve energia supplementare, il corpo si rivolgerà alla riserva di grassi e, mantenendo i livelli di insulina in Zona, l'accesso dell'organismo a quelle riserve di grassi diventerà più efficace. In secondo luogo, distribuendo piccoli pasti e spuntini lungo tutto l'arco della giornata, verrà mantenuto costante l'apporto proteico che stimola il glucagone. Ciò stabilizzerà il livello di glucosio nel sangue, in modo da non far sorgere lo stimolo della fame, e assicurerà per tutto il giorno un'elevata lucidità mentale. Migliorerà infine l'efficienza nel produrre ATP, il carburante cellulare che alimenta l'organismo. All'inizio, come ho già detto, si verificherà un piccolo calo del metabolismo, ma in breve tempo i livelli precedenti verranno recuperati o anche superati, ovviamente se rapportati all'entità della massa magra.

Vorrei ritornare sul problema della fame, dato che così spesso si crede che la restrizione calorica sia accompagnata sempre da un'intensa sensazione di fame. Ciò potrebbe essere vero se la dieta ipocalorica prescrivesse un quantitativo di proteine insufficiente a stimolare una corretta secrezione di glucagone (che deve stabilizzare i livelli di glucosio del sangue). Ma questo sicuramente non vale per la dieta pro Zona, che a ogni pasto prevede che il 30% delle calorie provenga da proteine contenute in cibi poco grassi. Questa quantità (circa 80 g di proteine magre per le donne e 110 per gli uomini) è sufficiente per conservare sia la massa magra sia i livelli di glucosio. D'altra parte, nessuno può sostenere seriamente che simili quantitativi di proteine siano eccessivi. Non è dunque una dieta iperproteica, ma un metodo che gestisce la nutrizione come una lenta fleboclisi che inietta costantemente piccole quantità di cibo attraverso tre pasti e almeno due spuntini ben distribuiti lungo la giornata. In ogni caso l'organismo non riceve mai quantità eccessive di proteine o di calorie.

La dieta pro Zona presenta un grande vantaggio: non è indispensabile essere sempre e comunque rigidamente irreprensibili. Se, come può capitare a tutti, in un pasto si fa uno strappo alla regola, per rientrare immediatamente nella Zona è sufficiente tornare in quello successivo a un'alimentazione ormonalmente corretta. A dire il vero, io sono solito consigliare di rimpinzarsi di carboidrati una volta al mese, giusto per sentirsi male l'indomani e così convincersi ancora di più della potenza del «farmaco» cibo.

Da un lato la restrizione calorica è la punta avanzata delle ricerche scientifiche contro l'invecchiamento, ma dall'altro non è niente di più di quello che ci consigliavano i nostri vecchi:

- mangiare meno e più spesso;
- mangiare proteine a ogni pasto;
- mangiare sempre frutta e verdura;
- prendere sempre l'olio di fegato di merluzzo.

Senza saperlo, la nonna ci raccomandava la Zona. Piccoli pasti, ed evitiamo un'eccessiva produzione di insulina; proteine ogni volta che mangiamo, e ci garantiamo la giusta produzione di glucagone (insulina più controllata e corretto livello di zuccheri senza stimolare la sintesi di cortisolo); frutta e verdura, e ci assicuriamo che i carboidrati siano pochi e a basso indice glicemico, con abbondanza di vitamine e di minerali; infine, l'olio di fegato di merluzzo (o qualunque altro tipo disponibile di olio di pesce) ci fornisce l'EPA e protegge la nostra produzione di eicosanoidi buoni.

In sintesi, che rapporto esiste tra l'alimentazione pro Zona e i meccanismi di invecchiamento che abbiamo analizzato in precedenza? Benché l'idea della restrizione calorica possa sembrare relativamente banale, quando si analizzano molti dei meccanismi dell'invecchiamento si scopre che esiste sempre un filo di collegamento che riporta alla concezione della dieta pro Zona. Innanzi tutto, basandosi sulla restrizione calorica, la dieta pro Zona riduce la produzione di radicali liberi. In secondo luogo stabilizza l'insulina e di conseguenza il livello di glucosio nel sangue, minimizzando da un lato la produzione di AGE e dall'altro la tossicità indotta dal glucosio nell'ipotalamo. Contemporaneamente c'è meno bisogno di incrementare la sintesi del cortisolo per abbassare i livelli di glucosio nel sangue, perché il glucagone viene stimolato in modo adeguato. Con meno cortisolo si riduce la tossicità per i neuroni cerebrali e si libera la produzione di eicosanoidi. Infine, con meno insulina in circolazione diminuisce lo stimolo alla replicazione cellulare e quindi si rallenta la degradazione dei telomeri. Perciò la dieta pro Zona, che incide quindi favorevolmente su tutti gli indicatori dell'invecchiamento, è il farmaco ideale contro l'invecchiamento.

Ma, per gli esseri umani, nella vita reale, funziona? Per rispondere con certezza dobbiamo procedere ad analizzare le persone che invecchiano molto più precocemente della media, i diabetici di tipo 2.

8

I diabetici di tipo 2: canarini nella miniera dell'invecchiamento

UN tempo i minatori portavano in miniera dei canarini. La morte di questi uccellini segnalava che si stava accumulando un eccesso di gas micidiale e inodore, avvertendo in tempo i minatori del pericolo incombente. Tutti invecchiamo, ma c'è chi invecchia prima degli altri e costoro sarebbero i soggetti umani ideali su cui sperimentare l'alimentazione pro Zona, per verificare se gli esseri umani possono usufruire dei benefici della restrizione calorica senza soffrire per fame o malnutrizione. In sostanza, potrebbero rappresentare i nostri canarini nella miniera dell'invecchiamento. Ebbene, questi soggetti non solo esistono, ma il loro numero sta crescendo rapidamente: si tratta dei diabetici di tipo 2.

Questi individui invecchiano più rapidamente della media e soffrono maggiormente di malattie croniche. Come mai? Perché producono più insulina e hanno maggiori livelli di glucosio nel sangue dei loro coetanei.

Di solito si crede che i diabetici non possano produrre insulina e che perciò per poter sopravvivere abbiano bisogno di iniezioni quotidiane di quest'ormone, ma in realtà questa è la condizione solo dei diabetici di tipo 1, che sono una piccola minoranza dell'esercito dei diabetici. Secondo l'American Diabetes Association (ADA), negli Stati Uniti quasi il 95% di tutti i diabetici di oltre 20 anni sono invece di tipo 2. Questi pazienti, a differenza di quelli di tipo 1, producono molta più insulina del necessario, ma il loro organismo non reagisce perché è troppo resistente all'azione di quell'ormone. La conseguenza è che nel sangue s'innalzano sia i livelli dell'insulina, sia quelli del glucosio, esattamente come succede in laboratorio agli animali lasciati liberi di mangiare a piacere. Sappiamo già che un eccesso di glucosio nel sangue rende «zuccherine» le proteine, intossicando l'ipotalamo, e vedremo in seguito come l'eccesso di insulina aumenti il rischio di cardiopatie e cancro. Perciò il primo obiettivo di un efficace programma anti-invecchiamento deve essere la riduzione dell'insulina e del glucosio, nonché delle proteine glicosilate in circolo. Essendo questi gli indicatori clinici del diabete di tipo 2 (insulina, glucosio, proteine glicosilate), questi pazienti sono i soggetti ideali per sperimentare l'efficacia anti-invecchiamento della dieta pro Zona.

È una sperimentazione doppiamente opportuna, anche in considerazione degli alti costi sociali indotti dalle gravi complicazioni associate con la malattia: cecità, amputazioni e sofferenza renale. Il paziente diabetico di tipo 2 costa al servizio sanitario da tre a quattro volte un malato standard, poiché il suo rischio cardiopatico va dal doppio al quadruplo e quello di ictus dal triplo al quadruplo dei suoi coetanei, senza contare che, in caso di ictus, i diabetici hanno dal doppio al triplo di probabilità di morire. La probabilità di cecità è quattro volte superiore a quella del resto della popolazione, mentre quella di sviluppare cataratte e glaucomi supera di otto volte la norma. Infine i diabetici hanno il doppio di probabilità di essere colpiti da insufficienza renale. Se aggiungiamo a questo quadro, già disastroso, l'invecchiamento precoce, il maggior tasso d'impotenza (cinque volte più alto) e l'alto rischio di complicazioni in caso di gravidanza, non è difficile capire che i diabetici non godono di quella che abitualmente si definisce una buona qualità di vita. In conseguenza di tutti questi fattori negativi, risulta che vivono mediamente da 5 a 10 anni in meno dei non diabetici. Ecco perché sono, purtroppo, i soggetti ideali di qualunque sperimentazione contro l'invecchiamento precoce. E il caso volle che i diabetici dovessero svolgere un ruolo importante nelle mie ricerche cliniche sull'invecchiamento.

All'inizio del 1997, ricevetti una telefonata da un medico che aveva letto il mio primo libro, *Come raggiungere la Zona*, rimanendo impressionato dall'efficacia di questa strategia dietetica. Come ogni buon medico, aveva sperimentato la dieta pro Zona su se stesso, perdendo rapidamente 12 kg e soprattutto registrando notevoli miglioramenti nelle sue analisi del sangue. Fin qui nulla di strano, salvo che questo medico era titolare di una società di assistenza sanitaria che, con un nutrito staff, assisteva 60.000 pazienti, tra cui circa 4000 diabetici di tipo 2. La società incassava dalla compagnia di assicurazioni con cui queste 60.000 persone avevano stipulato una polizza sanitaria privata una tariffa *pro capite* onnicomprensiva: a fronte di questa quota fissa per ogni paziente, ne garantiva la totale copertura sanitaria. Con questo sistema, se i costi di assistenza dei pazienti diminuiscono, si guadagna di più, ma se invece salgono si può perdere molto denaro. In sostanza è una specie di gioco d'azzardo. Come si possono aumentare le probabilità di vincere? Logicamente bisogna cercare di migliorare la condizione dei pazienti più costosi (per esempio i diabetici di tipo 2), magari insegnando loro a seguire la dieta più corretta, diminuendo così l'incidenza delle complicanze e abbattendo i costi relativi.

Seguendo questa logica, la società aveva assunto alcuni specialisti e lanciato un programma di prova per insegnare al 10% dei diabetici (circa 400) i dettami del vangelo corrente, quello propugnato dall'ADA: «Mangiate più carboidrati, meno grassi e fate attività fisica tutti i giorni». I pazienti ricevevano stupendi opuscoli dell'ADA con istruzioni personalizzate, ma dovevano attendere settimane prima di poter incontrare di persona gli specialisti. In caso di successo, la società avrebbe immediatamente esteso il programma agli altri diabetici e, in proiezione, a tutti i pazienti, partendo dal principio che ciò che giova ai diabetici di tipo 2, fa bene a tutti. Sfortunatamente però, quando si fecero i conti, si scoprì che i costi, anziché diminuire, erano aumentati di oltre un milione di dollari. Invece di guadagnare di più, con quest'opera di prevenzione si correva il rischio di perdere montagne di denaro!

La situazione restò inspiegabile finché al medico titolare della società non capitò di leggere *Come raggiungere la Zona*. Nel libro citavo un piccolo studio pilota, condotto su diabetici di tipo 2 sovrappeso, che dimostrava che la dieta pro Zona era capace di offrire importanti vantaggi clinici rispetto alla dieta ADA (proprio quella che aveva appena fatto perdere alla sua società un milione di dollari).

Torniamo alla telefonata. Il medico non mi chiese se la dieta pro Zona funzionasse o no: la sua unica preoccupazione era se i suoi pazienti l'avrebbero seguita o meno. Il loro livello culturale era mediamente piuttosto modesto e per molti l'inglese non era neppure la lingua madre. La dieta pro Zona avrebbe potuto funzionare per loro? «Naturalmente», risposi, «nessun problema.» Riappendendo, mi resi conto che in tre sole settimane avrei dovuto porre in atto un programma di istruzione per i pazienti basato sulla dieta pro Zona, con l'obiettivo di far regredire una patologia che nell'ultimo trentennio aveva resistito a tutti gli interventi dell'*establishment* medico. Paradossalmente in quel medesimo trentennio il diabete di tipo 2 si era trasformato in un problema sanitario di enorme portata, essendo la sua incidenza cresciuta del 600%. D'altra parte, la possibilità di studiare a costo zero un grande gruppo di diabetici era un'opportunità che non mi potevo lasciare scappare. Come avrei potuto trovare un modo migliore per scoprire le carte e dimostrare il potenziale della dieta pro Zona, non solo per curare il diabete di tipo 2, ma anche per combattere l'invecchiamento?

Mi consultai con la mia équipe medica, in realtà composta dal solo dottor Paul Kahl, uno dei primi a credere nella Zona fin da quando la proposi per la prima volta, oltre 10 anni fa. Mi precipitai nel suo ufficio e lo misi al corrente della telefonata. La buona notizia era l'opportunità di dimostrare il potenziale terapeutico della dieta pro Zona; quella cattiva era che Paul avrebbe dovuto trascorrere sei settimane in Texas, in piena estate, per informare i pazienti. Nel frattempo il titolare della società era così convinto del successo che volle assolutamente sottoporre subito tutti i suoi 4000 pazienti diabetici al mio programma dietetico (a dire il vero insisteva perché inserissimo tutti i suoi 60.000 clienti...). Il buon senso fortunatamente prevalse e riuscii a convincerlo dell'opportunità di un test pilota su un gruppo campione, composto da un quarto dei soggetti sui quali la dieta ADA aveva fallito. Così avviammo l'esperimento su 100 pazienti.

Paul arrivò in Texas con lo spirito del salvatore della patria. Sentiva di disporre dell'arma – la dieta pro Zona – per debellare una volta per tutte questa sorta di epidemia di diabete di tipo 2 e in più assicurare il successo economico a quella società sanitaria. Ma ben presto il suo entusiasmo dovette fare i conti con la realtà. Mentre il proprietario era molto motivato, un buon 60% dei suoi medici non erano disposti ad accogliere e accettare rapidamente la nuova concezione. Immaginatevi poi quanto potevano essere felici gli specialisti appena assunti, nel sentirsi dire che i loro metodi erano completamente sbagliati. Inizialmente Paul incontrò più disprezzo che collaborazione.

Anziché utilizzare istruzioni personalizzate, decidemmo di dividere i pazienti in piccoli gruppi. Paul tenne quattro sedute di istruzione al giorno e alla fine della settimana ogni paziente aveva seguito una lezione di un'ora di un programma di approccio graduale alla dieta pro Zona. Questo lavoro continuò per quattro settimane. In totale, non più di quattro ore di formazione per ciascun paziente per modificare tutta una vita di abitudini alimentari errate.

Il momento della verità giunse sei settimane dopo l'inizio della sperimentazione, quando si fecero i prelievi di sangue per verificare gli eventuali miglioramenti. In realtà ci aspettavamo buoni risultati, in quanto nei seminari formativi settimanali i pazienti ci rivelavano, quasi increduli, di sentirsi molto meglio, più in forze e più snelli. Tra l'altro Paul, prima di iniziare il programma, aveva raccomandato ai medici texani di ridurre progressivamente, una volta avviata la somministrazione della dieta pro Zona, le dosi dei farmaci somministrati ai loro pazienti, altrimenti entro una settimana avrebbero sofferto di crisi di sonnolenza. Questo perché la dieta riesce a normalizzare i livelli di glicemia così rapidamente che le terapie, se non sono alleggerite, potrebbero abbassare troppo i livelli di glucosio e la pressione sanguigna, provocando così ipoglicemia e ipotensione. Inutile dire che tutti lo derisero: in una cultura medica in cui le pillole sono sovrane, nessuno può credere che una dieta possa essere più potente dei medicinali. Però, come Paul aveva previsto, fin dalla prima settimana molti pazienti lamentarono ipoglicemia e ipotensione. Proprio così... Paul iniziò a incutere maggiore rispetto.

Dopo sei settimane, le analisi mostrarono miglioramenti spettacolari. Solo per Paul e per me non furono una sorpresa. La Tabella 8.1 riporta alcuni dei risultati più significativi.

Parametro clinico	Inizio	Dopo 6 settimane	Variazione	Variazione percentuale	Significatività statistica
Glicemia	171	148	–23,0	–13	$p < 0{,}001$
HgA_{1C}	7,8	7,0	– 0,8	–10	$p < 0{,}0001$
Rapporto colesterolo totale/HDL	4,9	4,6	– 0,3	– 6	$p < 0{,}002$
Rapporto trigliceridi totali/HDL	4,3	3,4	– 0,9	–21	$p < 0{,}006$

Tabella 8.1 - Esperimento n. 1 (n = 98): risultati delle analisi del sangue dopo sei settimane.

Tutti i parametri clinici correlati con il diabete di tipo 2 erano migliorati. Ciò che più contava, tuttavia, era il fatto che quegli stessi pazienti avevano seguito per tutto l'anno precedente la dieta ADA con effetti non significativi, poiché i parametri avevano continuato a mantenersi su valori ad alto rischio di complicanze. E ora, in sole sei settimane, semplicemente passando a un'alimentazione pro Zona, si era già riscontrata una stupefacente evoluzione del quadro clinico. E in più disponevamo di un campione sufficiente a garantire l'affidabilità del risultato.

In un esperimento scientifico va sempre verificata la probabilità che il fenomeno osservato sia riproducibile. La riproducibilità viene detta anche significatività statistica, o «fattore *p*», e misura la probabilità che i cambiamenti osservati si verifichino di nuovo, ripetendo il medesimo esperimento. Statisticamente, un fattore *p* inferiore a 0,05 significa che, ripetendo l'esperimento 100 volte, per ben 95 otterremmo lo stesso risultato. Se il fattore *p* è 0,0001, ripetendo l'esperimento 10.000 volte, avremmo la probabilità di ottenere lo stesso risultato 9999 volte. Le variabili in gioco con gli esseri umani sono tali e tante che raramente esperimenti sull'uomo presentano fattori *p* molto bassi, e qualunque valore inferiore a 0,05 è considerato una buona garanzia di ripetibilità.

Per superare l'ostacolo dell'estrema variabilità degli esseri umani nel loro ambiente, si conducono prove cliniche su migliaia di pazienti accuratamente selezionati, alla ricerca di risultati statisticamente significativi. In alternativa, si confina un numero minore di pazienti in una corsia d'ospedale, in condizioni controllate, come quelle delle cavie da laboratorio. Era la nostra situazione: stavamo cercando di ottenere dati statisticamente significativi su un numero di pazienti relativamente piccolo e con una scarsa propensione a cambiare abitudini alimentari. Ciò nonostante i risultati furono straordinari e, ciò che più conta, raggiunti adottando la restrizione calorica, ma senza provocare sensazioni di fame o denutrizione. Calarono i livelli di glucosio e di emoglobina glicosilata, diminuirono i rapporti TC/HDL (rapporto tra colesterolo totale e colesterolo buono nel sangue) e TG/HDL (rapporto tra trigliceridi totali e colesterolo buono nel sangue) e migliorarono i profili di rischio cardiovascolare. Il tutto con una significatività statistica raramente riscontrata anche in sperimentazioni cliniche più vaste, in cui si tengono sotto osservazione migliaia di pazienti accuratamente selezionati.

L'effetto della dieta pro Zona che mi colse di sorpresa fu invece quello sulla funzionalità renale. Nella scelta dei pazienti, un paio dei medici più scettici avevano incluso nel gruppo soggetti che già denunciavano la presenza di proteine nelle urine. Questa condizione, nota come microalbuminuria, è il primo segno dell'imminenza di un blocco renale: quando supera i 30 µg/ml è possibile prevedere con precisione quando i reni del paziente cesseranno di funzionare. Un malato sotto dialisi costa 400 milioni l'anno (è uno dei motivi per cui la cura dei diabetici è così costosa). I medici più scettici consideravano l'alimentazione pro Zona una pericolosa dieta ad alto contenuto proteico e sostenevano che avrebbe fatto ulteriormente salire la quantità di proteine nelle urine dei pazienti a rischio. Invece successe l'esatto contrario: dopo sei settimane l'albuminuria era scesa del 56%. Sebbene questo sottogruppo contasse solo sei pazienti, si trattava pur sempre di una tendenza confortante. Non solo per i pazienti con problemi ai reni l'approccio pro Zona era sicuro, si poteva addirittura ipotizzare che diventasse una terapia standard per prevenire l'insufficienza renale.

Ero ovviamente entusiasta, non solo per tutti i miglioramenti cardiovascolari, ma anche per le implicazioni anti-invecchiamento. Come discuterò in un capitolo successivo, i miglioramenti clinici osservati sui diabetici di tipo 2 interessano gli stessi parametri clinici che occorre migliorare per godere dei benefici anti-invecchiamento della restrizione calorica. Il miglioramento temporaneo del quadro clinico non conta però molto, se non si segue questo programma dietetico per tutta la vita.

Sebbene si trattasse di una dieta di circa 1400 e 1100 calorie, rispettivamente per uomini e donne, molti pazienti riferivano di non riuscire a mangiare tutto il cibo prescritto, perché riso e pasta erano stati sostituiti da carboidrati a bassa densità (verdure) che con il loro volume danno rapidamente un senso di sazietà. Ancora più sorprendente è il fatto che molti di questi pazienti continuavano a cenare ogni tanto nei fast food e, grazie ai nostri corsi di istruzione, riuscivano a scovare nei menu standard piatti sufficientemente coerenti con la dieta pro Zona.

Ovviamente il titolare della società fu entusiasta dei risultati e la maggior parte delle critiche dei suoi medici e consulenti cessarono. Ma a questo punto ci lanciò una nuova sfida: «Vediamo se siete in grado di replicare i risultati». Questa volta i medici selezionarono quelli che chiamo diabetici di tipo 2 «super», cioè pazienti sempre scelti tra quei

400 su cui la sperimentazione dei principi dietetici dell'ADA era fallita, ma sofferenti anche di altre patologie, quali insufficienza cardiaca congestizia, aterosclerosi avanzata eccetera (ecco perché li definisco «super»). Insomma, un gruppo di ammalati molto più gravi.

Per questi soggetti, modificammo leggermente la dieta, aumentando l'olio di pesce per fornire quantità addizionale di acidi grassi omega-3 (come l'EPA). L'organismo dei pazienti avrebbe così prodotto ancora più eicosanoidi buoni rispetto al gruppo precedente. In pratica un supplemento di 6 g di olio di pesce al giorno. Potrebbe sembrare parecchio, ma in realtà corrisponde solo a due cucchiaini d'olio di fegato di merluzzo, due terzi della dose che le nonne somministravano ai ragazzi di un paio di generazioni fa. I risultati di questa seconda sperimentazione sono riportati nella Tabella 8.2.

I risultati furono in sostanza identici a quelli del primo gruppo, con un grado di significatività statistica persino più alto. A questi pazienti misurammo inoltre i livelli di insulina a digiuno, l'indicatore fondamentale per verificare l'efficacia di qualunque strategia anti-invecchiamento, trovando che in sole sei settimane erano calati del 27%, una variazione superiore ma vicina a quella del rapporto trigliceridi/colesterolo HDL a digiuno. Ecco perché questo rapporto può essere utilizzato come indicatore indiretto dell'insulina a digiuno.

Effettuammo in seguito una terza sperimentazione (*Tabella 8.3*).

In base a questi risultati, è ragionevole concludere che la dieta pro Zona produce miglioramenti consistenti sui pazienti diabetici di tipo 2.

Parametro clinico	Inizio	Dopo 6 settimane	Variazione	Variazione percentuale	Significatività statistica
Insulina	30	22	– 8	–27	$p < 0{,}0001$
Glicemia	168	153	–15	– 9	$p < 0{,}02$
HgA_{1C}	7,8	7,3	– 0,5	– 6	$p < 0{,}0001$
Rapporto colesterolo totale/HDL	4,5	4,1	– 0,4	– 9	$p < 0{,}0001$
Rapporto trigliceridi totali/HDL	4,2	3,1	– 0,9	–21	$p < 0{,}0001$

Tabella 8.2 - Esperimento n. 2 ($n = 68$): aumento dell'olio di pesce.

Infatti la media dei risultati di tutte e tre le sperimentazioni ce ne offre un'indicazione molto significativa (*Tabella 8.4*).

I risultati della dieta pro Zona nel trattamento del diabete di tipo 2 sono evidenti, ma le implicazioni relative alla lotta contro la vecchiaia precoce sono ancora più profonde. Il fattore chiave è la normalizzazione dei livelli di glucosio nel sangue e la riduzione di quelli dell'insulina, ottenibili con un regime alimentare a forte restrizione calorica. Ma in questo caso l'abbiamo dimostrato su un campione veramente ideale, composto da individui che invecchiano precocemente. In sole sei settimane i loro indicatori di invecchiamento sono regrediti grazie a semplici aggiustamenti delle abitudini alimentari, e senza fame o malnutrizione.

Parametro clinico	Inizio	Dopo 6 settimane	Variazione	Variazione percentuale	Significatività statistica
Glicemia	166	143	–23	–14	$p < 0{,}0001$
HgA_{1C}	8,2	7,4	– 0,8	–10	$p < 0{,}0001$
Rapporto colesterolo totale/HDL	4,5	4,2	– 0,3	– 7	$p < 0{,}05$
Rapporto trigliceridi totali/HDL	4,7	3,3	– 1,4	–30	$p < 0{,}0005$

Tabella 8.3 - Esperimento n. 3 ($n = 38$): aumento dell'olio di pesce.

Parametro clinico	Variazione percentuale
Glicemia	–12,0 ± 1,5
HgA_{1C}	– 8,7 ± 1,3
Rapporto colesterolo totale/HDL	– 7,3 ± 0,8
Rapporto trigliceridi totali/HDL	–24,0 ± 3.0

Tabella 8.4 - Media dei tre esperimenti con i diabetici di tipo 2 ($n = 204$).

E se la dieta pro Zona fosse efficace solo per pazienti diabetici di tipo 2, ma non per le persone normali? Per trovare la risposta a questo interrogativo, avviammo una sperimentazione contemporaneamente sui medici dello staff, che non erano diabetici e avevano perciò livelli di glucosio normali. Se avessimo avuto ragione, la dieta pro Zona avrebbe dovuto mantenere entro livelli normali il glucosio, ma far scendere l'insulina, il cui esame è difficile e costoso. Per questo avevamo ottenuto dall'équipe medica il consenso di effettuarlo solo sul sottogruppo dei diabetici «super». Tuttavia, come ho già detto, il rapporto trigliceridi/HDL è un indicatore indiretto dei livelli di insulina, per cui l'efficacia della dieta pro Zona sulle persone normali sarebbe stata dimostrata se il glucosio fosse rimasto stabile e il rapporto trigliceridi/HDL fosse calato. È esattamente quanto trovammo (*Tabella 8.5*).

Nel secondo e nel terzo esperimento i risultati furono migliori perché somministrammo dosi più alte di EPA, che produsse l'effetto di quasi raddoppiare il miglioramento percentuale del rapporto trigliceridi/HDL. Come spiegherò meglio più avanti, i risultati di alcuni studi condotti dalla Harvard Medical School indicano nella riduzione di questo rapporto il più importante fattore di prevenzione degli attacchi cardiaci. Quindi nei soggetti normali il rischio di malattie cardiovascolari diminuì esattamente come nei diabetici di tipo 2 e inoltre migliorò il rapporto trigliceridi/HDL, un indicatore indiretto dell'insulina a digiuno, uno dei pilastri più importanti dell'invecchiamento.

Però, per confermare la scientificità dei risultati di uno studio, il fattore forse decisivo è che anche altri ricercatori arrivino indipendentemente alle medesime conclusioni. E successe anche questo: una ricerca pubblicata da studiosi svizzeri nel 1996 dimostrò che una dieta

Gruppo	TG/HDL iniziale	TG/HDL dopo 6 settimane	Variazione percentuale dopo 6 settimane	Significatività statistica
n. 1 ($n = 121$)	2,7	2,3	−15	$p < 0,05$
n. 2 ($n = 56$)	3,2	2,2	−31	$p < 0,005$
n. 3 ($n = 38$)	3,2	2,3	−28	$p < 0,01$

Tabella 8.5 - Esperimenti su pazienti non diabetici.

simile a quella pro Zona aveva prodotto un'analoga riduzione dell'insulina in individui sovrappeso. Poco dopo, nel 1998, anche un gruppo di ricercatori australiani riferì risultati praticamente identici ai nostri, dopo aver sperimentato un'altra dieta pro Zona sia su individui sovrappeso sia su diabetici di tipo 2. Rispetto al nostro protocollo, l'unica differenza fu che essi anticiparono di alcuni giorni le prime analisi del sangue. Riscontrarono così che in quattro giorni la dieta tipo pro Zona abbassava l'eccesso di insulina di quasi il 40%. I dati ottenuti da noi sui diabetici di tipo 2 che conducevano una vita normale (quelli che cenavano anche al fast food) sono un'ulteriore conferma di questo studio già pubblicato.

La dieta pro Zona dimostra clinicamente che la restrizione calorica produce sugli esseri umani molti dei benefici osservati in laboratorio sugli animali. I risultati sono stati riprodotti da altri ricercatori in diverse parti del mondo. È una strategia dietetica che si può adottare senza pericolo di patire la fame o rischiare la denutrizione. E tutti i gerontologi sono concordi nel riconoscere che riducendo le calorie si può rallentare il processo di invecchiamento.

Esistono altri «farmaci» naturali che, in aggiunta alla dieta pro Zona, possano essere utilizzati senza rischi per fermare l'invecchiamento?

La risposta è sì. Li vedremo nei prossimi due capitoli.

9

L'esercizio fisico: un altro «farmaco» per agire sugli ormoni

L'ESERCIZIO fisico allunga la vita? Sì e no. Se si è molto sedentari, qualunque tipo di attività fisica può allungare la vita, ma solo fino a un certo punto. Quanto esercizio bisogna fare per raggiungere questo tetto? Secondo i dati ottenuti da ricerche sperimentali effettuate ad Harvard, quanto basta per consumare circa 2000 calorie la settimana, cioè circa 300 calorie al giorno, indipendentemente dal tipo di esercizio fisico prescelto. Vediamo che cosa significa in termini concreti (*Tabella 9.1*).

Attività	Uomo medio	Donna media
Vogatore	24	32
Bicicletta	26	35
Nuoto	26	35
Cyclette	30	40
Jogging tranquillo	30	40
Camminare velocemente	35	47
Camminare lentamente	69	94

Tabella 9.1 - Minuti necessari per bruciare 300 calorie al giorno in funzione dell'esercizio.

Un paio di osservazioni sulla tabella. La prima è che gli uomini bruciano più calorie delle donne: pesano di più e quindi hanno una maggiore massa muscolare. La seconda è che probabilmente l'esercizio più conveniente per bruciare 300 calorie è semplicemente camminare di buon passo; non occorrono macchine speciali né bisogna andare in palestra, e inoltre non è noioso.

La tabella mostra che non è necessario fare grandi sforzi, giacché per la maggior parte delle persone una camminata di poco più di mezz'ora al giorno sarà più che sufficiente. Una semplice forma d'esercizio fisico come questa riduce per le donne il rischio di cancro al seno di quasi il 70%.

Per il suo effetto sui quattro pilastri dell'invecchiamento, una moderata attività fisica costituisce un «farmaco» di un'utilità veramente eccezionale. Primo, abbassa l'eccesso di glucosio nel sangue (sebbene il meccanismo non sia ancora chiaro). Secondo, abbassa anche l'eccesso di insulina, in quanto l'esercizio fisico comporta il consumo, anziché l'accumulo, dell'energia immagazzinata. E quando è moderato, la maggior parte dell'energia richiesta proviene dai grassi.

Se un po' di attività fisica fa bene, di più non farà meglio? Purtroppo no. Analizzando con attenzione la curva dell'aumento di longevità in funzione dell'esercizio, si scopre che questa, oltre le 2000 calorie la settimana, si appiattisce. In parte ciò succede perché, al crescere dell'intensità dell'esercizio, nell'organismo salgono i livelli di stress ossidativo, cioè vengono prodotti più radicali liberi, dal momento che i muscoli richiedono più ATP. Forse ci si sente più in forma, ma probabilmente non si vive più a lungo. Sembra quindi che l'aumento dei radicali liberi a livello molecolare controbilanci il miglioramento della forma, annullandone l'effetto sulla curva di aumento della longevità. Una seconda ragione è che più l'esercizio è intenso, maggiore è la produzione di cortisolo in risposta allo stress. Ne consegue che l'esercizio fisico ad alta intensità può rafforzare contemporaneamente due dei pilastri dell'invecchiamento: i radicali liberi e il cortisolo. Se l'obiettivo è la longevità, la migliore strategia è dunque un'attività fisica moderata.

Tuttavia alcuni dati indicano che un esercizio fisico intenso (specialmente l'allenamento con i pesi), anche se non allunga la vita, può però migliorare l'efficienza in età avanzata, soprattutto preservando la massa e il tono muscolare, da cui in vecchiaia dipende l'efficienza fisica. Così, benché un'attività fisica più intensa nel complesso non induca un aumento della longevità, riesce però a migliorare la qualità della vita. E che senso avrebbe un programma anti-invecchiamento che non migliorasse la qualità della vita? Ma allora, è possibile preservare la massa muscolare con un esercizio moderato? Sì, e in seguito vi spiegherò come.

I benefici del lavoro fisico contro l'invecchiamento si realizzano attraverso due differenti sistemi ormonali, su ognuno dei quali agisce uno specifico tipo di esercizio. Il primo sistema ormonale influisce direttamente su uno dei quattro pilastri dell'invecchiamento, l'eccesso di insulina. Questo viene ridotto soprattutto con un'attività di tipo aerobico, vale a dire quella svolta a un'intensità per la quale l'organismo riesce a rifornire i muscoli di tutto l'ossigeno necessario. Invecchiando la capacità aerobica diminuisce e quindi è necessario ridurre progressivamente l'intensità per assicurare ai muscoli un'alimentazione di ossigeno sufficiente al loro funzionamento. Più lavoriamo in modo aerobico, più abbassiamo il livello dell'insulina.

Mentre la normalizzazione dell'insulina aumenta la longevità, l'efficienza fisica è invece garantita dal mantenimento di un buon tono muscolare. La costruzione della massa muscolare si ottiene grazie agli altri ormoni che vengono influenzati dall'attività fisica: l'ormone dell'accrescimento (GH) e il testosterone, che sono stimolati dal lavoro anaerobico, ossia da qualsiasi esercizio la cui intensità sia abbastanza elevata da creare un debito d'ossigeno nelle cellule dei muscoli. In questo caso si accumula acido lattico, sottoprodotto della scissione del glucosio, che provoca una dolorosa sensazione di bruciore nei muscoli. È evidente allora che il lavoro aerobico è molto più gradevole, ma, come vedremo, va comunque associato a quello anaerobico.

Abbiamo dunque a disposizione due tipi di allenamento, che ci permettono di scegliere il sistema ormonale che vogliamo influenzare. Dato però che l'eccesso di insulina è uno dei quattro pilastri dell'invecchiamento, esaminiamolo per primo.

Abbiamo già visto che l'insulina è un ormone d'immagazzinamento che provvede allo stoccaggio delle calorie sotto forma di carburante utilizzabile in seguito. Per questa ragione elevati livelli di insulina inibiscono l'invio alle cellule muscolari dei carboidrati immagazzinati nel fegato (glicogeno) e nei tessuti adiposi (grasso). In queste condizioni, i muscoli esauriscono rapidamente le loro limitate scorte di carboidrati per produrre l'ATP addizionale richiesto dal lavoro fisico e, non potendo accedere alle scorte di carburante immagazzinate nel fegato o nei grassi, ben presto entrano in crisi.

Che cosa succede durante l'esercizio aerobico? All'inizio i muscoli, a causa della maggiore richiesta di energia, attingono dal sangue circa 30 volte più glucosio di quanto non facciano a riposo. Il processo di assorbimento del glucosio non è pilotato dall'insulina e finora il suo meccanismo non è stato ancora completamente chiarito: basti sapere che durante l'esercizio fisico viene semplicemente disattivato il complesso processo delle sofisticate interazioni tra recettori insulinici e proteine. In una situazione ideale, non appena i livelli di glucosio calano, il glucagone dovrebbe crescere, per ripristinare i livelli di glucosio nel sangue. Se anche l'aumento del glucagone non è sufficiente, entrano in gioco i sistemi ormonali di supporto, uno dei quali è l'aumento di secrezione di cortisolo nelle ghiandole surrenali. In presenza di picchi di stress istantanei (la classica situazione di «attacco o fuga»), le surrenali producono l'ormone adrenalina, mentre in condizioni di stress prolungato (come nel caso di un esercizio fisico intenso) predomina la secrezione di cortisolo. Ovviamente, quanto più il glucagone riesce da solo a mantenere i livelli di glucosio del sangue, tanto più tardi saranno chiamati in causa gli altri sistemi di supporto. Per questo l'attività aerobica a bassa intensità garantisce livelli di glucosio nel sangue sufficienti per il buon funzionamento del cervello, senza stimolare la secrezione di adrenalina o, peggio ancora, di cortisolo.

Quando invece si cerca di stimolare la secrezione di GH e testosterone con l'attività anaerobica, avvengono fenomeni differenti. Innanzi tutto, specialmente per il GH, il rilascio non avviene durante l'esercizio fisico, ma nei 15-30 minuti successivi. Più lo sforzo è intenso, maggiori sono le quantità di GH e testosterone rilasciate. Per questo motivo il sollevamento pesi e gli scatti ripetuti di breve corsa veloce sono gli esercizi più appropriati per sviluppare al massimo la massa muscolare.

Il rilascio di GH serve soprattutto a «riparare» le microlesioni che avvengono nei muscoli durante lo sforzo anaerobico: più questo è intenso, maggiore è il danno alle fibre muscolari, e il GH non si limita a ripararle, ma le sostituisce con fibre di maggiori dimensioni. L'allenamento con i pesi provoca anche un aumento del testosterone che contribuisce a formare nuova massa muscolare.

Purtroppo l'eccesso di insulina tende a inibire il rilascio del GH, indipendentemente dall'intensità dell'allenamento, e quindi tutti i benefici ormonali dello sforzo anaerobico rischiano di essere rapidamente annullati proprio da quelle bevande energetiche ad alto contenuto di carboidrati che molti sono soliti consumare al termine dell'attività fisica.

L'insidia del superallenamento è in agguato anche con il lavoro anaerobico, che provoca uno stress molto maggiore di quello aerobico. Dopo circa 45 minuti di sollevamento pesi, i livelli di cortisolo sono cresciuti al punto da mettere a rischio i vantaggi ormonali dell'allenamento. Inoltre prende avvio un calo del livello del testosterone, perché i precursori necessari a produrlo sono dirottati a fabbricare cortisolo per combattere lo stress fisico.

«Perché allenarsi con i pesi quando è possibile ottenere gli stessi benefici con iniezioni di GH?» si chiederà qualcuno. Ebbene, esistono accurate ricerche che dimostrano che in due gruppi di anziani, uno sottoposto a somministrazione di GH e l'altro di placebo, il miglioramento della forza è identico se entrambi i gruppi seguono lo stesso allenamento con i pesi. D'altra parte è risaputo che in età avanzata la forza può essere incrementata di quasi il 100% con il solo sollevamento pesi.

Sebbene l'esercizio fisico sia importante, da solo non è in grado di prolungare la vita quanto la dieta pro Zona, perché difficilmente è possibile allenarsi per più di un'ora al giorno, mentre si è sempre in grado di controllare l'alimentazione per 24 ore, distribuendo così i benefici ormonali su un intervallo maggiore. Sono convinto che al controllo dell'insulina vada applicata la regola dell'80-20: l'80% dell'effetto deve essere ottenuto per mezzo della dieta pro Zona e il 20% con l'esercizio fisico. In ogni caso, è necessario combinare i due strumenti, perché la loro associazione mette a disposizione un «farmaco» straordinariamente efficace per ridurre i livelli di insulina. D'altra parte, intensificare l'attività fisica per controbilanciare i danni di una dieta troppo ricca di carboidrati è una strategia perdente: primo, si consumano troppe calorie e aumenta la produzione di radicali liberi; secondo, l'aumento stesso di attività induce un'ulteriore crescita dei radicali liberi; in ultimo, sale anche la produzione di cortisolo, dato che nella dieta non sono presenti proteine sufficienti a stimolare il principale ormone di ripristino del glucosio nel sangue, cioè il glucagone.

Volendo invece ottenere i massimi vantaggi dell'abbinamento dieta-esercizio fisico, occorre sfruttare tre precise finestre di opportunità, durante le quali con l'alimentazione è possibile potenziare entrambi gli effetti ormonali indotti dall'attività fisica. La prima si apre tra 30 e 45 minuti prima dell'esercizio fisico. I muscoli non sono sollecitati e le richieste di glucosio dal sangue sono a livello minimo, una condizione che sarà presto alterata proprio dall'esercizio fisico. Il principale ormone di sostegno della glicemia durante l'attività è il glucagone, e questo è un momento eccellente per incrementarne i livelli. Dato che le proteine stimolano il rilascio di glucagone, è consigliabile ingerirne una piccola quantità (circa 7 g, equivalenti a 30 g di un alimento proteico magro) proprio da 30 a 45 minuti prima di iniziare l'attività fisica. Ma presto aumenteranno anche le richieste di glucosio dal sangue e quindi è bene aggiungere anche circa 9 g di carboidrati, purché siano a basso indice glicemico, in modo che entrino in circolo lentamente. Infine, per assicurarsi che i carboidrati siano assorbiti con sufficiente gradualità, in modo da non scatenare la produzione di insulina, occorre assumere una piccola quantità di grassi, non più di un paio di grammi. Questo ritocco ormonale (nient'altro che uno spuntino pro Zona) prima dell'allenamento contiene circa 100 calorie: non tali da far consumare troppe energie o sottrarre sangue ai muscoli per digerire, ma sufficienti per avviare, con un corretto equilibrio di macronutrienti, la correzione dell'ambiente ormonale ancora prima di iniziare l'esercizio fisico.

La seconda finestra di opportunità si apre alla fine dell'attività fisica. I livelli di insulina, che durante lo sforzo erano depressi (salvo che non si sia bevuta qualcuna di quelle temibili bevande «energetiche» piene di carboidrati...) inizieranno a risalire fino a riprendere i livelli normali. Se l'esercizio effettuato è stato di tipo anaerobico, l'aumento dell'insulina rallenterà il rilascio del GH. Per controllare l'insulina, è perciò consigliabile un altro spuntino pro Zona, in modo da predisporre l'ambiente più favorevole al massimo rilascio di GH, che avviene tra 15 e 30 minuti dopo il termine dell'esercizio anaerobico.

La terza buona opportunità si presenta 2 ore dopo il termine di un esercizio fisico di qualunque natura. L'insulina è ormai vicina al livello normale: ecco il momento migliore per un vero e proprio pasto pro Zona, che garantisce la disponibilità delle proteine e dei carboidrati necessari a ripristinare le condizioni ottimali delle cellule muscolari. È scientificamente dimostrato che assumendo contemporaneamente proteine e carboidrati il rifornimento di glicogeno muscolare avviene in modo più rapido e completo rispetto a quando i carboidrati vengono assunti da soli. Per il maschio medio ciò significa consumare circa

30 g di proteine (120 di alimento proteico a scarso contenuto di grassi) e 40 g di carboidrati a basso indice glicemico, combinato con circa 6 g di grassi. Oltre questa quantità, le proteine non potranno essere utilizzate dall'organismo e saranno convertite in adipe, mentre ulteriori carboidrati provocheranno un picco di insulina. I grassi servono per rallentare l'entrata in circolo dei carboidrati, in modo da moderare la risposta insulinica.

L'esercizio fisico moderato è quindi un altro farmaco efficace per ridurre l'effetto di due dei quattro pilastri dell'invecchiamento: l'eccesso di insulina e quello del glucosio nel sangue. Combinato con l'alimentazione pro Zona forma una strategia eccezionalmente potente per combattere tutti e quattro i pilastri dell'invecchiamento e regolare il sistema ormonale. Nel prossimo capitolo esamineremo un altro strumento utile per ridurre il cortisolo. Per aumentare la longevità non ha altrettanta efficacia quanto la dieta pro Zona o l'esercizio moderato, ma lo si utilizza con successo da migliaia di anni: si chiama meditazione, ed è la chiave per la longevità del cervello.

[illegible] con [illegible]
[illegible]
[illegible]
[illegible]
[illegible]

[illegible] dei quattro pilastri [illegible]
[illegible]
[illegible]
[illegible]
[illegible]
[illegible]
[illegible]
[illegible]
[illegible]

10

Il cervello: il nostro tesoro più prezioso

A CHE giova un'efficace strategia anti-età, se poi la mente decade prima del corpo? Quando si invecchia, la paura più giustificata è quella di perdere le facoltà mentali. L'invecchiamento impone un pesante pedaggio al cervello: almeno il 50% delle persone di oltre 85 anni soffrono di qualche problema di deterioramento cerebrale.

Il cervello raggiunge il suo massimo peso all'età di vent'anni e a novanta può arrivare a perdere il 10% della propria massa. Contiene oltre 100 miliardi di cellule nervose, oltre a miliardi di altre cellule, come quelle gliali, destinate, per così dire, a varie attività di manutenzione. Stimando a 100.000 al giorno la perdita di cellule nervose, a cinquant'anni se ne sono già perdute due miliardi, oltre il 40% delle quali appartenevano alla neocorteccia, dove si concentrano le facoltà logiche del pensiero. I quattro pilastri che accelerano l'invecchiamento dell'organismo non risparmiano il cervello, che anzi è l'organo più vulnerabile. Ho già mostrato che la dieta pro Zona è il «farmaco» fondamentale per combattere ognuno dei quattro pilastri e che un moderato esercizio fisico è efficace contro due di essi (eccesso di insulina e di glucosio). Ma esiste qualche farmaco specifico che prolunghi la longevità del cervello? Prima di rispondere, diamo un'occhiata ai meccanismi di funzionamento di questo organo fondamentale.

Il cervello è il centro di raccolta ed elaborazione di tutte le informazioni dell'organismo. La maggior parte delle funzioni «automatiche» è effettuata dal sistema limbico, il nucleo più primitivo, del quale fanno parte anche l'ipotalamo e l'ippocampo. L'ipotalamo invia all'ipofisi i fattori di rilascio che innescano le varie reazioni a catena ormonali, ma lo fa solo dopo che l'ippocampo ha integrato informazioni sufficienti a segnalargli di agire. Ecco perché le risposte ormonali che abbiamo analizzato sono state conservate nel corso dell'evoluzione. C'è però una caratteristica che distingue l'uomo dagli altri animali: la capacità di ragionare. La gran paura di invecchiare è dovuta soprattutto al timore di perdere questa facoltà.

Il pensiero scaturisce dalla combinazione di due fattori: la capacità logica, che risiede nella corteccia cerebrale e la memoria, situata principalmente nell'ippocampo. Quando bisogna ricordare qualcosa e agire di conseguenza, o mettere a confronto una nuova informazione con quelle già immagazzinate per prendere decisioni adeguate, entrano in funzione parti diverse del cervello. La decisione finale è presa dalla corteccia, ma le informazioni necessarie sono presenti nell'ippocampo, conservate in due modi: la memoria dei fatti recenti è in un primo tempo sistemata in una specie di deposito temporaneo e, se poi successivamente rafforzata, viene trasformata in memoria a lungo termine. Come dirò più avanti, la maggior parte di questo processo di rinforzo è opera di un proto-ormone, chiamato *ossido nitrico*. Se la memoria a breve termine non viene fissata in quella di lungo termine, è persa per sempre.

Il primo segno di cedimento del cervello è il cattivo funzionamento della conversione della memoria da breve a lungo termine. Si comincia a dimenticare avvenimenti recenti («dove ho messo le chiavi?»), mentre si continuano a ricordare con chiarezza fatti remoti. Che ciò dipenda da collegamenti neuronali non ben rafforzati per la carenza di ossido nitrico, oppure che addirittura siano andati in necrosi i neuroni, poco importa: il fatto è che il processo di registrazione nella memoria si sta degradando. I neuroni sono molto sensibili alle condizioni dell'ambiente che li circonda, sicché il principale strumento per prevenirne la degradazione è il controllo di questo ambiente.

Prima di tutto, il cervello ha bisogno di glucosio per sopravvivere. Anche se non costituisce più del 2% della massa corporea, il cervello assorbe il 25% del flusso sanguigno. La cosiddetta barriera emato-encefalica, composta prevalentemente da cellule endoteliali, filtra questo sangue e separa il cervello dal resto del sistema circolatorio. È molto efficace nel bloccare le sostanze nocive ma se, per qualunque motivo, non riesce a intercettare molecole estranee e queste filtrano nel cervello, si scatena un'immediata reazione immunologica e i neuroni si trovano in mezzo a un fuoco incrociato. Il glucosio è ovviamente libero di attraversarla e ciò è indispensabile per mantenere livelli adeguati di ATP nei mitocondri delle cellule cerebrali che producono costantemente i neurotrasmettitori eccitatori (come il glutammato e l'aspartato) per immagazzinarli nelle circostanti cellule gliali. Se si verifica una carenza di glucosio, esse non possono più recuperare questi neurotrasmettitori, che quindi permangono più a lungo nelle giunzioni sinaptiche (i giunti di collegamento fra i neuroni), continuando a eccitare il neurone. Ciò può portare alla sua distruzione, attraverso una serie di reazioni che si scatenano a causa di un apporto eccessivo di calcio alle terminazioni nervose. In sostanza la porta d'accesso al neurone rimane sempre aperta e, se non viene bloccata recuperando rapidamente questi neurotrasmettitori eccitatori dalla giunzione sinaptica (che è compito delle cellule gliali), esso muore. Come avviene per i muscoli cardiaci dopo un infarto, i neuroni non possono più essere rimpiazzati.

La mancanza di glucosio non è l'unico evento che può uccidere le cellule nervose: un eccesso di glucosio ha lo stesso effetto. Ne abbiamo già parlato: i recettori per il glucosio nel nucleo ventromediale (VMN) dell'ipotalamo sono estremamente sensibili ai livelli di zucchero e muoiono se la sua quantità nel cervello è eccessiva. Data l'importanza del glucosio nel sangue, è sorprendente che madre natura non abbia sviluppato un meccanismo speciale, basato sull'insulina o sui suoi recettori, per regolarne l'accesso al cervello. Non esistendo quindi un recettore specifico che ne controlli l'ingresso nel cervello, il solo modo che abbiamo a disposizione per prevenire i danni irreparabili provocati dalla mancanza o dall'eccesso di glucosio consiste nel mantenerne stabile il livello di là dalla barriera emato-encefalica, cioè in tutta la circolazione sanguigna. Si spiega così perché in 40 milioni d'anni l'evoluzione ha prodotto i complessi sistemi di controllo ormonale volti a controllare i livelli del glucosio, il più importante dei quali è ovviamente l'asse insulina-glucagone. L'insulina indirizza i nutrienti nelle cellule, riducendo i livelli di glucosio del sangue. Ottimo risultato per il corpo, ma non per il cervello. Il glucagone ripristina i livelli di glucosio del sangue. Ottimo risultato per il cervello. Tuttavia, se il glucagone non lavora bene (il che è probabile, se si segue una dieta ad alto contenuto di carboidrati), scatta l'allarme e il cervello chiama in azione altri sistemi ormonali di supporto, tra cui il principale è il cortisolo. Il sistema funziona, ma l'eccesso di cortisolo è forse il nemico più letale del cervello.

Così come nel cervello ci sono neuroni sensibili al glucosio, ce ne sono altri che segnalano l'eccesso di cortisolo. Sono presenti soprattutto nell'ippocampo e in presenza di cortisolo possono essere facilmente danneggiati, se non addirittura distrutti. Al danno si aggiunge poi la beffa: il cortisolo riduce anche l'afflusso di glucosio ai neuroni dell'ippocampo ancora funzionanti, diminuendo la loro efficacia.

La perdita di questi neuroni ippocampali rende anche più difficile la trasformazione della memoria da breve a lungo termine. Il richiamo di ricordi lontani nel tempo è garantito da un processo che richiede un neurotrasmettitore eccitatore, il glutammato. Sfortunatamente l'eccesso di cortisolo inibisce la captazione di questo neurotrasmettitore da parte delle cellule gliali tutte attorno alle giunzioni sinaptiche, e qui il glutammato finisce così per salire troppo. Come succede quando le cellule gliali non producono più ATP a sufficienza, il glutammato distrugge i neuroni sovreccitandoli con un eccessivo flusso di calcio. Così, se da un lato il cortisolo apporta un beneficio immediato, migliorando il trasporto di glucosio al cervello per prevenire la distruzione dei neuroni, dall'altro quando è in quantità eccessiva provoca alla lunga la loro morte. In entrambi i casi, i neuroni non hanno scampo.

L'altra sostanza indispensabile alla sopravvivenza del cervello è l'ossigeno. Senza un adeguato flusso sanguigno, oltre al glucosio, viene a mancare l'ossigeno. L'insulina in eccesso non solo aumenta il rischio cardiovascolare, ma anche quello di ictus, a causa dei danni che arreca agli eicosanoidi che controllano la circolazione cerebrale. Per questa ragione per i diabetici di tipo 2 la probabilità sia di attacchi cardiaci sia di ictus è da due a quattro volte più alta della norma. Riducendo i livelli di insulina si ottiene un aumento di eicosanoidi buoni, che favoriscono l'afflusso del sangue, diminuendo le probabilità di blocco delle arterie cerebrali. Parte della perdita di memoria che si verifica con l'invecchiamento dipende dall'effetto sommato di «mini-ictus», chiamati attacchi ischemici transitori. Nessuno di essi è sufficiente a causare la perdita totale delle funzionalità cerebrali, ma ogni volta muoiono neuroni e con il tempo il danno accumulato può diventare serio quanto quello di un ictus grave.

Quando si invecchia, lo spettro più temuto è naturalmente il morbo di Alzheimer. Persino il cancro fa meno paura, perché almeno lascia qualche speranza. L'aspetto più devastante del morbo di Alzheimer è la perdita di ogni traccia di dignità. La malattia è provocata dall'accumulo di placche di proteine amiloidi e si ritiene che sia la loro glicosilazione ad accelerarne l'accumulo e la precipitazione.

Il cervello è poi molto vulnerabile all'attacco dei radicali liberi. Il 50% della sua massa è composta di lipidi, un terzo dei quali sono acidi grassi essenziali polinsaturi, i bersagli più ambiti dei radicali liberi. Qualsiasi strategia che riduca la formazione di radicali liberi migliora l'equilibrio degli eicosanoidi, con grandi vantaggi per la longevità del cervello.

Che vada in necrosi per insufficienza di glucosio, eccesso di cortisolo, mancanza d'ossigenazione, morbo d'Alzheimer o attacco di radicali liberi, un neurone morto è morto per sempre. Quando il numero di neuroni degradati diventa consistente, il cervello imbocca una china assai pericolosa e, inesorabilmente, s'innesca una spirale discendente. Il segreto della longevità del cervello è dunque di mantenere vitali i neuroni il più a lungo possibile. Questo è uno dei grandi problemi della lotta contro l'invecchiamento.

E qui entra in scena la dieta pro Zona, studiata per mantenere il livello dell'insulina all'interno di una zona precisa, con un effetto stabilizzante per i livelli di glucosio del sangue. Poiché fornisce proteine in piccole quantità, distribuite durante tutta la giornata, riesce anche a mantenere adeguati i livelli di glucagone, garantendone l'equilibrio con l'insulina ed evitando un'eccessiva secrezione di cortisolo. Infine la dieta pro Zona, essendo anche un regime alimentare a restrizione calorica, minimizza la produzione di radicali liberi. È stato dimostrato chiaramente che i topi sottoposti a una dieta a restrizione calorica subiscono danni significativamente più bassi al DNA cerebrale, mentre nel loro cervello aumentano i livelli degli enzimi antiossidanti che altrimenti con l'età normalmente calerebbero.

Tuttavia, la ragione principale per cui la dieta pro Zona costituisce la migliore protezione contro l'invecchiamento del cervello è la sua capacità di influire sui livelli degli eicosanoidi. Con l'aumento degli eicosanoidi buoni (per esempio i vasodilatatori) e la riduzione di quelli cattivi (per esempio i vasocostrittori), le arterie cerebrali trasportano più ossigeno al cervello, minimizzando così il rischio di attacchi ischemici transitori. Non solo: anche la captazione e il rilascio dei neurotrasmettitori cerebrali sono collegati ai livelli di eicosanoidi.

Adottare la dieta pro Zona è l'unica misura da prendere per assicurarsi la massima funzionalità cerebrale in età avanzata? No, è la più importante, ma ci sono altri due elementi che svolgono un ruolo essenziale. Il primo è l'attività fisica che, come abbiamo già visto, riduce i livelli di insulina: combinando un serio e moderato programma di esercizio fisico con la dieta pro Zona si viene a disporre di uno strumento straordinariamente efficace. Ne esiste però anche un altro, conosciuto da migliaia di anni, ma che solo oggi si è iniziato a comprendere a fondo: la riduzione dello stress per mezzo della meditazione.

Meditare non significa solo sedersi o sdraiarsi, rilassarsi e pensare a cose piacevoli, o sognare a occhi aperti. La meditazione può essere utilizzata anche a un preciso fine fisiologico: controllare il livello del cortisolo, un fattore fondamentale per la longevità del cervello. Sono assolutamente d'accordo che la meditazione volta al raggiungimento di alti obiettivi spirituali ha ben altro valore morale, ma richiede un impegno molto più profondo. Noi, in questo contesto, più semplicemente, vogliamo utilizzare la meditazione come un altro strumento nella nostra lotta contro l'invecchiamento. Il nostro è dunque un approccio eminentemente pratico, all'occidentale, mirato a un obiettivo preciso. In sostanza, è una meditazione pratica.

Herbert Benson, un cardiologo della Harvard Medical School, ha svolto lunghe ricerche per liberare questa disciplina mentale dall'aura di mistero ed esclusività che l'ha sempre circondata. La pratica della meditazione non è una tecnica esclusivamente mistica accessibile solo a uno scelto manipolo di guru, ma una sequenza precisa di azioni, come Benson ha evidenziato nei suoi numerosi lavori sulla fisiologia di questa attività del pensiero. Esistono elementi comuni che si ritrovano lungo tutta la storia conosciuta di questa pratica: la cantilenante, ossessiva, ripetizione di una parola o di una frase, la focalizzazione su un'azione fisiologica (come la respirazione) e lo sforzo di concentrarsi su una parola, frase o funzione fisiologica ogni volta che i pensieri iniziano a vagabondare. In pratica si cerca di tenere la mente sgombra.

Vi voglio fornire alcune semplici indicazioni sulle tecniche della meditazione pratica: cercate un posto tranquillo dove possiate sedervi comodamente, chiudete gli occhi e ripetete continuamente una parola o una breve frase. Contemporaneamente concentrate la vostra attenzione sulla respirazione, ed espandete lentamente addome e torace mentre inalate. Così facendo, in pratica si evita che pensieri casuali affiorino nella coscienza. Se compaiono, concentratevi nuovamente sulla ripetizione della parola e sulla respirazione, finché i pensieri intrusi non scompaiono. Fatelo per 20 minuti al giorno. Tutto qui.

La meditazione (anche quella pratica) richiede un po' di allenamento, proprio come la dieta e l'esercizio fisico ma, quando si è imparato, si riescono a ottenere significativi effetti fisiologici legati alla riduzione dei livelli di cortisolo, quali la riduzione della pressione arteriosa e della frequenza cardiaca, oltre a un miglioramento del sistema immunitario. Ma, un momento: non sono, queste, variazioni collegate anche al miglioramento dell'equilibrio degli eicosanoidi? Certo, e ciò non dovrebbe sorprendere, dato che il cortisolo è proprio un potente inibitore della produzione di eicosanoidi e quindi il suo calo favorisce la sintesi degli eicosanoidi.

Praticando la meditazione per 20 minuti al giorno si ha a disposizione un altro farmaco sicuro contro l'eccesso di cortisolo. È una tecnica semplice che aiuta a modificare la risposta ormonale, e così facendo migliora anche la longevità del cervello. Solo se lo desiderate, quando sarete diventati più abili, varrà la pena di imparare a utilizzare la meditazione per scopi spirituali più elevati e per sentirvi perfettamente in armonia con l'universo intero.

Gli stessi tre «farmaci» (dieta pro Zona, esercizio fisico moderato e meditazione pratica) che possono influire sui pilastri dell'invecchiamento del corpo, sono dunque anche in grado di migliorare il funzionamento cerebrale. Sarà l'abilità nell'utilizzarli a determinare se il vostro cervello supererà il corpo nella battaglia contro l'età. Se vincerà la mente, ne sarà valsa la pena. Se vincerà il corpo, il vantaggio di invecchiare più lentamente sarà ben poca cosa senza la lucidità di coscienza necessaria a poterlo apprezzare.

Il metodo corretto di utilizzare congiuntamente questi tre farmaci è la chiave che apre l'accesso allo «stile di vita pro Zona anti-invecchiamento».

11

Lo stile di vita anti-invecchiamento pro Zona: la piramide della cura di se stessi

IL tentativo, portato avanti negli ultimi anni, di persuadere le persone a cambiare stile di vita per prevenire le malattie non ha funzionato. Basta guardarsi intorno e chiedersi se la gente sia più sana oggi di 15 anni fa. D'altra parte è uno sforzo che obiettivamente non ha grandi probabilità di successo, perché quasi tutti sono convinti che, alla fine, una pillola o un intervento chirurgico li potrà rimettere in sesto: il marketing delle case farmaceutiche ha liberato le persone dal fastidio di farsi carico della propria salute. O, almeno, glielo ha fatto credere.

Ma se si riuscisse a convincere la gente che modificando stile di vita diventerebbe possibile fermare l'invecchiamento, sono sicuro che i più cambierebbero opinione.

L'arma per sconfiggere l'avanzare degli anni non può risiedere in una capsula medicinale ben confezionata: l'invecchiamento può essere arrestato solo inserendo nelle attività quotidiane gli elementi di base di un efficace controllo ormonale. Ma quali interventi dobbiamo porre in atto per ottenere un risultato così miracoloso? Bisogna adottare la restrizione calorica, per mezzo della dieta pro Zona, unita a una moderata attività fisica e a una riduzione dello stress attraverso la meditazione. Agli effetti dell'azione anti-invecchiamento, questi mezzi non sono ugualmente potenti, come mostra graficamente la piramide rappresentata nella Figura 11.1.

La base della piramide è costituita dall'elemento di gran lunga più importante, la dieta a restrizione calorica, in particolare quella pro Zona: è l'unico approccio che si è dimostrato sperimentalmente efficace nel combattere i sintomi dell'invecchiamento. È un fatto accetta-

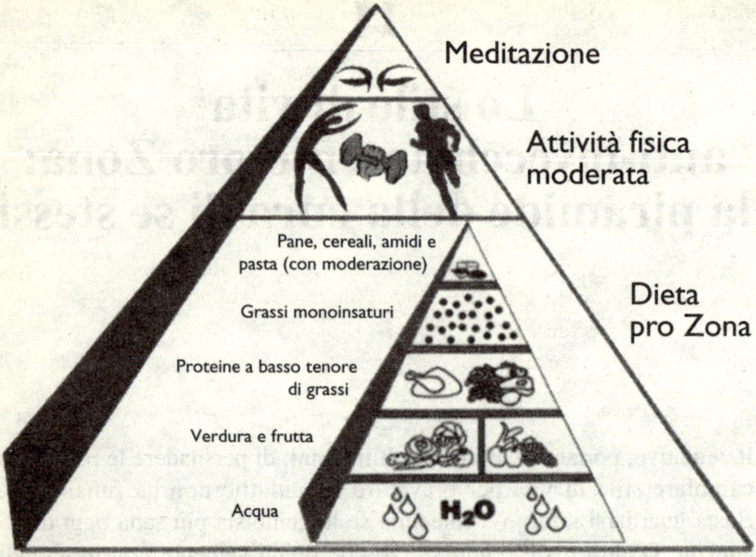

Figura 11.1 - La piramide dello stile di vita pro Zona.

to da tutti. La dieta pro Zona non è altro che una versione scientificamente equilibrata del regime alimentare a restrizione, che apporta benefici ormonali molto più pronunciati delle diete classiche. Rinunciando a seguirla, sarà molto difficile fare grandi progressi contro l'inesorabile avanzare degli anni.

La sezione mediana della piramide è costituita da un moderato esercizio fisico. Il rapporto tra attività fisica e longevità è più controverso. Da un lato è chiaro che la sedentarietà accelera l'invecchiamento, ma dall'altro è assodato che gli sforzi intensi provocano la formazione di radicali liberi e fanno crescere i livelli di cortisolo, favorendo quindi due dei pilastri dell'invecchiamento. La soluzione corretta è allora un esercizio fisico moderato ma costante. Ma come si deduce dal peso relativo di ogni sezione della piramide, anche il miglior programma d'allenamento fisico può essere vanificato se viene accompagnato da una cattiva alimentazione.

Al vertice della piramide troviamo infine la riduzione dello stress, attuata soprattutto attraverso la pratica della meditazione. Essa può avere potenti effetti ormonali ma, purtroppo, per ora non sono disponibili dati certi del suo effetto sulla longevità in generale e inoltre agisce solo su uno dei pilastri dell'invecchiamento, l'eccesso di cortisolo. Ciò nonostante, è comunque plausibile credere che la riduzione dello stress non possa che giovare alla salute del cervello; bisogna comunque tener presente, come nel caso dell'esercizio fisico, che i benefici della meditazione possono essere annullati da una dieta ormonalmente scorretta.

Qualora si decidesse di adottare uno solo dei tre componenti della piramide, è evidente che, a parità d'impegno, il più conveniente è la dieta pro Zona, mentre il più blando è la meditazione. Ma è molto più opportuno impegnarsi su tutti e tre i fronti contemporaneamente, per disporre di un vero e proprio piano di battaglia contro l'invecchiamento, costituito da regole semplici e precise da seguire rigorosamente per tutta la vita. Non c'è scampo, con l'invecchiamento: se non rallenta, accelera. Ogni giorno, a ogni pasto, occorre domandarsi: oggi, con il mio comportamento, ho allontanato di un po' la vecchiaia, o l'ho avvicinata? E ogni volta la risposta vi gratificherà (o vi preoccuperà) parecchio.

Dal punto di vista pratico, che impegno richiede condurre uno stile di vita pro Zona anti-invecchiamento? Innanzitutto, seguire una dieta pro Zona comporta una modesta pianificazione: è necessario verificare che ogni pasto contenga sufficienti quantitativi di proteine magre, abbondanza di verdure e una moderata quantità di frutta. Se si scelgono frutti e verdure freschi, che non possono essere conservati a lungo, bisognerà prevedere di fare la spesa almeno due o tre volte alla settimana. Se invece si hanno problemi di tempo, le nuove tecnologie della surgelazione offrono oggi prodotti dal gusto sicuramente migliore di una volta e una varietà senza precedenti di verdure già pronte per l'uso. Tutto ciò consente di combinare rapidamente pasti e spuntini pro Zona con grande flessibilità. In alternativa, si può preparare nel week-end una settimana di pasti, surgelarli e scaldarli al momento dell'uso in un forno a microonde. I segreti della dieta pro Zona sono, primo, mangiare tutto ciò che è prescritto e, secondo, non lasciare mai passare più di cinque ore senza mangiare, pasto o spuntino che sia. Ripeto, è come una medicina: bisogna essere costanti e precisi nel rispettare dosi e orari.

La dieta pro Zona è così potente perché attacca simultaneamente tutti e quattro i pilastri dell'invecchiamento: riduce le calorie, e quindi limita l'eccesso di radicali liberi; regola il glucosio, poiché non è troppo ricca di carboidrati, ed evita così anche l'eccesso di insulina; e infine allontana il rischio di produrre troppo cortisolo (a ogni pasto fornisce proteine sufficienti a stimolare la produzione di glucagone e l'organismo non deve quindi ricorrere al cortisolo). Ecco le ragioni per cui la dieta pro Zona costituisce la base della piramide di uno stile di vita anti-invecchiamento.

La seconda sezione della piramide è formata da un moderato esercizio fisico, che consente di influire su più sistemi ormonali. Per ridurre l'insulina, occorre inserire nel programma 30 minuti al giorno di attività aerobica (una delle migliori è una camminata a passo spedito). Inoltre, per stimolare il rilascio di GH e di testosterone, è bene impegnarsi per 5 o 10 minuti al giorno in un esercizio di rafforzamento muscolare.

La maggior parte della gente non gradisce il lavoro di rafforzamento, l'unica attività fisica che permette però di costruire una massa muscolare che garantisca un futuro di buona funzionalità. Per la parte superiore del corpo, i migliori esercizi sono le flessioni sulle braccia (molti li chiamano *push-ups*), che si eseguono orizzontali sul pavimento, stando sulla punta dei piedi, ma molti si spaventano al pensiero di un esercizio così faticoso. Se non vi sentite molto in forma, potete iniziare l'allenamento anaerobico quotidiano facendoli contro il muro: assumete una posizione eretta a 60-90 cm di distanza da una parete e allungate le braccia fino ad appoggiare le palme delle mani sulla parete, mantenendole all'altezza delle spalle. Ora, piegando e stendendo le braccia, avvicinate e allontanate ritmicamente il petto dal muro. È tutto: eseguite 15 esercizi per tre volte, riposandovi un minuto tra una serie e l'altra.

Se ci riuscite con facilità (o quando ci sarete riusciti), potete passare gradualmente a un esercizio leggermente più impegnativo: posizionatevi a 60-90 cm da un tavolo e appoggiate le mani sul bordo a braccia distese. Piegando le braccia, avvicinate il busto fino al piano del tavolo (torace e gambe in linea) e poi, stendendo le braccia, ritornate alla posizione di partenza. Anche qui la distanza precisa è quella alla quale, avvicinando le spalle al tavolo, esse sono all'altezza delle mani. Di nuovo tre serie di 10-15 esercizi, intervallandole con un minuto di recupero.

Acquisita la giusta padronanza, si può passare alla fase successiva, quella dei *knee push-ups*. Inginocchiatevi sul pavimento e chinatevi con le braccia distese fino ad appoggiare le mani a terra. Piegando le braccia, abbassate il torace fino ad appoggiare le spalle sulle mani, poi distendete le braccia tornando nella posizione di partenza. Solo quando sarete in grado di eseguire senza sforzo eccessivo tre serie di 10-15 esercizi con un minuto di recupero, sarete pronti per i temutissimi push-up orizzontali, in cui toccherete terra solo con le dita dei piedi e, gambe e torace in linea, stenderete e piegherete alternativamente le braccia, sempre facendo in modo che le spalle, quando il torace si avvicina a terra, si appoggino sulle mani.

Quando riuscirete a eseguire tre serie di 10-15 di questi push-up avrete due possibilità: rendere ancora più difficile l'esercizio (mani a terra e punta dei piedi più in alto del pavimento, per esempio su una sedia), oppure aumentare il numero degli esercizi per ogni serie. Delle due, la seconda è la possibilità più semplice e probabilmente più sicura. Non siate delusi se vi accorgerete che la vostra attuale forma fisica vi costringe a iniziare con gli esercizi più semplici: significa solo che avete un maggiore potenziale di miglioramento.

Il miglior esercizio per sviluppare la forza della parte inferiore del corpo è invece l'accosciata (sedersi e rialzarsi), che molti ormai però chiamano *squat*. Fate come con le flessioni: procedete gradualmente, in funzione delle vostre condizioni di forma correnti. Inizialmente prendete una sedia dotata di braccioli, ponetevi semplicemente in piedi di fronte a essa e abbassatevi lentamente fino all'altezza del sedile; poi, appoggiandovi ai braccioli, tornate in posizione eretta. Eseguite tre serie di 10-15 esercizi, intervallate da un minuto di riposo.

Il livello successivo consiste nello stesso esercizio, ma senza usare i braccioli per aiutarvi nel sollevamento (tenendo però per sicurezza le braccia pronte a intervenire in caso di necessità). L'obiettivo è il solito: tre serie di 10-15 esercizi.

Per l'esercizio più avanzato utilizzerete ancora la sedia, ma con le braccia incrociate sul petto mentre eseguite lo squat. E, come nel caso delle flessioni, quando sarete in grado di eseguire 15 esercizi di seguito senza troppo sforzo, non avrete che da aumentarne il numero.

Questo programma di lavoro di rafforzamento richiede meno di 10 minuti e, scegliendo il livello adatto alle condizioni di forma individuali, dovrebbe essere eseguito ogni giorno. Non richiede alcuna attrezzatura e può essere fatto a casa, o in qualunque altro luogo. Non esistono valide scuse per non inserirlo nel programma anti-invecchiamento.

L'attività fisica che ho descritto (passeggiare a buon passo ed eseguire semplici esercizi di rafforzamento) dovrebbe costituire il cuore di un programma di esercizio fisico moderato, ma nulla vieta di aggiungere qualcos'altro. L'intensità del lavoro aerobico può essere incrementata camminando in salita, oppure rinunciando all'ascensore e facendo qualche piano a piedi. Si può investire qualche soldo in un vogatore, o una cyclette, o addirittura un *tapis roulant*, aumentando l'intensità e accorciando un po' la durata dell'esercizio aerobico (l'importante è che la spesa energetica sia mantenuta intorno alle 300 calorie quotidiane). Volendo potenziare il lavoro di rafforzamento, si può ricorrere ai manubri: occupano poco spazio, è possibile variarne il peso e permettono un'ampia scelta di esercizi. Però, quale che sia l'esercizio addizionale di rafforzamento prescelto, non deve mai durare più di 45 minuti, perché oltre quel limite il cortisolo prende a salire, il testosterone a calare e il processo di invecchiamento incomincia ad accelerare.

Giacché la forza muscolare è uno degli elementi più importanti per conservare un'adeguata efficienza fisica, è opportuno avere la possibilità di misurarla, in modo da poterne valutare i miglioramenti.

Per determinare la forza della parte superiore del corpo, si utilizzano per gli uomini i push-up normali (*Tabella 11.1*) e per le donne quelli sulle ginocchia (*Tabella 11.2*). Cercate solo di non inarcare la schiena e di toccare sempre il pavimento con il petto e non con il mento. Nessuno vi sta a guardare, non è il caso di barare.

Non abbattetevi se ottenete un punteggio basso, è così per la maggior parte delle persone: il diciottenne medio difficilmente arriva a 10 flessioni consecutive. Con un allenamento costante la forza aumenterà sicuramente.

	Età				
	20-29	30-39	40-49	50-59	> 60
Eccellente	> 55	> 45	> 40	> 35	> 30
Buono	45-54	35-44	30-39	25-34	20-29
Medio	35-44	25-34	20-29	15-24	10-19
Scarso	20-34	15-24	12-19	8-14	5-9
Basso	0-19	0-14	0-11	0-7	0-4

Tabella 11.1 - Forza della parte superiore: numero di push-up (uomini).

	Età				
	20-29	30-39	40-49	50-59	> 60
Eccellente	> 49	> 40	> 35	> 30	> 20
Buono	34-48	25-39	20-34	15-29	5-19
medio	17-33	12-24	8-9	6-14	3-4
Scarso	6-16	4-11	3-7	2-5	1-2
Basso	0-5	0-3	0-2	0-1	0

Tabella 11.2 - Forza della parte superiore: numero di knee push-up (donne).

La forza degli arti inferiori è misurata invece in base al numero di squat che si riescono a eseguire con un piccolo sovraccarico, utilizzando una sedia. Gli uomini dovranno tenere in ogni mano un manubrio da 7 kg (per un totale di 14 kg) e le donne da 4,5 kg (9 kg in tutto). A gambe leggermente divaricate scendete fino a toccare la sedia e quindi rialzatevi nella posizione iniziale. Ripetete l'esercizio quante più volte possibile e verificate poi sulla tabella il vostro livello di forza (*Tabelle 11.3* e *11.4*).

Il programma deve prevedere infine esercizi di flessibilità articolare. Calcolando 5 minuti di riscaldamento iniziale, 10 di stretching o di posizioni yoga e 5 di defaticamento finale, questi esercizi, che biso-

	Età				
	20-29	30-39	40-49	50-59	> 60
Eccellente	> 55	> 45	> 40	> 35	> 30
Buono	45-54	35-44	30-39	25-34	20-29
medio	35-44	25-34	20-29	15-24	10-19
Scarso	20-34	15-24	12-19	8-14	5-9
Basso	0-19	0-14	0-11	0-7	0-4

Tabella 11.3 - Forza della parte inferiore: squat con 14 kg (uomini).

	Età				
	20-29	30-39	40-49	50-59	> 60
Eccellente	> 49	> 40	> 35	> 30	> 20
Buono	34-48	25-39	20-34	15-29	5-19
Medio	17-33	12-24	8-9	6-14	3-4
Scarso	6-16	4-11	3-7	2-5	1-2
Basso	0-5	0-3	0-2	0-1	0

Tabella 11.4 - Forza della parte inferiore: squat con 9 kg (donne).

gna eseguire ogni due giorni, occuperanno in totale circa 20 minuti. Ecco dunque pronto il programma di base dell'esercizio fisico anti-invecchiamento pro Zona:

1. 30 minuti al giorno di passeggiata veloce;
2. da 5 a 10 minuti al giorno di esercizi di rafforzamento (push-up e squat).

Fin qui, non c'è niente di troppo impegnativo. Se seguirete il programma tutti i giorni e comunque non meno di 5 volte la settimana farete progressi nella vostra battaglia per non invecchiare. Chi vuole fare qualcosa di più, prenda in considerazione queste altre proposte:

1. Sostituire alla passeggiata veloce un esercizio aerobico leggermente più intenso (vogatore, bicicletta, o tapis roulant) badando a bruciare 300 calorie.
2. Inserire ogni due giorni una seduta di rafforzamento con manubri, bilancieri o macchine da palestra, senza mai superare i 45 minuti di attività fisica.
3. Eseguire esercizi di flessibilità (stretching o yoga) per 20 minuti ogni due giorni (alternandoli con il lavoro di rafforzamento addizionale del punto 2).

Il moderato esercizio fisico compreso nella piramide dello stile di vita anti-invecchiamento pro Zona ridurrà l'eccesso di insulina e di glucosio nel sangue, cioè due dei quattro pilastri dell'invecchiamento, ma senza far crescere il livello del cortisolo o il numero dei radicali liberi. Di per sé non è efficace quanto la dieta pro Zona, che combatte tutti e quattro i pilastri, ma grazie all'aumento della forza muscolare e della resistenza aerobica assicura una migliore efficienza in età avanzata.

L'ultimo piano della piramide è la meditazione, che può abbattere almeno uno dei pilastri: l'eccesso di produzione del cortisolo, che ha una forte influenza sulla longevità del cervello. Dato che ci accontentiamo della meditazione pratica (in questa sede ci interessa il cortisolo, non l'elevazione spirituale), 20 minuti al giorno saranno sufficienti.

Questa è la nostra piramide dello stile di vita anti-invecchiamento pro Zona: curare l'alimentazione, dedicare da 20 a 40 minuti al giorno a un'attività fisica leggera e circa 20 minuti alla meditazione. Vuol dire al massimo un'ora al giorno. Se si è costanti, non serve nulla di più.

Ovviamente occorre essere motivati, poiché non si tratta di un impegno di breve periodo, come una settimana di dieta, ma di modificare il comportamento per tutta la vita, con diligenza e costanza. Ne vale la pena? Preferireste forse fidarvi delle promesse campate in aria di prodotti come l'ultimo integratore alla moda o qualche altra novità farmacologica che sta per essere lanciata sul mercato? La piramide anti-invecchiamento funziona davvero, i fatti lo dimostrano. Non ha effetti collaterali. È gratuita. Tutto ciò a molte persone non basta ancora. Vogliono toccare con mano che stanno realmente invertendo il senso dell'invecchiamento. Pretendono di vedere i numeri: carta canta.

Questi numeri può fornirli il nostro sangue: noi li chiameremo la pagella dell'invecchiamento.

Vediamo che cosa è in grado di dirci.

12

La pagella pro Zona anti-invecchiamento: gli esami che tutti vorrebbero superare

Il sangue è la cartina di tornasole del successo della nostra lotta contro la vecchiaia. È un critico impietoso e ci dice se stiamo invecchiando più velocemente o più lentamente di quanto sarebbe giustificato dalla nostra età anagrafica. La valutazione non è difficile: basta sapere quali parametri misurare e poi interpretarli correttamente. A quel punto sarà sufficiente darci periodicamente il voto sulla pagella pro Zona anti-invecchiamento e seguire il grafico dei nostri progressi.

Quali analisi del sangue bisogna effettuare? Il dato più importante è il livello dell'insulina. Nei diabetici di tipo 2 la quantità dell'insulina è strettamente correlata con l'aumento delle patologie cardiovascolari, con l'obesità, la cecità, l'insufficienza renale e l'impotenza. La misurazione dell'insulina a digiuno è quindi un punto di partenza fondamentale, essendo la misura diretta del principale pilastro dell'invecchiamento, oltre che il fattore di rischio più direttamente correlato con le malattie cardiache. Purtroppo si tratta di un esame relativamente costoso che inoltre, per dare risultati affidabili, richiede un'attenta preparazione del campione. Il livello ideale di insulina a digiuno dovrebbe essere inferiore a 10 μU/ml (microunità per millilitro). Un valore superiore ai 15 μU/ml è un sicuro indizio di un invecchiamento precoce.

La migliore misura della capacità di controllare il glucosio nel sangue nel lungo periodo (minimizzando perciò la produzione di cortisolo) è quella del livello dell'emoglobina glicosilata, che è un buon indice dell'efficacia della lotta contro l'invecchiamento: più è alto e più proteine glicosilate (AGE) si stanno mettendo in circolo. È un altro esame abbastanza costoso, ma la preparazione del campione di sangue non è altrettanto problematica. Il valore deve rimanere sotto il 5%. Nei diabetici di tipo 2 i livelli sono normalmente compresi tra 8 e 11%. Se si riesce a farli scendere sotto il 7%, le complicazioni a lungo termine legate al diabete diventano meno probabili. Una di queste è l'impotenza. Gli uomini che hanno questo problema, prima di ricorrere al Viagra, farebbero bene a provare ad abbassare i loro livelli di emoglobina glicosilata.

Quelli dell'insulina a digiuno e dell'emoglobina glicosilata non sono esami standard e, a causa del costo elevato, è improbabile che siano utilizzati per lo screening di ampie popolazioni di pazienti. Esiste però un altro indicatore del sangue che è accessibile a tutti: il rapporto tra i trigliceridi a digiuno e il colesterolo HDL, che costituisce un indicatore indiretto dell'insulina a digiuno. Uno studio condotto dalla Harvard Medical School ha dimostrato che quanto più questo rapporto è alto, tanto maggiori sono le probabilità di problemi cardiaci. I ricercatori hanno confrontato un gruppo di individui che avevano appena superato il loro primo infarto con un gruppo di controllo di pari età, peso e condizioni socioeconomiche. Verificando il rapporto TG/HDL, si è rilevato che per i pazienti con i valori più alti la probabilità di un attacco cardiaco era 16 volte maggiore rispetto a quelli che avevano i parametri più bassi; si tratta di un dato molto significativo, se si considera che il fumo aumenta la probabilità di attacchi di cuore di quattro volte e un livello di colesterolo alto di due. Per combattere la principale causa di decesso, le cardiopatie, viene generalmente data priorità alle campagne contro il colesterolo e contro il fumo. Sorge il dubbio che si sia combattuto contro il nemico sbagliato: il vero nemico nelle malattie di cuore è l'eccesso di insulina, che può essere rivelato attraverso il rapporto tra i trigliceridi a digiuno e il colesterolo HDL.

Per prima cosa il rapporto trigliceridi/HDL misura in pratica la quantità di lipoproteine a bassa densità (LDL), il «colesterolo cattivo», strettamente correlato con le malattie di cuore. Inoltre, quando è alto, questo rapporto è indice di un eccesso di insulina, che stimola la produzione di eicosanoidi cattivi, come il *trombossano* A_2, i fattori ormonali che creano le condizioni favorevoli agli attacchi cardiaci inducendo l'aggregazione delle piastrine e la vasocostrizione delle arterie. Le autopsie rivelano che circa un quarto dei pazienti deceduti per malattie cardiache presenta solo minime lesioni alle arterie (o addirittura nessuna). Sono decessi dovuti allo spasmo di un vaso che ha provocato un temporaneo blocco del flusso sanguigno; dopo la morte le arterie si rilassano e i medici non riescono più a capire perché il paziente sia deceduto d'infarto. Evitare l'eccesso di trombossano A_2, un eicosanoide particolarmente pericoloso, è uno dei modi migliori per prevenire l'infarto, e si può farlo con un farmaco molto efficace e conosciuto: l'aspirina. Se quindi il rapporto TG/HDL è alto, esistono due possibilità: prendere regolarmente l'aspirina o adottare lo stile di vita anti-invecchiamento pro Zona. L'aspirina riduce il rischio d'infarto, ma contro l'invecchiamento non può fare nulla.

Risultato: se volete rallentare, o addirittura invertire la marcia dell'invecchiamento, abbassate il rapporto trigliceridi/HDL portandolo al di sotto del valore 2 (meglio se inferiore a 1). Se è maggiore di 4 state invecchiando più rapidamente della norma. Non sorprende il fatto che, in pratica, tutti i diabetici di tipo 2 che abbiamo studiato avessero valori sistematicamente superiori a 4.

Un altro elemento da considerare con attenzione è la percentuale di grasso presente nel corpo. Oggi negli Stati Uniti, secondo le statistiche, il 75% circa delle persone sopra i 50 anni è sovrappeso e altrettanto vale per più del 50% di tutta la popolazione adulta. Ma qual è il peso ideale? In realtà il parametro importante non è il peso, ma la percentuale di massa grassa, direttamente collegata ai livelli di insulina, che dovrebbe essere inferiore al 15% per gli uomini e meno del 22% per le donne. Anche in questo caso, chi supera queste percentuali è destinato a invecchiare più velocemente della media. Sfortunatamente per gli americani, negli Stati Uniti la massa grassa dell'uomo medio è intorno al 25% e quella delle donne al 33%. Non c'è quindi da meravigliarsi che metà degli americani sia obesa.

È molto semplice determinare se siete vicini o no ai livelli ottimali di massa grassa. Siete un uomo? Avete le «maniglie dell'amore»? Quasi sicuramente siete sopra il 15%. Siete una donna? Avete un po' di cellulite? Probabilmente siete oltre il 22%. Per trovare con maggior precisione la vostra percentuale, fate riferimento ai semplici metodi descritti in dettaglio in *Come raggiungere la Zona*.

La Tabella 12.1 riporta i valori di confronto per darvi il voto sulla pagella di valutazione del vostro stile di vita anti-invecchiamento pro Zona.

Se i risultati dei vostri esami indicano che state invecchiando meno del normale, continuate pure a comportarvi come avete fatto fino a oggi. Ma che cosa dovrà fare chi invece sta diventando vecchio troppo

Parametro	Invecchiamento ritardato	Invecchiamento precoce
Insulina a digiuno	meno di 10 μU/ml	più di 15 μU/ml
Emoglobina glicosilata	meno del 5%	più dell'8%
Rapporto Trigliceridi/HDL	meno di 2	più di 4
Percentuale di massa grassa:		
Uomini	meno del 15%	più del 25%
Donne	meno del 22%	più del 33%

Tabella 12.1 - Pagella anti-invecchiamento pro Zona.

rapidamente? Innanzi tutto adottare la dieta pro Zona, che riporterà i valori a livelli più normali e contemporaneamente farà calare la massa grassa. Bastano sei settimane, l'ho dimostrato nel capitolo sui diabetici di tipo 2. Va bene, obietterà qualcuno, e le persone normali? Se rammentate, in quel capitolo ho riferito che anche nei due gruppi di individui non diabetici il rapporto TG/HDL era drasticamente calato, grazie alla stessa dieta pro Zona somministrata ai malati.

Chi si limita ad adottare una sola componente della piramide, per ottenere buoni voti in pagella dovrà impegnarsi molto più duramente: più elementi della piramide vengono aggiunti alle attività quotidiane, meno si dovrà lavorare per raggiungere la sufficienza. E chi non segue la dieta pro Zona, probabilmente, per essere promosso, dovrà profondere un impegno eccessivo sulle altre componenti della piramide.

Un esempio di come una dieta ormonalmente scorretta possa vanificare l'utilità anti-invecchiamento dell'esercizio fisico e della meditazione è offerto dai risultati del programma di ricerca condotto tempo fa negli Stati Uniti noto con il nome di «Lifestyle Heart Trial». In questo programma, pazienti affetti da problemi cardiovascolari con alti rapporti TG/HDL furono oggetto di una ricerca durata cinque anni, che prevedeva meditazione, attività fisica e una dieta vegetariana contenente pochi grassi e molti carboidrati. Sfortunatamente in quello studio non vennero misurati la maggior parte dei parametri della nostra pagella anti-invecchiamento, eccetto il rapporto trigliceridi/HDL, che è comunque un indicatore indiretto dei livelli di insulina a digiuno.

All'inizio del programma, i pazienti presentavano un rapporto trigliceridi/HDL molto elevato (5,7) e, secondo quanto afferma la Harvard Medical School, erano da considerarsi ad alto rischio di infarto. Ma dopo cinque anni di trattamento il rapporto era salito a un valore ancora più pericoloso, addirittura a 7,1. Un anno dopo che furono pubblicati i risultati di questa ricerca, il responsabile dello studio, K. Lance Gould, uno dei più prestigiosi cardiologi americani, scrisse, in una lettera inviata al *Journal of the American Medical Association*:

> Spesso negli individui sottoposti a diete vegetariane ricche di carboidrati i trigliceridi aumentano e il colesterolo HDL cala. Dal momento che un basso livello di HDL, specie se accoppiato ad alti trigliceridi, genera rischi reali di eventi coronarici, non raccomando una dieta rigidamente vegetariana ad alto contenuto di carboidrati.

Per la dieta vegetariana povera di grassi adottata durante il Lifestyle Heart Trial sembrerebbe una solenne bocciatura.

Ricerche più recenti hanno analizzato l'effetto della sola dieta nei pazienti con problemi cardiovascolari. A diversi gruppi di malati furo-

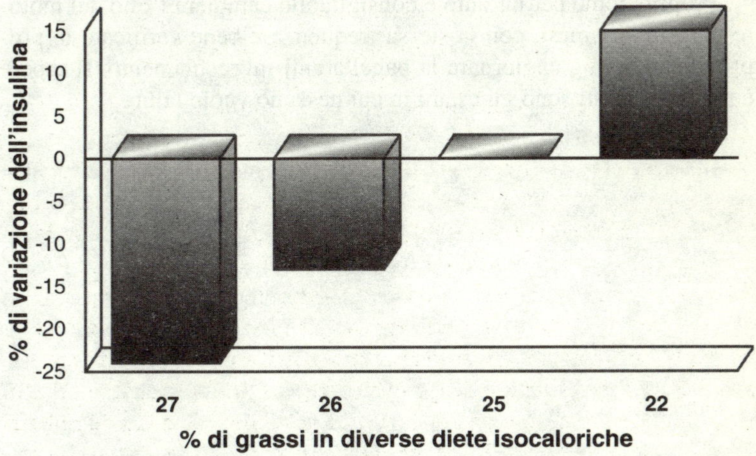

Figura 12.1 - Variazione dei livelli d'insulina in seguito alla riduzione dei grassi nella dieta.

no somministrate per un anno diete dal contenuto calorico identico (isocaloriche), ma diverse nel rapporto carboidrati/grassi. I risultati, pubblicati nel 1997, dimostrarono che, quanto più in queste diete la percentuale di grassi scendeva sotto il 26% (e quindi i carboidrati salivano per compensare le calorie), tanto più il rapporto TG/HDL peggiorava e, malgrado fossero comunque diete a restrizione calorica, l'insulina saliva (*Figura 12.1*).

Come affermarono gli autori di questo studio in un articolo apparso nel 1998 sul *Journal of the American Medical Association*:

> Non esiste quindi prova che la dieta utilizzata nel Lifestyle Heart Trial sia di per se stessa responsabile del miglioramento registrato dai pazienti, né che il calo di HDL e l'aumento dei trigliceridi osservato in quello studio siano innocui.

Queste osservazioni confermano senza ombra di dubbio che l'attività fisica e la riduzione dello stress vanno consigliati a tutti, giacché riducono l'insulina, ma che una dieta con pochi grassi e molti carboidrati dovrebbe essere considerata ancora tutta da sperimentare e per certi soggetti forse persino pericolosa. Se poi l'obiettivo è fermare la marcia del tempo, allora l'insulina, il principale pilastro dell'invecchiamento, va ridotta, non aumentata.

Proprio come per un'auto è consigliabile cambiare l'olio del motore ogni tre-sei mesi, con la stessa frequenza è bene verificare le proprie condizioni e aggiornare la pagella anti-invecchiamento. Il sapere è potere e questi sono gli esami in cui nessuno vuole fallire.

PARTE TERZA

Perché la piramide anti-invecchiamento funziona

13

Gli ormoni: corso avanzato

SONO convinto che gli effetti biochimici dell'invecchiamento siano da attribuirsi al progressivo peggioramento delle comunicazioni ormonali. Per capire come mai un sistema di comunicazione, fino a un certo punto efficiente, con l'età si degradi, occorre esaminare un po' più a fondo la complessa natura dei sistemi ormonali e dei meccanismi di scambio delle informazioni. Nei capitoli precedenti ho descritto i vari percorsi seguiti dagli ormoni per far pervenire le informazioni al destinatario. Gli ormoni endocrini sono prodotti da diverse ghiandole e immessi in circolo alla ricerca dei recettori specifici che si trovano nelle cellule-bersaglio. Gli ormoni paracrini agiscono su distanze molto brevi e di solito seguono un percorso obbligato, come un nervo o un vaso. Gli ormoni autocrini infine agiscono sulla stessa cellula che li ha prodotti, o al massimo su quelle immediatamente vicine.

Oltre che in base al modo con cui raggiungono il loro bersaglio, gli ormoni possono essere ulteriormente suddivisi in funzione dei precursori dietetici dai quali sono sintetizzati. Gli ormoni peptidici, i neuropeptidici e i neurotrasmettitori sono prodotti a partire da amminoacidi (i «mattoncini» che costituiscono le proteine), gli ormoni steroidei derivano dal colesterolo e gli eicosanoidi sono costruiti dai grassi. Come sta diventando evidente, la dieta svolge quindi un ruolo fondamentale per mettere a disposizione le materie prime necessarie a produrre questi importantissimi messaggeri chimici (*Tabella 13.1*).

Un'ulteriore caratteristica distintiva degli ormoni è la loro grande varietà di dimensioni. Ovviamente più sono grandi, più difficoltà incontrano nel raggiungere il loro bersaglio. Gli ormoni peptidici sono

Di natura proteica	Derivati dal colesterolo	Derivati dai grassi
ORMONI ENDOCRINI OLIPEPTIDICI	ORMONI ENDOCRINI STEROIDEI	ORMONI AUTOCRINI
Insulina	DHEA	Eicosanoidi
Glucagone	Estrogeni	
Fattori di crescita (IGF)	Progesterone	
Ormone dell'accrescimento (GH)	Testosterone	
Ormoni endocrini derivati dagli amminoacidi	Cortisolo	
Ormoni tiroidei		
Ormoni paracrini derivati dagli amminoacidi		
Serotonina		
Melatonina		

Tabella 13.1 - Gli ormoni.

relativamente grandi e, rispetto a loro, quelli tiroidei e steroidei sono molto più piccoli. Alcuni ormoni paracrini (come la melatonina) e specialmente quelli autocrini (come gli eicosanoidi) sono liposolubili, poiché non devono viaggiare a lunga distanza, e sono molto piccoli, per penetrare facilmente attraverso le membrane cellulari.

A complicare il quadro, molti degli ormoni in circolo possono «legarsi» a specifiche «proteine di trasporto». Una volta legato alla sua proteina, molto più grande di lui, l'ormone diventa inattivo e viene a costituire una sorta di riserva circolante nell'organismo. In questo modo la sua vita utile si allunga notevolmente, ed è pronto a esercitare la propria azione biologica «sganciandosi» dalla sua ospite in caso di necessità. Questo sistema elimina i tempi d'attesa, perché non è necessario attendere che l'ormone venga sintetizzato in una ghiandola lontana per poi farlo pervenire dove serve. Migliora così anche il controllo della regolazione ormonale. In pratica tutti gli ormoni steroidei e tiroidei circolano in questa forma, e lo stesso succede per alcuni ormoni endocrini peptidici, anche se la maggior parte di essi (in particolare l'insulina, il glucagone e l'ormone dell'accrescimento) non possiede specifiche proteine di trasporto e perciò ha un periodo di vita limitato nel torrente sanguigno. Gli ormoni paracrini e autocrini non necessitano di proteine-«navetta» poiché viaggiano su percorsi molto brevi e non è previsto che si muovano nel sistema circolatorio.

Raggiungere le proprie cellule-bersaglio non è un compito agevole: la maggior parte (quelle di muscoli, cuore, polmoni e specialmente cervello) è protetta dal contatto diretto con il flusso sanguigno da cellule chiamate endoteliali (*Figura 13.1*).

Queste costituiscono una sorta di filtro, una vera e propria barriera che impedisce a sostanze indesiderate (soprattutto in funzione delle loro dimensioni) di infilarsi negli interstizi tra le cellule endoteliali e i tessuti che costituiscono i bersagli degli ormoni.

Quando la barriera funziona bene, gli ormoni riescono a raggiungere la loro cellula-bersaglio. È facile capire che qualsiasi disfunzione delle cellule endoteliali può provocare disastri, facendo calare la concentrazione dell'ormone attivo nello spazio interstiziale. L'integrità della barriera endoteliale è perciò essenziale per combattere l'invecchiamento. Se l'ormone non può arrivare al suo bersaglio, è come se mancasse, anche quando nel sangue ne circola una quantità superiore al normale. L'incapacità di raggiungere il bersaglio, in presenza di elevati livelli di ormone in circolo, si definisce «resistenza». La più comune è l'insulino-resistenza, quella che caratterizza i diabetici di tipo 2.

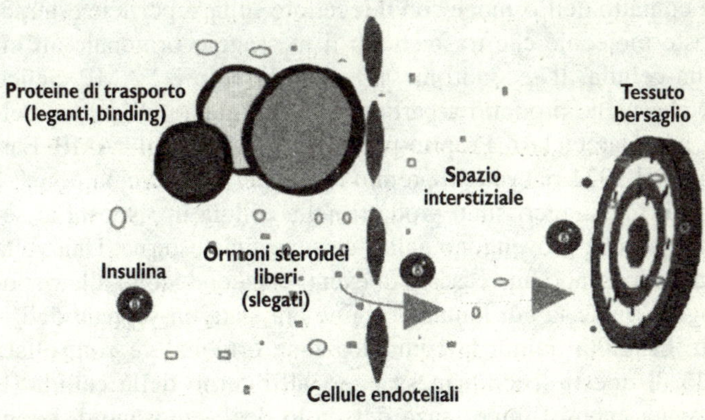

Figura 13.1 - Le cellule endoteliali separano gli ormoni dai tessuti bersaglio.

A questo punto siamo finalmente pronti a esaminare l'azione ormonale, perché è la concentrazione di ormone attivo (cioè slegato dalla sua proteina di trasporto) all'interno di questo spazio interstiziale tra flusso sanguigno e cellula-bersaglio a dare il via al processo di comunicazione ormonale.

Anche quando la loro concentrazione nello spazio interstiziale è sufficientemente alta, gli ormoni devono comunque ancora trovare sulla superficie delle cellule i recettori appropriati. Come abbiamo già accennato, i recettori sono l'equivalente di una serratura molecolare, della quale l'ormone è la chiave. Se la chiave giusta entra nella serratura giusta, allora la porta si apre e il messaggio biochimico trasportato dall'ormone giunge a destinazione. Ma la serratura sulla membrana della cellula si trova in un ambiente fluido, il cui grado di fluidità dipende da quali acidi grassi la compongono. Più la membrana plasmatica (cioè la membrana esterna della cellula) è fluida, più è facile per la chiave entrare nella serratura. Al contrario, meno fluido è l'ambiente, più l'operazione diventa difficile. Si spiega così perché nella dieta pro Zona si cerchi di minimizzare la presenza dei grassi di tipo saturo, che diminuiscono la fluidità della membrana, rendendo più difficile il contatto tra ormoni e recettori.

Molti ormoni non vanno oltre questo contatto esterno, interagendo con i recettori senza entrare nella cellula. Come fanno allora a esercitare la loro azione? Lo fanno per mezzo di molecole chiamate «secondi messaggeri», che si formano all'interno della cellula in risposta al semplice contatto dell'ormone con il recettore sulla superficie esterna: sono queste molecole che trasmettono il messaggio ormonale all'interno della cellula. Il secondo messaggero più noto è l'AMP ciclico (cAMP), che viene prodotto a partire dall'ATP grazie all'azione dell'enzima adenilatociclasi. Proprio per le sue ricerche sul cAMP, Earl Sutherland nel 1971 ricevette il premio Nobel per la medicina.

I secondi messaggeri sono prodotti nella cellula in risposta ai segnali ormonali che provengono dalla sua superficie esterna. Una volta sintetizzati, innescano una cascata di eventi che conducono alla risposta biologica finale la cui lontana origine era stata un segnale dell'ipotalamo. In realtà quindi la comunicazione ormonale è controllata dal livello di questi secondi messaggeri all'interno della cellula. E questo spiega anche l'importanza del ruolo degli eicosanoidi buoni agli effetti dell'invecchiamento: essi sono in grado di aumentare i livelli di cAMP nelle cellule-bersaglio, assicurando così la perfetta trasmissione dell'informazione biologica trasportata dagli ormoni endocrini. La chiave della lotta contro l'invecchiamento è mantenere almeno la concentrazione soglia dei secondi messaggeri (cAMP in particolare).

Tuttavia non tutti gli ormoni per stimolare la produzione di secondi messaggeri agiscono attraverso i recettori posti sulla superficie esterna della cellula. Infatti alcuni, come per esempio l'insulina, penetrano direttamente nella cellula per mezzo di un sistema di trasporto molto complesso e, una volta nel sistema cellulare, stimolano direttamente la sintesi di secondi messaggeri. Altri ormoni ancora (per esempio quelli steroidei e tiroidei) entrano nella cellula per diffusione e incontrano i loro recettori nel citoplasma o sulla membrana del nucleo all'interno della cellula. Una volta legati ai recettori, vengono trasportati all'interno del nucleo dove promuovono la sintesi di nuove proteine per svolgere l'azione biologica segnalata in origine dall'ipotalamo.

Da quanto detto fin qui, risulta già evidente la complessità e sofisticazione di questi meccanismi di comunicazione. Prima che negli organismi si evolvessero gli ormoni endocrini, erano già attivi sistemi ormonali almeno apparentemente meno complicati. I primi ormoni che apparvero negli esseri viventi sono chiamati autocrini poiché agiscono sulla stessa cellula che li ha prodotti, o al massimo su qualche cellula adiacente. Sono gli esploratori della cellula: escono dal fortino, perlustrano i dintorni e tornano a fare rapporto.

A questi ormoni primitivi non serviva (né serve oggi) una rete autostradale complessa, come il flusso sanguigno, per raggiungere la loro cellula-bersaglio. E non hanno neppure bisogno dell'ipotalamo per dirigere il traffico, né dei complessi sistemi di regolazione che governano il valzer degli ormoni endocrini. Per molti aspetti gli ormoni autocrini sono i più potenti, poiché controllano il microambiente di ciascuna dei 60.000 miliardi di cellule del corpo umano, incluse quelle delle ghiandole endocrine. E così hanno il potere di influire su tutti gli altri ormoni. Come il microprocessore che controlla il personal computer, questi ormoni sorvegliano i sistemi di comunicazione ormonale, agendo come meccanismo di supporto per generare i secondi messaggeri, nel caso in cui il sistema principale, quello endocrino, presenti dei malfunzionamenti. Molti degli assi ormonali su cui si basa la vita umana dipendono da questi sistemi autocrini, meccanismi a prova di errore che assicurano il mantenimento del livello soglia dei secondi messaggeri nelle cellule-bersaglio. Più questo livello viene mantenuto, meno ormoni endocrini servono per innescare l'azione biologica. Ciò significa che quando con l'età i livelli degli ormoni endocrini tendono a diminuire, se gli ormoni autocrini restano a livello adeguato la comunicazione ormonale funziona ugualmente e l'invecchiamento rallenta.

Dal punto di vista dello sviluppo evolutivo, a metà strada tra gli ormoni autocrini e quelli endocrini si situano i paracrini. Essi si diffondono tra cellule confinanti, senza viaggiare sulla grande autostrada della circolazione vascolare. I loro tipici rappresentanti sono i neurotrasmettitori, come la serotonina, i neurormoni che utilizzano percorsi riservati per spostarsi da una cellula all'altra. Un altro esempio sono i fattori di rilascio, anch'essi neurormoni che dall'ipotalamo percorrono direttamente il «picciolo» che sostiene l'ipofisi fino a raggiungere questa ghiandola.

Per capire le relazioni che intercorrono tra questi tre gruppi di ormoni è utile tornare all'analogia con il sistema telefonico. Quelli endocrini sono l'equivalente della rete interurbana, che usa una maglia di ponti radio per comunicare a grande distanza. Quelli paracrini sono invece simili alle reti urbane, che attraverso cavi o fibre ottiche collegano gli utenti della stessa città, mentre gli ormoni autocrini equivalgono a un impianto domestico, in cui i vari apparecchi possono funzionare da interfono. Le tre reti devono lavorare in parallelo e un guasto anche solo dell'apparecchio domestico (il sistema autocrino) può impedire la trasmissione dell'intero messaggio. E una cattiva comunicazione ormonale è provocata il più delle volte proprio da un guasto degli ormoni autocrini.

Il tutto però è molto più complicato di un sistema telefonico. Gli ormoni non si limitano a comunicare: devono contemporaneamente innescare azioni biologiche. Sono quindi molto più simili a Internet, con complessi sistemi di filtraggio e codifica delle informazioni, e sistemi supplementari di supporto per garantire che i messaggi giungano dove, come e quando servono. Quanto meglio lavora questo sistema di comunicazioni ormonali, tanto meglio funziona l'intero organismo. Al contrario, qualunque guasto, anche minimo, provoca un'interruzione che coinvolge l'intero sistema. Il deterioramento progressivo della comunicazione ormonale che ne consegue può essere considerato la definizione a livello molecolare del processo di invecchiamento.

La base molecolare dell'invecchiamento non poggia tanto su carenze ormonali, quanto piuttosto su disturbi delle comunicazioni. E la causa di questi disturbi sono ancora una volta i quattro pilastri dell'invecchiamento. Perciò, affinché la strategia per contrastare l'avanzata degli anni possa risultare vincente, gli ormoni da controllare sono quelli che influiscono direttamente sui quattro pilastri. Fortunatamente, tutti questi ormoni possono essere direttamente influenzati dalla piramide dello stile di vita anti-invecchiamento pro Zona.

La fine [illegible] dell'[illegible] di [illegible]
[illegible]
con gli altri [illegible] distinti sono ancora una volta [illegible]
[illegible]
[illegible]
quelli [illegible]
le parti di [illegible] possono essere [illegible]
[illegible]

[illegible]

14

L'insulina: il passaporto per l'invecchiamento accelerato

L'ECCESSO di insulina è la colonna portante dell'invecchiamento. Produrne troppa (in conseguenza di un eccessivo consumo di calorie) è la via più rapida per invecchiare prima e peggio. Non tutte le calorie hanno però lo stesso effetto sull'insulina: i grassi non la influenzano per nulla, le proteine poco, i carboidrati moltissimo.

Ma se troppa insulina accelera l'invecchiamento, troppo poca fa morire di fame le cellule. Questo spiega l'importanza di mantenerne i livelli nell'organismo entro la «zona» giusta. Le più recenti ricerche indicano che la mortalità per cause cardiovascolari, in funzione dei livelli di insulina, segue una curva a forma di U: a concentrazioni di insulina troppo basse o troppo alte corrisponde un tasso di mortalità elevato; tra questi due estremi, cioè a livelli corretti, gli individui sono più longevi. Perciò, per non invecchiare precocemente, il controllo dell'insulina costituisce un fattore fondamentale.

Abbiamo detto che senza insulina le cellule morirebbero di fame. È ciò che succede ai diabetici di tipo 1, quelli incapaci di produrre insulina. Ma può capitare, a una persona sana, di farla scendere troppo? Certamente sì: è ciò che può succedere con un regime alimentare che preveda troppe proteine e troppo pochi carboidrati. In questo caso i livelli insulinici calano rapidamente (spesso in pochi giorni), ma sfortunatamente compare una lunga serie di nuovi problemi. Uno di essi è la chetosi.

Il fegato dispone di una scorta molto limitata di glucosio, sotto forma di glicogeno, utilizzabile, se rimesso in circolo, per ristabilire i livelli di zucchero del sangue. Questa riserva può esaurirsi molto rapidamente e senza adeguate scorte di carboidrati nel fegato l'organismo non riesce a «smontare» i grassi in modo pulito, producendo scorie chiamate «corpi chetonici». Messo alle strette, il cervello può utilizzarle per un po' come succedanei del glucosio. Ma intanto l'organismo si sforza di eliminarle aumentando la produzione di urina, e difatti gran parte del calo di peso provocato da certe diete non è altro che perdita d'acqua, ossia disidratazione, accompagnata da dispersione di elettroliti. La pressione cala e subentrano senso di spossatezza o svenimenti.

Il cervello però non si lascia ingannare e ordina all'organismo di aggredire le proteine muscolari per produrre glucosio, attraverso un processo chiamato gluconeogenesi. Non è un meccanismo molto efficiente, ma se al cervello servono carboidrati, da qualche parte dovrà pur procurarseli. Per di più, in condizioni di carenza di glucosio, si diventa irritabili e mentalmente poco lucidi. Infine, più si prolunga la situazione di chetosi, più le cellule di grasso si adattano alla nuova condizione, fino a trasformarsi, come indicano alcune ricerche, in vere e proprie «calamite da grasso», diventando dieci volte più attive nell'accumulo di adipe.

Perciò una dieta iperproteica e con insufficienti carboidrati fa scendere troppo i livelli di insulina, provocando ipotensione, affaticamento, irritabilità, scarsa lucidità mentale, perdita di massa muscolare, aumento della fame e rapido riacquisto di grasso non appena si fa ritorno alle vecchie abitudini alimentari. Proprio un cattivo affare e non certo l'ideale per ringiovanire! Tutto ciò, sommato al rischio cardiovascolare accresciuto dai livelli di insulina troppo bassi (la curva a U...), rafforza la convinzione che l'insulina vada mantenuta entro una certa zona, né troppo bassa, né troppo alta.

I meccanismi con cui il nostro organismo tratta il cibo spiegano perché questo ormone sia così critico per il processo di invecchiamento. I due ormoni fondamentali sono l'insulina e il glucagone. La prima indirizza le sostanze nutrienti nelle cellule, sia per le necessità immediate sia per costituire scorte. Il secondo, quando non assumiamo cibo, rimette in circolo l'energia immagazzinata (in particolare i carboidrati), soprattutto per alimentare il cervello. Pensate all'insulina come all'ormone che accumula scorte e al glucagone come a quello che le consuma (*Figura 14.1*).

I due devono lavorare strettamente in coppia, per formare un «asse» in grado di controllare i livelli di zucchero del sangue con in-

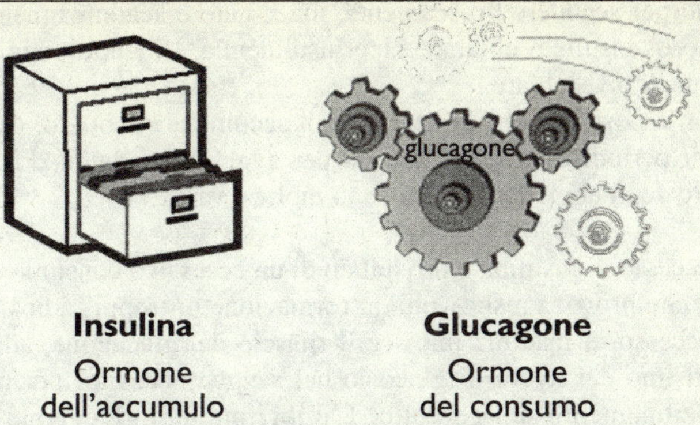

Figura 14.1 - L'insulina e il glucagone lavorano in coppia.

credibile precisione. Qualsiasi disturbo dell'asse insulina-glucagone, specie se porta all'aumento di insulina, è un fattore di invecchiamento precoce.

L'insulina è molto efficiente nel prelevare le sostanze nutrienti (specialmente il glucosio) dalla circolazione e immagazzinarle. I nostri antenati non sapevano quando avrebbero mangiato di nuovo, sicché per loro l'insulina era un prezioso strumento di sopravvivenza; oggi che siamo continuamente assediati da fonti caloriche immediatamente accessibili, si è invece trasformata in un potente acceleratore dell'invecchiamento. Più calorie introduciamo nell'organismo (specialmente se provengono da carboidrati) e più si impenna il livello dell'insulina, una tendenza che negli ultimi 15 anni si è fortemente rafforzata.

Contrariamente a quanto avviene per la maggior parte degli ormoni, invecchiando la produzione di insulina aumenta. Già sappiamo che due degli indicatori biologici dell'invecchiamento sono l'aumento della resistenza all'insulina e la minore tolleranza al glucosio, le due facce della stessa medaglia: l'incapacità dell'insulina di raggiungere le sue cellule-bersaglio.

Che cosa succede se la resistenza all'insulina si protrae per lunghi periodi? Dato che il glucosio non viene catturato dalle cellule-bersaglio nei muscoli, inizia ad accumularsi nel circolo sanguigno; il pancreas, che controlla continuamente la glicemia, percepisce il problema e produce ancora più insulina. A un certo punto i livelli di glucosio finiscono per scendere bruscamente, ma il calo è accompagnato da un eccesso di insulina, chiamato iperinsulinemia, l'incubo peggiore per chi teme di invecchiare.

Com'è possibile che la necessità di accumulare scorte di calorie in vista di periodi di carestia finisca per aggravare i danni dovuti allo scorrere degli anni? Le ragioni sono molte e varie:

1. L'eccesso di insulina è il risultato di un eccessivo consumo di calorie, che provoca a sua volta la formazione di troppi radicali liberi.
2. L'eccesso di insulina inibisce il rilascio del glucagone, addetto al ripristino dei livelli di glucosio nel sangue necessari per un buon funzionamento del cervello. L'inibizione del glucagone induce l'aumento della secrezione di cortisolo (cioè del sistema di supporto destinato ad agire sulla glicemia), che però viene prodotto in eccesso.
3. L'eccesso di insulina è un potente fattore di crescita: accelera la replicazione del DNA cellulare, accorciandone progressivamente i telomeri.
4. L'eccesso di insulina danneggia gli altri sistemi ormonali (in particolare gli eicosanoidi), disturbando le comunicazioni ormonali e seminando il caos nell'Internet biologica. Inoltre può ridurre i livelli di AMP ciclico (cAMP), il principale secondo messaggero necessario a molti ormoni endocrini per poter attuare la loro azione biologica.
5. L'eccesso di insulina aumenta a sua volta la resistenza all'insulina stessa, innescando un circolo vizioso che accelera ulteriormente l'invecchiamento.
6. L'eccesso di insulina fa aumentare l'immagazzinamento di grasso nei tessuti adiposi, con effetti negativi sul metabolismo degli ormoni sessuali e sui rischi cardiovascolari.

Così si spiega perché la pagella anti-invecchiamento sia così strettamente correlata con l'eccesso di insulina, misurato indirettamente dal rapporto trigliceridi/HDL a digiuno. Segnali altrettanto importanti sono gli aumenti della percentuale del grasso corporeo, un altro indicatore dei livelli di insulina. I valori di emoglobina glicosilata indicano infine il grado d'intolleranza al glucosio.

Dunque, è assodato che dobbiamo evitare livelli di insulina troppo alti. Ma, concretamente, che cosa bisogna fare per raggiungere questo obiettivo? Per rispondere a questa domanda devo prima fornire qualche informazione sui meccanismi di funzionamento di questo ormone dalle caratteristiche atipiche.

L'insulina fu il primo ormone peptidico isolato in laboratorio e prodotto commercialmente. Scoperta nel 1921, costituì uno dei primi trionfi dell'endocrinologia, salvando i diabetici di tipo 1 da sicura morte prematura. Grazie alle sue dimensioni molecolari relativamente piccole e alla facilità con cui è possibile estrarla dal pancreas di bovini e suini, diventò subito prodotta e commercializzata in grande quantità. E, dovendo poi i pazienti iniettarsela per tutta la vita, fu una vera manna per le case farmaceutiche. Dopo tanti decenni di utilizzo terapeutico, probabilmente è l'ormone più conosciuto di tutti, ma più se ne sa, più il quadro si complica.

Il pancreas produce l'insulina e ne mantiene sempre una piccola scorta, sotto forma di granuli che possono essere rilasciati rapidamente. Ciò rende possibile quella che è nota come risposta primaria: qualunque evento stimoli in bocca i recettori del gusto del dolce (compresi i dolcificanti artificiali) segnala istantaneamente la necessità di rilasciare nel sistema sanguigno l'insulina pronta a magazzino, per anticipare l'entrata in circolo dei carboidrati. La risposta secondaria è invece una modulazione del rilascio di insulina (sintetizzata sul momento), in funzione delle fluttuazioni del contenuto di glucosio riscontrate nel sangue.

Diversamente dagli altri ormoni endocrini, la produzione dell'insulina non è pilotata dall'ipofisi, pur essendo comunque soggetta a un controllo indiretto da parte dell'ipotalamo: in quella parte del cervello l'equilibrio di due neurotrasmettitori, la *serotonina* (che la stimola) e la *dopamina* (che la inibisce), influisce fortemente sulla secrezione dell'insulina. Poiché i livelli di serotonina durante la notte salgono, quanto più tardi si consuma un pasto pesante, tanta più insulina si produce e tanto più facilmente l'eccesso di calorie di quel pasto si trasformerà in adipe.

I livelli di insulina possono essere controllati anche da altri ormoni, in particolare dal suo antagonista, il glucagone. Appena i livelli di questo salgono, quelli di insulina calano. Uno dei modi migliori di tenere a bada l'insulina consiste perciò nel sostenere i livelli del glucagone.

Questi ultimi sono in gran parte determinati dalla quantità di proteine introdotte nell'organismo, così come quelli dell'insulina dipendono strettamente dalle quantità dei carboidrati. In verità, le proteine producono anche un leggero effetto di stimolazione dell'insulina, ma la loro azione più potente si esercita sulla secrezione del glucagone. Per questo motivo vanno consumate a ogni pasto e spuntino. Il glucagone, per agire, utilizza un secondo messaggero , il cAMP, lo stesso usato dalla maggioranza degli altri ormoni endocrini, proprio quello che il nostro organismo produce quando dispone di molti eicosanoidi buoni. L'insulina, al contrario, si serve di altri secondi messaggeri (IP_3 e DAG) antagonisti del cAMP. Così, aumentando i livelli di eicosanoidi buoni, è possibile potenziare la risposta biologica del glucagone.

C'è un ultimo fattore che influisce sui livelli dell'insulina: gli altri ormoni e, in particolare, due vecchie conoscenze nella lotta contro l'invecchiamento, il cortisolo e gli eicosanoidi. Benché il cortisolo faccia crescere i livelli di glucosio nel sangue, lo fa accentuando la resistenza all'insulina (e quindi, anche se indirettamente, facendola salire...). Gli effetti sono devastanti: cresce la resistenza, sale ancora di più l'insulina e ciò inibisce ulteriormente il glucagone. Si innesca allora un circolo vizioso: cresce ulteriormente la resistenza all'insulina e il pancreas reagisce producendone di più, per vincere la progressiva incapacità del glucosio di passare dal sangue alle sue cellule-bersaglio. Ancora più insulina significa ancora meno glucagone: accorre di nuovo in aiuto il cortisolo, che per rimediare fa altri danni; il risultato finale è la necrosi delle delicate cellule del timo (che sostiene il sistema immunitario) e di quelle dell'ippocampo (la parte di cervello che controlla la memoria e aiuta l'ipotalamo a integrare e smistare i segnali in arrivo). Insomma, un vero disastro, soprattutto per chi lotta contro l'invecchiamento...

Sul versante degli eicosanoidi la questione si fa ancora più complessa. Alcuni inibiscono la secrezione dell'insulina, ma altri la aumentano. A sua volta l'insulina stimola la produzione di alcuni eicosanoidi cattivi, quelli che favoriscono la secrezione dell'insulina stessa. Come per il cortisolo, s'innesca allora un circolo vizioso: più insulina significa più eicosanoidi cattivi che fanno produrre più insulina, e così via. E non dimentichiamo che gli eicosanoidi cattivi sono quelli che aumentano il rischio di patologie assai gravi, come le cardiopatie, il cancro e le artriti.

I livelli dell'insulina sono influenzati da una combinazione così vasta di fattori (dieta, equilibrio dei neurotrasmettitori nell'ipotalamo, altri ormoni) che la probabilità che qualcosa vada storto nel sistema di controllo è molto elevata, e quando succede il livello sale e l'invecchiamento accelera. Per capire il ruolo dell'insulina nel processo di invecchiamento a livello molecolare, bisogna studiare il meccanismo attraverso cui l'insulina consegna i suoi messaggi alle cellule-bersaglio. Sebbene sia un ormone peptidico, e quindi a base proteica, non utilizza alcuna proteina di trasporto per mantenere i livelli nel sistema circolatorio. Il suo periodo di mezza vita varia da quattro a sei minuti e in questo tempo deve raggiungere la cellula-bersaglio, identificarne il recettore e farsi trasportare all'interno con un processo noto come endocitosi. Una volta entrata, attiva i suoi secondi messaggeri (DAG e IP_3) per «ordinare» alla cellula di prelevare i nutrienti (specialmente il glucosio) dal sangue circostante.

C'è un altro buon motivo per cercare di mantenere l'insulina entro una «zona» controllata: essa è il più importante segno premonitore delle malattie cardiache. Da oltre 20 anni la letteratura scientifica accumula dati sul rapporto tra elevati livelli di insulina e malattie cardiache. Perché, se è un fatto noto, se ne discute così poco? Perché si continua, invece, a dire: «mangiare grassi favorisce le cardiopatie», mentre i grassi non hanno alcun effetto sull'insulina? Confesso di non saper rispondere. Scrissi *Come raggiungere la Zona*, proprio per sollevare quel problema. Oggi, quattro anni dopo, sono sempre più numerose le nuove ricerche scientifiche che rafforzano la mia convinzione originaria: il vero nemico, nelle malattie cardiache, è l'eccesso di insulina e non i grassi.

L'infarto è provocato dalla necrosi delle cellule muscolari del cuore, che non ricevono ossigeno a sufficienza. Le ostruzioni delle arterie aumentano la probabilità che il trasferimento di ossigeno diventi insufficiente, ma il 25% degli attacchi mortali avvengono in soggetti che non presentano nelle arterie gravi lesioni aterosclerotiche. Queste persone muoiono a causa di uno spasmo (cioè un «crampo») a un vaso arterioso, che riduce o interrompe il flusso sanguigno alle cellule del cuore. Inoltre si tratta di soggetti che di solito hanno livelli di colesterolo nella norma. Non intendo con questo negare l'importanza di ridurre il livello del colesterolo, ma solo sottolineare che non è un parametro di riferimento indiscutibile per prevedere gli attacchi di cuore. In realtà si stima che quasi il 50% dei pazienti ricoverati per malattie cardiache abbiano livelli di colesterolo normali. Ma allora, se non è il colesterolo, qual è il più preciso indicatore di rischio?

Una ricerca pubblicata nel 1998 sul *Journal of the American Medical Association* ci fornisce qualche risposta. Nello studio venivano messi a confronto i livelli di insulina a digiuno con gli indicatori tradizionali, per verificare quale fattore fosse più affidabile per prevedere il rischio dell'insorgere, entro cinque anni, di attacchi cardiaci in individui che all'inizio dello studio non mostravano segni di cardiopatie. I risultati sono mostrati nella Figura 14.2.

Si nota che i livelli dell'insulina a digiuno sono oltre due volte più precisi del colesterolo LDL (considerato il parametro campione) nel prevedere l'insorgere di patologie cardiache. Eppure si spendono ogni anno miliardi di dollari in farmaci che riducono il colesterolo LDL, mentre viene ignorato l'unico rimedio (la dieta pro Zona) in grado di tenere sotto controllo l'insulina.

Persino il livello dei trigliceridi è un indicatore più preciso del colesterolo LDL, visto che uno dei primi segnali di iperinsulinemia è proprio l'aumento dei trigliceridi. Sappiamo già che, seguendo la dieta pro Zona, nell'arco di poche settimane sia l'insulina sia i trigliceridi scendono in modo assai significativo. Considerato singolarmente, il calo del colesterolo buono (HDL) è di per sé meno efficiente nel prevedere i rischi di malattie cardiache rispetto all'aumento di quello cattivo (LDL), ma il rapporto tra trigliceridi e HDL è un buon indicatore dell'insulina a digiuno. Indiretto ma molto preciso, e molto meno costoso.

È il motivo per cui qualsiasi dieta che faccia aumentare il rapporto trigliceridi/HDL deve essere considerata potenzialmente pericolosa

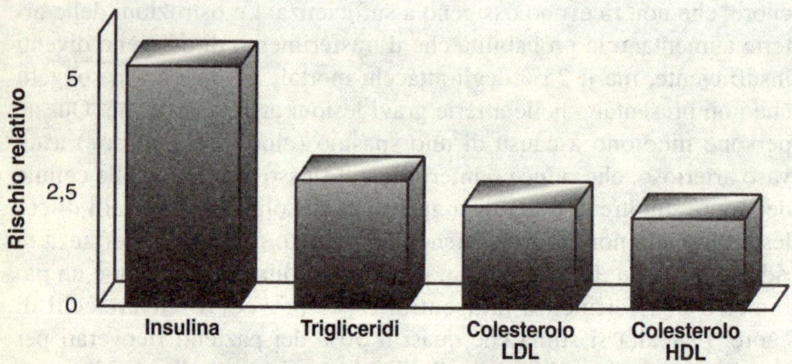

Figura 14.2 - Vari parametri di rischio cardiovascolare.

per chiunque, tanto più per i pazienti che lamentano problemi cardiovascolari. Ma quanto pericolosa? I ricercatori della Harvard Medical School ce ne forniscono un indizio in un articolo del 1997, apparso su *Circulation*. Nel loro studio misero a confronto alcuni pazienti sopravvissuti al loro primo attacco cardiaco con altri che non avevano mai denunciato problemi al cuore. Quando analizzarono i valori del rapporto trigliceridi/HDL, per verificarne l'affidabilità, ottennero risultati praticamente incontestabili (*Figura 14.3*).

I pazienti con il rapporto più alto avevano una probabilità di essere colpiti da infarto 16 volte superiore rispetto agli altri. Vediamo di capire meglio. Già sappiamo che il colesterolo alto raddoppia le probabilità di attacco cardiaco. Qualunque medico raccomanda, infatti, di tenerlo sotto controllo. Il fumo, da parte sua, quadruplica il rischio d'infarto e ogni medico consiglia, giustamente, di non fumare. Ma un rapporto elevato trigliceridi/HDL comporta un rischio 16 volte più alto e nessuno si muove, anche se il farmaco per ridurlo è disponibile fin da oggi. Qual è? È la dieta pro Zona.

Si è detto e scritto molto sul fatto che i regimi alimentari ricchi di grassi favorirebbero le cardiopatie, con le relative conseguenze sul-

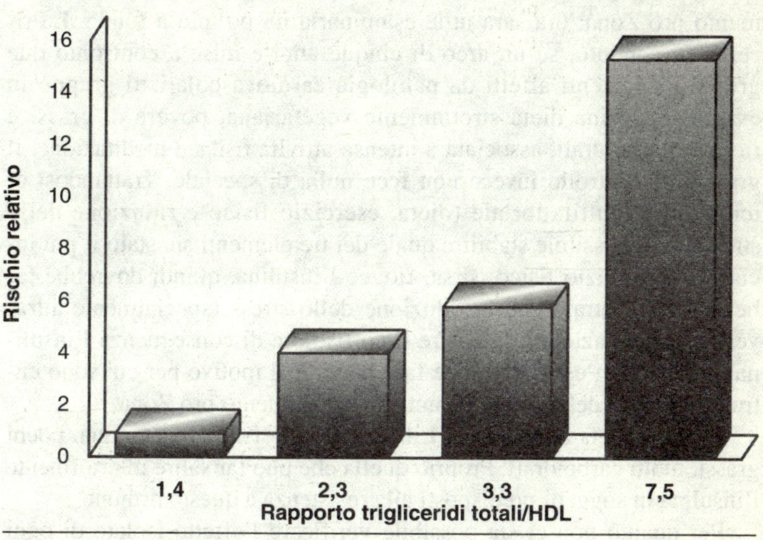

Figura 14.3 - Il rapporto TG/HDL segnala il rischio di attacchi cardiaci.

l'invecchiamento, e ci siamo lasciati convincere che l'assunzione di grassi alimentari vada ridotta il più possibile. Abbiamo fatto bene? No, perché i grassi non hanno alcun effetto diretto sull'insulina.

Per questo motivo, nel 1997, un gruppo di autorevoli ricercatori in campo dietetico furono indotti ad affermare in un articolo comparso sul *New England Journal of Medicine* che non esistono dati convincenti che una dieta povera di grassi e ricca di carboidrati sia efficace, nel lungo periodo, nel trattamento di obesità, malattie cardiache e cancro. Perché? Il motivo è che tutte queste patologie sono associate con l'iperinsulinemia e i grassi non hanno alcun effetto sulla secrezione di insulina, mentre i carboidrati la stimolano in modo significativo.

Eppure i difensori delle diete povere di grassi e ricche di carboidrati insistono, citando studi epidemiologici che «proverebbero» che queste diete sono quasi miracolose. Sfortunatamente, l'epidemiologia da sola non dimostra nulla. Si limita a raccogliere e confrontare dati utili per stabilire le basi di successive rigorose ricerche cliniche in condizioni controllate. Ma esistono davvero questi studi clinici sui pretesi benefici delle diete povere di grassi e ricche di carboidrati? Esistono, e i risultati non sono certo confortanti.

Ne abbiamo già intravista una, tra le più reclamizzate, il Lifestyle Heart Trial, nel capitolo in cui ho presentato la pagella anti-invecchiamento pro Zona; ora sarà utile esaminarla un po' più a fondo. La ricerca fu condotta su un arco di cinque anni e mise a confronto due gruppi di pazienti affetti da patologie cardiovascolari. Il gruppo in esame seguì una dieta strettamente vegetariana, povera di grassi e ricca di carboidrati, associata a intensa attività fisica e meditazione. Il gruppo di controllo invece non fece nulla di speciale. Trattandosi di uno studio multifattoriale (dieta, esercizio fisico e riduzione dello stress), è impossibile stabilire quale dei tre elementi sia stato il più incisivo. L'esercizio fisico, si sa, riduce l'insulina, quindi dovrebbe far bene. È dimostrato che la riduzione dello stress (specialmente attraverso la meditazione), fa calare il cortisolo e di conseguenza l'insulina, perciò anch'esso dovrebbe fare bene. È il motivo per cui sono entrambi sezioni della piramide anti-invecchiamento pro Zona.

Resta la dieta adottata nel Lifestyle Heart Trial: vegetariana, pochi grassi, molti carboidrati. Proprio quella che può far salire ulteriormente l'insulina in soggetti predisposti alla resistenza a questo ormone.

Per quanto non ci sia possibile verificare l'effetto isolato di ogni fattore, un'occhiata ai risultati ottenuti al termine della sperimentazione è molto istruttiva. Dopo cinque anni, benché nel gruppo in esame, rispetto a quello di controllo, fosse stato registrato un certo miglioramento nel sistema circolatorio, è impossibile stabilire quale dei tre fattori ne fosse responsabile. In fondo, l'attività fisica fa quest'effetto e la riduzione del cortisolo (conseguente a quella dello stress) pure. Nel gruppo sperimentale comparve però un fenomeno preoccupante, assente in quello di controllo: l'aumento del rapporto trigliceridi/HDL (*Tabella 14.1*).

Nel gruppo di controllo il rapporto trigliceridi/HDL dopo cinque anni era diminuito, per quanto fosse ancora tanto elevato da far supporre iperinsulinemia; quello dei soggetti in esame invece era cresciuto del 25%, toccando un valore, 7,1, davvero pericoloso. Se dobbiamo credere ai dati ottenuti dalla Harvard Medical School, non è certo una buona notizia per chi teme di invecchiare.

Ma in realtà l'unica statistica che conta veramente è quella sulla mortalità. Dato che nel gruppo di controllo non ci furono decessi (morì invece un paziente in esame), è difficile sostenere che il Lifestyle Heart Trial, basato su una dieta vegetariana, ricca di carboidrati e povera di grassi, rappresenti un'importante conquista nel campo del trattamento cardiovascolare, o anche solo della battaglia per non invecchiare.

Man mano che si pubblicano i risultati di nuove ricerche scientifiche su diete povere di grassi e ricche di carboidrati, si aggiungono prove che questi regimi dietetici incrementano i livelli di insulina. E chi combatte l'invecchiamento non ha certo motivo di rallegrarsi. Ricerche pubblicate su pazienti cardiovascolari con il colesterolo alto, diabetici di tipo 2 e donne in età postmenopausale dimostrano tutte che queste diete aumentano considerevolmente i livelli di insulina. Per porre l'accento su questo problema, l'American Heart Association Nutrition Committee nel 1998 ha pubblicato un articolo su *Circula-*

	TG/HDL iniziale	TG/HDL dopo 5 anni
Gruppo in esame	5,7	7,1
Gruppo di controllo	4,4	3,9

Tabella 14.1 - Rapporti TG/HDL dopo 5 anni di Lifestyle Heart Trial.

tion, che conteneva, tra l'altro, le seguenti affermazioni sull'argomento in questione:

- Le diete molto povere di grassi nel breve periodo fanno crescere i livelli dei trigliceridi e fanno calare quelli del colesterolo HDL, senza però far diminuire il colesterolo LDL.
- Per determinati soggetti, per esempio le persone che soffrono di ipertrigliceridemia o iperinsulinemia, come anche per gli anziani o i bambini, va considerato il rischio che comportano l'innalzamento dei trigliceridi, il calo del colesterolo HDL o l'alimentazione inadeguata.
- Poiché le diete a bassissimo contenuto di grassi si distaccano nettamente dalla prudenza delle attuali linee guida della dietetica, prima che possano essere raccomandate a livello nazionale occorre dimostrare che siano sia vantaggiose, sia sicure.

Eppure, nonostante il peso dei risultati negativi delle ricerche scientifiche pubblicati in letteratura, sembra quasi che negli Stati Uniti molte tra le riviste più diffuse (in particolare quelle femminili) puntino a far invecchiare precocemente la gente, sottolineando costantemente l'importanza di seguire queste diete con pochi grassi e molti carboidrati. Il risultato della loro azione è davanti agli occhi di tutti: la crescente diffusione dell'obesità, che è la prima conseguenza dell'iperinsulinemia. E questo sta succedendo nonostante sia dimostrato che gli americani hanno diminuito il consumo dei grassi.

Ma allora, come possiamo evitare l'iperinsulinemia? In sostanza utilizzando una sorta di carburatore ormonale (la dieta), che è in grado di influenzare i livelli di insulina e glucagone per un periodo che va dalle quattro alle sei ore. L'equilibrio nel rapporto tra proteine e carboidrati, a ogni pasto, costituisce il farmaco fondamentale per mantenere l'insulina in una zona in cui ce ne sia quanto basta per nutrire le cellule dell'organismo, e mai troppa. Così facendo si tengono automaticamente sotto controllo anche gli altri sistemi ormonali, quali il cortisolo e gli eicosanoidi.

Per verificare l'efficacia del controllo dell'insulina, occorre sottoporsi alle analisi del sangue previste e compilare la pagella anti-invecchiamento pro Zona. Chi raggiunge la sufficienza in tutte le voci, è a posto. Chi invece non la raggiunge, deve adottare lo stile di vita anti-invecchiamento pro Zona, utilizzando gli strumenti (dieta, allenamento, meditazione) che ho illustrato in precedenza. Il più efficace di questi è la dieta pro Zona.

Si tenga presente che l'attività fisica è una sezione molto importante della piramide e che svolge un ruolo non secondario nel controllo dell'insulina. L'esercizio aerobico è una medicina eccezionalmente efficace, sia per ridurre l'eccesso di glucosio nel sangue, sia per aumentare la sensibilità all'insulina. Purtroppo però, l'attività fisica, per forza di cose, viene concentrata in un'ora al giorno, mentre l'alimentazione può essere distribuita su tutto l'arco delle ventiquattr'ore. Per questo, volendo adottare uno solo degli strumenti, la dieta pro Zona è molto più efficace degli altri due. Tuttavia, combinata con l'attività fisica, viene a formare una potentissima associazione di «farmaci», che garantisce una maggiore longevità.

15

Il cortisone: anni Cinquanta, farmaco magico; anni Novanta, farmaco tragico

L'ISOLAMENTO del cortisolo, e la sintesi del cortisone, il suo equivalente farmacologico, il più importante degli ormoni corticosteroidi, fu uno dei più grandi successi della medicina del secolo XX. Questo gruppo di ormoni, prodotti dalle ghiandole surrenali, sono fondamentali nella risposta allo stress. L'invecchiamento potrebbe essere definito come una progressiva incapacità dell'organismo di rispondere allo stress, e quindi non sorprende che uno squilibrio dei corticosteroidi possa svolgere un ruolo fondamentale nel processo di invecchiamento.

Ricordate il salmone del Pacifico, che, dopo avere deposto le uova, in pochi giorni invecchia e muore a causa dei troppi corticosteroidi, che in pratica «staccano la spina» del suo sistema immunitario? All'estremo opposto, quando i corticosteroidi sono troppo bassi diventa impossibile non dico adattarsi, ma persino rispondere agli eventi stressanti, siano essi fisici (l'esercizio), biologici (virus, batteri, micosi), ambientali (la temperatura) o addirittura sociali (lavoro, famiglia eccetera).

Gli esempi classici delle conseguenze nell'uomo del disturbo dell'equilibrio dei corticosteroidi sono due: il morbo di Addison, quando le surrenali non funzionano a sufficienza, e la sindrome di Cushing, che deriva da un'iperproduzione di tutti gli ormoni corticosteroidi. Le conseguenze in entrambi i casi sono drammatiche (*Tabella 15.1*).

È interessante notare che troppo poco stress fa male quanto troppo. Senza sufficiente stress il processo di adattamento funziona troppo poco e sopravvivere è difficile: le ghiandole surrenali tendono ad atrofizzarsi e diventano incapaci di produrre il cortisolo. È la ragione per

Morbo di Addison	Sindrome di Cushing
Ipotensione	Ipertensione
Ipoglicemia	Iperglicemia
Perdita di sodio	Ritenzione di sodio
Innalzamento del potassio	Perdita di potassio
	Difficile cicatrizzazione
	Decalcificazione delle ossa
	Disturbi del sistema immunitario
	Assottigliamento della pelle
	Calo della massa muscolare
	Sviluppo di adipe addominale
	Psicosi

Tabella 15.1 - Confronto tra i sintomi del morbo di Addison e della sindrome di Cushing.

cui il morbo di Addison conduce alla morte: le surrenali non hanno margini di funzionamento sufficienti e l'organismo non è così più in grado di reagire tempestivamente a nuovi stress. D'altra parte un'insufficiente produzione di cortisolo può anche dipendere da un «esaurimento» surrenale, conseguente al superlavoro provocato da una continua ed eccessiva esposizione a eventi stressanti. Il sintomo più comune di questa situazione è una costante sensazione di spossatezza: è la fase «di esaurimento» descritta fin dal 1937 da Hans Seyle, pioniere della ricerca sullo stress. In pratica, le riserve surrenaliche sono esaurite e anche eventi poco stressanti possono avere conseguenze fisiologiche devastanti.

Le manifestazioni cliniche della sindrome di Cushing, provocate dall'eccesso di cortisolo, sono più rilevanti e costituiscono una specie di antologia dei sintomi associati con l'invecchiamento precoce. Per esempio, uno dei problemi più gravi provocati dall'eccesso di cortisolo è la distruzione del tessuto muscolare. La gluconeogenesi (ne abbiamo già parlato) consiste nella demolizione di proteine per estrarne glucosio e rappresenta l'ultima risorsa del cervello per rifornirsi in situazioni di emergenza. Il cortisolo accelera questo processo, sicché il sistema più rapido per perdere massa e forza muscolare è mantenere alti i livelli del cortisolo (non dimenticate che questa perdita è uno dei principali segnali dell'invecchiamento). Un'altra conseguenza dell'eccesso di cortisolo è la demineralizzazione delle ossa, e in effetti l'osteoporosi è uno dei problemi principali delle persone anziane: nulla accelera la perdita di densità delle ossa quanto l'eccesso di cortisolo.

Com'è possibile che l'eccesso di un solo ormone si rifletta in una tale quantità problemi legati all'invecchiamento? La risposta risiede negli effetti biochimici dello stress. Seyle fu il primo a spiegarne l'azione fisiologica e i meccanismi di adattamento messi in atto dall'organismo. La prima fase è definita da questo studioso «di allarme»: in risposta a un evento generatore di stress la produzione di corticosteroidi aumenta. Segue una fase «di adattamento», durante la quale la secrezione di corticosteroidi prosegue fino a quando la situazione non si risolve, permettendo così al sistema di tornare alla normalità o di adattarsi a una nuova condizione. Può verificarsi però una terza fase, da Seyle detta «di esaurimento», nella quale l'esposizione troppo prolungata all'evento stressante finisce per logorare le ghiandole surrenali, compromettendo ogni loro futura possibilità di rispondere a stress persistenti.

A livello molecolare, il cortisolo controlla lo stress interrompendo la produzione degli eicosanoidi. Questi ormoni autocrini (prodotti da ogni cellula dell'organismo) reagiscono ai cambiamenti dell'ambiente interno, specialmente quelli provocati da qualunque forma di stress. In sostanza sono i veri mediatori molecolari dello stress e il cortisolo lavora inibendoli per un breve periodo. Evita in tal modo reazioni troppo violente, per dare tempo all'organismo di adattarsi all'evento e, se tutto va bene, di risolverlo. Se però la situazione non migliora, l'eccesso di cortisolo continua e, a causa del suo effetto inibitorio sulla sintesi degli eicosanoidi, finisce per bloccarne completamente la produzione. A questo punto l'Internet biologica si spegne. Ecco il motivo per cui l'eccesso di cortisolo è uno dei pilastri dell'invecchiamento precoce.

Proprio il suo effetto sugli eicosanoidi spiega perché il cortisolo fu considerato un farmaco magico negli anni Cinquanta. Nel 1948 Edward Kendall riuscì a isolare il «composto E» (così fu chiamato inizialmente) e Philip Hench lo somministrò a una donna affetta da una grave artrite: in pochi giorni ogni sintomo scomparve. La medicina miracolosa era finalmente a portata di mano, o almeno così pensò la gente. In sostanza in ogni malattia in cui veniva somministrato cortisolo si riscontrava un recupero del paziente quasi miracoloso. La scoperta suscitò un tale entusiasmo che nel 1950 a Hench e Kendall fu assegnato il premio Nobel per la medicina.

L'esaltazione non risparmiò certo le case farmaceutiche. Per quanto disponibili, i corticosteroidi naturali non erano brevettabili, e questo spinse le aziende a produrre farmaci sintetici ancora più potenti e per di più brevettabili. L'età dell'oro sembrava a portata di mano. Questi nuovi prodotti brevettati, tra i quali il prednisone, il dexametasone, il betametasone eccetera, facevano miracoli per qualsiasi patologia con una componente infiammatoria. Ebbene, sono gli stessi farmaci che oggi spaventano i pazienti che li devono utilizzare.

Perché hanno perso la loro aureola magica? Poiché ormai tutti sanno che agiscono indiscriminatamente, sparano nel mucchio, non distinguono tra amici e nemici. Bloccano la produzione di eicosanoidi infiammmatori, quelli cattivi, ma inibiscono anche quelli buoni, indispensabili ai sistemi cardiovascolare, immunitario e nervoso centrale per una corretta comunicazione ormonale. Sono sufficienti 30 giorni di dosi elevate di cortisonici (così sono chiamati i corticosteroidi sintetici) per scatenare gravi problemi immunologici. Basta verificare che cosa succede a un individuo normale a cui sia stata somministrata una dose di cortisone per via endovenosa: entro 24 ore calano bruscamente le sue cellule T (soprattutto le *T-helper*). Per capirci, è ciò che negli anni capita ai pazienti affetti di AIDS, ma in questo caso l'effetto si produce in 24 ore e con una sola iniezione. Per questa ragione l'uso prolungato dei cortisonici è strettamente limitato ai casi non trattabili diversamente: da farmaci miracolosi si sono trasformati in medicine da ultima spiaggia.

Il cortisolo nel flusso sanguigno è inattivo finché è legato alla sua proteina di trasporto, detta CBG. Ma, una volta rilasciato, può penetrare nella cellula per legarsi al proprio recettore. L'insieme cortisolo-recettore è trasportato quindi nel nucleo, dove cerca la giusta sequenza di DNA per attivarsi e stimolare così la produzione della *lipocortina*, che blocca la sintesi di tutti gli eicosanoidi. Questo stato d'inibizione dura finché all'interno della cellula la lipocortina non si degrada.

Poiché non è bene che la sintesi degli eicosanoidi s'interrompa troppo a lungo, il cortisolo ha un'azione di breve durata e quindi, impiegato come medicinale, andrebbe somministrato ogni quattro ore circa. La complicazione fu brillantemente risolta dalle case farmaceutiche con l'invenzione di farmaci cortisonici a lenta cessione, efficaci per parecchi giorni. Sfortunatamente s'interrompe altrettanto a lungo anche la sintesi degli eicosanoidi, con tutti i danni che ne conseguono. Questo è uno dei motivi per cui questi farmaci, ieri magici, oggi sono tragici.

Come per la maggioranza degli ormoni endocrini, il punto di partenza della produzione del cortisolo è l'ipotalamo. Esso risponde a un evento generatore di stress producendo il CRF (*Corticotropin Releasing Factor*), un fattore di rilascio che raggiunge l'ipofisi attraverso il peduncolo ipofisario e provoca la sintesi di ACTH, l'ormone adrenocorticotropo (*Figura 15.1*).

In realtà il CRF non entra mai nell'ipofisi. Stimola la sintesi di ACTH attraverso il solito AMP ciclico (cAMP), il secondo messaggero che già conosciamo. L'ACTH è quindi immesso in circolo dall'ipofisi per raggiungere le ghiandole surrenali.

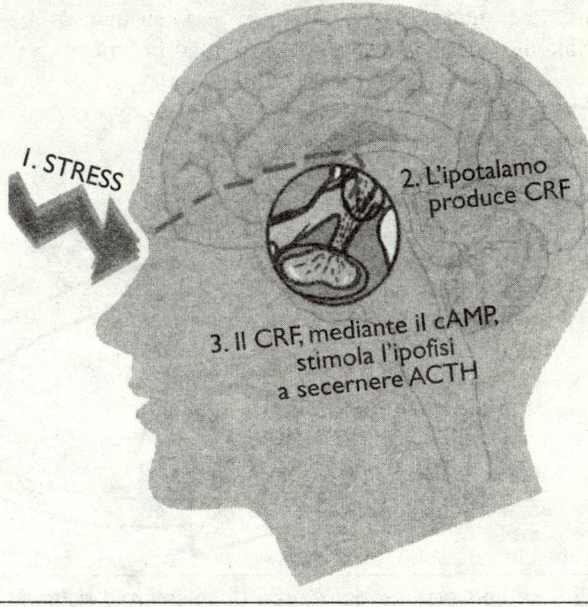

Figura 15.1 - Trasformazione dello stress in azione ormonale.

Queste ghiandole sono formate da uno strato esterno (la corteccia) e da una parte interna (la midollare). In quest'ultima sono sintetizzati gli ormoni di risposta agli stress acuti il cui rilascio è anch'esso stimolato dall'ACTH. Sono l'epinefrina e la norepinefrina, più comunemente noti con i nomi di adrenalina e noradrenalina, gli ormoni «combatti o fuggi», indispensabili nei momenti di emergenza. Nella corteccia viene invece sintetizzato il cortisolo, per rispondere agli stress persistenti. L'ACTH interagisce con i recettori presenti nella midollare delle surrenali per rilasciare adrenalina, ma dispone anche di recettori nella corteccia, grazie ai quali innesca una complessa serie di reazioni biochimiche che portano alla formazione di cortisolo.

Come sempre, la prima di queste reazioni coinvolge il cAMP, il cui aumento provoca il rilascio di colesterolo dai granuli di scorta di estere di colesterolo immagazzinati all'interno della corteccia surrenale. Questo è trasformato dai mitocondri nell'ormone steroideo pregnenolone, a sua volta convertito, attraverso una serie di reazioni, in cortisolo (*Figura 15.2*).

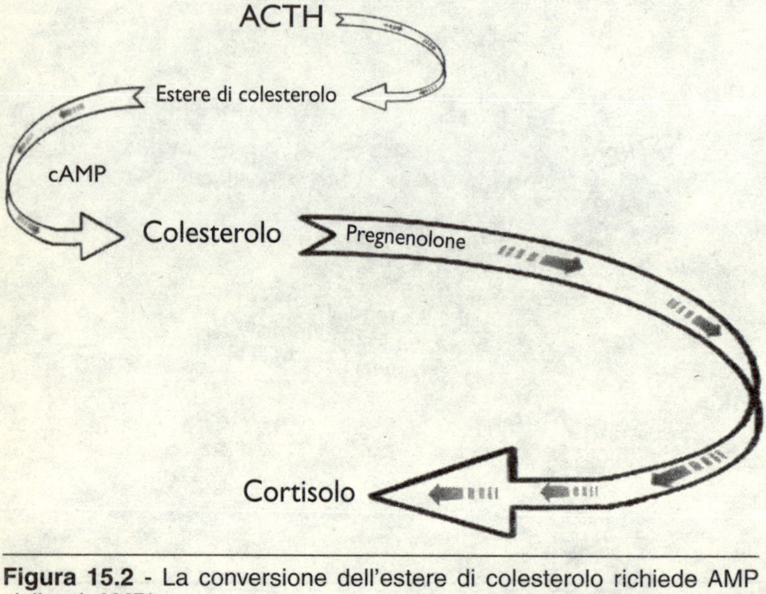

Figura 15.2 - La conversione dell'estere di colesterolo richiede AMP ciclico (cAMP).

Il cortisolo è quindi immesso in circolo, dove si lega alle proteine di trasporto CBG, che fungono da sistema a cessione controllata, consentendo solo a piccole quantità di cortisolo alla volta di «liberarsi» e diventare attive. Appena i livelli di cortisolo libero salgono, un segnale d'allarme comunica all'ipotalamo di interrompere il rilascio di CRF (*Figura 15.3*).

Si chiude così l'asse ipotalamo-ipofisi-surrene, molto più complesso di quello insulina-glucagone del capitolo precedente. A complicare il quadro si aggiunge il fatto che il rilascio di cortisolo è di solito influenzato dai ritmi circadiani (cicli giornalieri): fra le tre e le sei del mattino i livelli in circolo sono più alti, per decrescere poi gradualmente durante la giornata. Invecchiando, questo ritmo si scombussola e, affinché l'asse ipotalamo-ipofisi-surrene possa funzionare senza

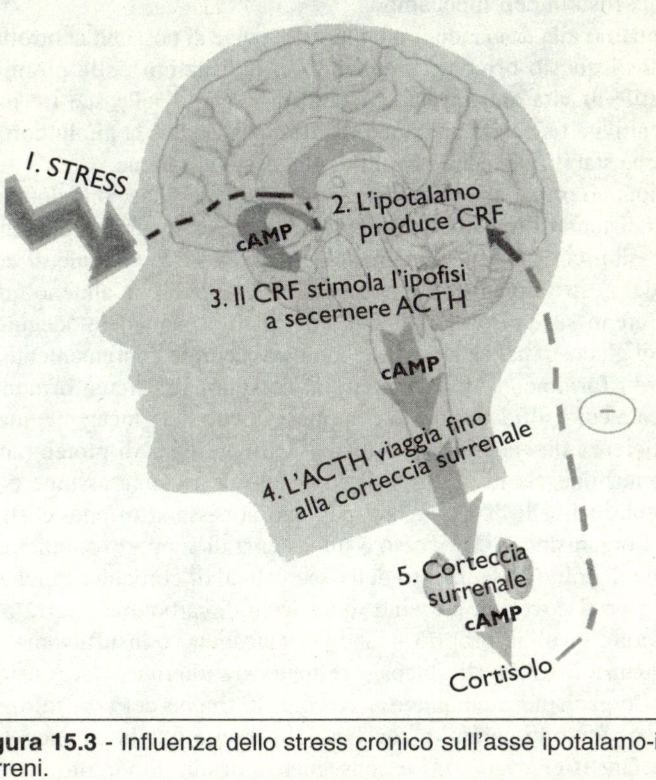

Figura 15.3 - Influenza dello stress cronico sull'asse ipotalamo-ipofisi-surreni.

oscillazioni, sono richieste sufficienti quantità di cAMP, il nostro secondo messaggero. Ne serve in continuazione per mantenere una buona comunicazione ormonale tra l'ipotalamo e l'ipofisi, e tra l'ACTH e la corteccia surrenale per controllare la sintesi di cortisolo. Se in una qualsiasi ghiandola di questo asse i livelli di cAMP scendono sotto la soglia critica, l'intero sistema si sregola. Come spiegherò tra poco, il modo migliore per evitare il problema è assicurare una costante produzione di eicosanoidi buoni.

A parte la sua influenza sugli eicosanoidi, l'eccesso di cortisolo ha effetti letali anche a livello cellulare. Il timo in particolare (responsabile della produzione di linfociti T) è molto sensibile all'eccesso di cortisolo; per questa ragione con gli anni tende ad atrofizzarsi, perdendo progressivamente le sue funzioni immunitarie. Ancora più grave è l'effetto sul cervello, perché ne limita la longevità uccidendo i neuroni sensibili dell'ippocampo.

Torniamo alla domanda fondamentale: come si possono controllare i livelli di questo ormone? Seguendo le indicazioni della piramide dello stile di vita anti-invecchiamento pro Zona. Delle sue tre parti (dieta, attività fisica, meditazione) la dieta pro Zona è la più importante, perché stabilizza anche i livelli di glucosio del sangue.

Sappiamo ormai che numerose funzioni fisiologiche sono dotate di svariati sistemi di regolazione supplementari, per scongiurare qualunque possibilità di malfunzionamento. Il cervello è la centrale di controllo del nostro organismo e non sorprende quindi che almeno quattro differenti sistemi ormonali siano destinati a mantenere adeguati i livelli di glucosio nel sangue, in modo da assicurare continuamente un regolare rifornimento di carburante al cervello. Il sistema ormonale principale cui è affidato questo compito è quello del glucagone, ma la sua efficienza dipende in larga misura dalla presenza di proteine nell'alimentazione. Se in un pasto il contenuto di proteine assunte è insufficiente, i livelli di glucagone possono abbassarsi troppo, costringendo l'organismo a far ricorso a un sistema di supporto supplementare, che di solito è l'aumento della secrezione di cortisolo. Poiché in genere i pasti poveri di proteine sono ricchi di carboidrati, verrà prodotta molta insulina proprio quando il glucagone è insufficiente. Di conseguenza il livello di glucosio si abbasserà ulteriormente, costringendo l'organismo a chiamare a raccolta le truppe del cortisolo, nel generoso sforzo di garantire zucchero al cervello (quello che avrebbe dovuto fare il glucagone). Le conseguenze di questo circolo vizioso non sono piacevoli: ancora maggiori quantità di cortisolo in circolo e quindi una potente inibizione della sintesi degli eicosanoidi, dalla quale derivano disfunzioni del sistema immunitario, nonché l'abbassamento dei livelli di cAMP. Molti dei sintomi associati con la sindrome di Cushing si registrano, sia pure su scala più ridotta, semplicemente seguendo per un certo periodo una dieta con poche proteine e molti carboidrati.

L'effetto dell'esercizio fisico sul cortisolo è un po' più complesso. L'esercizio fisico prolungato a bassi livelli d'intensità (per esempio camminare), riduce gradualmente l'insulina e fa salire il glucosio, in conseguenza dell'aumento della secrezione di glucagone stimolata dall'attività fisica. Poiché il sistema principale (il glucagone) funziona con regolarità, durante un'attività fisica moderata non c'è bisogno di aumentare la produzione di cortisolo. Invece, lavorando a maggiore intensità, si genera uno stress rilevante e il cortisolo incomincia a salire in ogni caso. Il motto di molti allenatori: «Se non fa male, non fa bene», non è contemporaneamente vero per la forma fisica e per la longevità. Per la lotta contro l'invecchiamento, più l'intensità dell'esercizio è alta, meno giova. Per questo la curva dell'aumento della longevità in funzione dell'esercizio fisico si appiattisce man mano che l'attività diventa più intensa. Aumenta inoltre la formazione di radicali liberi, come ha riconosciuto Kenneth Cooper nel suo libro *Il potere curativo degli antiossidanti*. Il padre dell'aerobica sostiene che una persona in ottima forma fisica, in quanto sottoposta a un intenso programma di allenamento, potrebbe non essere altrettanto sana, alla lunga, quanto una meno in forma, ma che pratichi con costanza attività fisica a intensità moderata.

Il terzo segmento della nostra piramide anti-invecchiamento è la riduzione dello stress. Si sostiene giustamente che qualsiasi forma di controllo dello stress, che si tratti di meditare, di coltivare un hobby, o semplicemente di rilassarsi, abbassa i livelli di cortisolo. A questo fine lo strumento più potente è però la meditazione, i cui benefici sono stati clinicamente provati.

Per ridurre l'eccesso di cortisolo abbiamo dunque a disposizione tre strategie ormonali molto valide: la dieta pro Zona, l'attività fisica moderata e la meditazione. L'unione di queste tre strategie forma la piramide dello stile di vita anti-invecchiamento pro Zona.

Ora abbiamo scoperto che livelli elevati di insulina e di cortisolo fanno invecchiare precocemente: la ragione è che entrambi hanno un effetto negativo sugli eicosanoidi. Se tutte le strade portano a Roma, credo che si possa anche affermare che tutte le strade contro l'invecchiamento portano agli eicosanoidi.

La loro è sul serio la vera storia della battaglia contro l'avanzare degli anni. Nel prossimo capitolo vedremo come gli eicosanoidi possano farci invecchiare più lentamente, ma anche più in fretta. Ma, soprattutto, vedremo che abbiamo il potere di far pendere la bilancia dalla parte giusta.

16

Gli eicosanoidi: il vostro microprocessore

ECCOCI finalmente giunti al nocciolo ormonale del problema dell'anti-invecchiamento: gli eicosanoidi. Se domandate alla maggioranza dei medici e dei ricercatori che cosa siano, probabilmente otterrete in risposta un'espressione smarrita, anche se nel 1982 il premio Nobel per la medicina fu assegnato proprio a chi aveva dimostrato che gli eicosanoidi sono responsabili del controllo di quasi tutti i meccanismi della fisiologia del corpo umano. Ma, pur essendo sconosciuti a gran parte dell'establishment medico, essi svolgono il delicato compito di assicurare la fedeltà delle trasmissioni nella nostra Internet biologica e rappresentano la chiave della lotta all'invecchiamento.

Sono un gruppo di ormoni tanto misteriosi da sembrare quasi magici, eppure vengono prodotti da tutte le cellule dell'organismo. Potremmo paragonarli agli elettroni che fluiscono attraverso un microprocessore, trasformando il computer in un miracolo della tecnologia. E, come quel flusso di elettroni, anche gli eicosanoidi sono transitori e impalpabili, e lavorano in concentrazioni quasi imponderabili. Svolto il loro compito, sembrano sparire. Gli elettroni controllano il traffico dei dati nel nostro personal computer, gli eicosanoidi smistano tutte le informazioni nella nostra Internet biologica.

Ma se sono così importanti, se sono addirittura la chiave per combattere l'invecchiamento, perché non se ne sente mai parlare? Perché sono terribilmente complessi: non circolano nel sangue, lavorano a concentrazioni incredibilmente basse e, compiuta la loro missione, si autodistruggono in pochi secondi. Tutto ciò rende tecnicamente impossibile studiarli direttamente nell'organismo, e così gran parte delle nostre conoscenze sugli eicosanoidi provengono o da colture di tessuti in laboratorio a cui possano essere aggiunti, o dallo studio dei loro pochi metaboliti stabili rintracciabili nelle urine, o infine da una migliore comprensione degli effetti di quei farmaci (come l'aspirina, gli antinfiammatori non steroidei, i corticosteroidi) che agiscono alterandone o bloccandone la formazione.

Gli eicosanoidi comprendono un vasto assortimento di ormoni, di molti dei quali neppure gli endocrinologi hanno mai sentito parlare. Derivano da un unico gruppo di acidi grassi essenziali polinsaturi, contenenti 20 atomi di carbonio. Nella Tabella 16.1 vengono elencati i vari gruppi di eicosanoidi.

Probabilmente tutti i medici conoscono le prostaglandine, che costituiscono però soltanto un piccolo sottogruppo della grande famiglia degli eicosanoidi, molti dei quali sono stati scoperti solo di recente. Gli epi-isoprostanoidi, per esempio, sono gli ormoni che attivano le proprietà anticancro attribuite all'aspirina e sono conosciuti solo da pochi anni.

La storia degli eicosanoidi iniziò oltre 60 anni fa con la scoperta del gruppo più diffuso di questi ormoni: le prostaglandine. Si sa che la prostata è l'organo con la più alta concentrazione di eicosanoidi, e da un certo numero (parliamo di decine di migliaia...) di prostate di bovini è possibile ricavare una piccola quantità di un estratto molto ricco in eicosanoidi, dalla potentissima azione fisiologica. Poiché all'epoca si pensava che ogni ormone fosse prodotto in una ghiandola particola-

Prostaglandine
Trombossani
Leucotrieni
Lipossine
Acidi grassi idrossilati
Isoprostanoidi
Epi-isoprostanoidi
Isoleucotrieni

Tabella 16.1 - Sottogruppi di eicosanoidi.

re, sembrò logico chiamare l'ormone con il nome di prostaglandina, anche se in tempi più recenti è apparso chiaro che qualunque cellula dell'organismo può produrre eicosanoidi. Ricerche successive portarono alla determinazione della struttura molecolare degli eicosanoidi e alla comprensione del meccanismo attraverso il quale l'aspirina, il vero farmaco miracoloso del secolo XX, agisce, alterando proprio i livelli di questi ormoni. Nel 1982 il premio Nobel per la medicina fu conferito a John Vane, Sune Bergstrom e Bengt Samuelsson per le scoperte sugli eicosanoidi e sui loro meccanismi d'azione. Per ironia della sorte, Ulf von Euler, lo scienziato che per primo aveva scoperto gli eicosanoidi, non ebbe invece alcun riconoscimento.

Ma il periodo d'oro della ricerca sugli eicosanoidi probabilmente deve ancora venire: ogni anno se ne scoprono di nuovi e cresce sempre più la conoscenza del loro ruolo di controllori degli altri sistemi ormonali. Il fatto non è sfuggito alle case farmaceutiche, che si sono affrettate a investire una montagna di miliardi nel tentativo di produrre farmaci brevettabili basati sugli eicosanoidi. Ma, almeno per il momento, la maggior parte di queste ricerche non è approdata a nulla, perché questi ormoni non sono attivi se vengono assunti per via orale, hanno una vita biologica brevissima (dell'ordine di pochi secondi) e devono essere somministrati per via endoarteriosa (il che richiede un intervento chirurgico, a differenza delle iniezioni endovenose, al confronto molto più semplici). In sostanza, gli eicosanoidi svolgono un ruolo davvero limitato nel mondo farmaceutico. In breve, come farmaci, non solo sono troppo difficili da trattare, ma sono anche troppo potenti.

Esiste tuttavia uno strumento, e anche semplice, per influire direttamente su questi importanti ormoni: l'alimentazione. La ragione per cui la dieta può riuscire dove le più grandi compagnie farmaceutiche hanno sinora fallito è scritta nel libro dell'evoluzione. Gli eicosanoidi furono il primo sistema di controllo ormonale sviluppato dagli organismi viventi. La vita organizzata non è possibile senza membrane cellulari che separino l'attività interna di una cellula dall'ambiente circostante. Dato che tutte le membrane cellulari contengono acidi grassi (tra cui quelli «essenziali», i mattoncini che compongono gli eicosanoidi), la membrana cellulare è diventata l'officina ideale per sintetizzarli, giacché vi era sempre disponibile la materia prima.

Gli eicosanoidi, essendo ormoni autocrini, vengono prodotti dalla cellula con il compito di uscire a esplorare i dintorni e tornare a riferire ciò che sta succedendo, in modo da poter innescare le reazioni corrette a quanto accade nelle immediate vicinanze. Qualsiasi variazione esterna alla cellula può essere considerata un evento stressante e per questa ragione gli eicosanoidi vengono definiti i mediatori molecolari dello stress per le cellule. Essi, interagendo con il recettore posto sulla superficie della cellula, ne inducono una modificazione della risposta biologica.

In campo biotecnologico, una delle aree di ricerca più promettenti è quella dei modificatori di risposta biologica, i primi dei quali (e probabilmente i più potenti) sono proprio gli eicosanoidi. Esistono da oltre 500 milioni di anni (molti degli eicosanoidi prodotti dall'organismo umano sono identici a quelli sintetizzati da organismi primitivi, come le spugne) e si sono evoluti fino a diventare gli agenti di controllo di un incredibile numero di funzioni biologiche.

Ciò che li rende fondamentali per i meccanismi dell'invecchiamento sono i secondi messaggeri generati da alcuni di essi. Sulla superficie cellulare esistono diversi recettori e, a seconda dell'eicosanoide che interagisce con loro, la cellula produce un particolare secondo messaggero. Perciò, in funzione dell'eicosanoide presente sulla superficie della cellula, il livello del cAMP può salire o scendere, oppure possono essere sintetizzati secondi messaggeri di tipo completamente diverso, come il DAG e l'IP_3. Ciò significa che non tutti gli eicosanoidi sono ugualmente efficaci per incrementare i livelli di cAMP.

Quelli che possono farlo costituiscono l'arma migliore nella lotta contro l'invecchiamento. Perché? Perché il cAMP è lo stesso secondo messaggero utilizzato da molti ormoni endocrini per agire sulle cellule-bersaglio, per cui, sostenendo nelle cellule il livello degli eicosanoidi che favoriscono la sintesi di cAMP, quest'ultimo si mantiene sicuramente sopra la soglia critica. Così, quando un ormone endocrino, interagendo con il proprio recettore, stimola la produzione di ulteriore cAMP, diventa di gran lunga più probabile che la quantità totale di questo secondo messaggero sia abbastanza elevata da indurre l'appropriata risposta biologica e da migliorare le comunicazioni ormonali (*Figura 16.1*).

In un certo senso, gli eicosanoidi buoni svolgono il ruolo di amplificatori del cAMP, facendo sì che anche un livello più basso di ormoni endocrini sia sufficiente a recapitare il messaggio biologico appropriato. Questa amplificazione è meno importante in gioventù, quando sono disponibili livelli di attività endocrina più che adeguati, ma di-

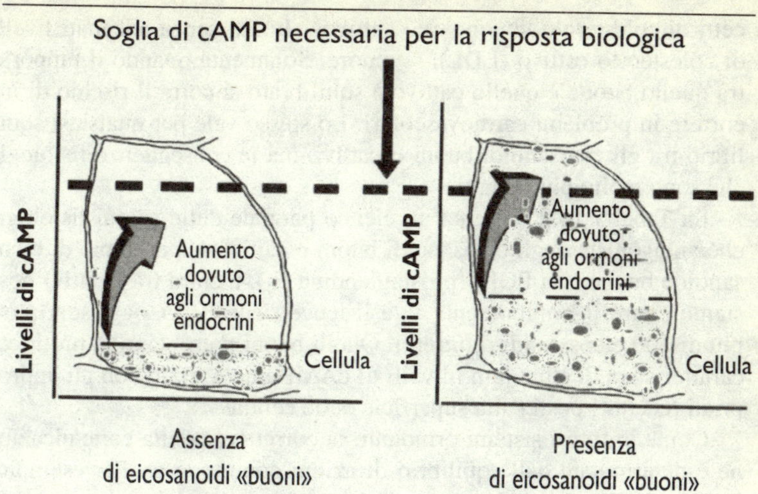

Figura 16.1 - Per una corretta comunicazione ormonale sono necessari livelli adeguati di AMP ciclico (cAMP).

venta essenziale in età avanzata, quando la secrezione di molti importanti ormoni endocrini diminuisce, anche sensibilmente, perché in questo modo, malgrado il calo ormonale, la comunicazione può ugualmente funzionare. E, come ho detto più volte, la mia definizione molecolare dell'anti-invecchiamento è proprio il buon funzionamento della comunicazione ormonale.

Dato che non c'è una «ghiandola» precisa che produce eicosanoidi, non esiste una centralina che ne «accenda» o «spenga» l'azione. La natura ha risolto il problema sviluppando vari tipi di eicosanoidi con azioni fisiologiche diametralmente opposte. Dal loro equilibrio nasce una corretta attività biologica e siamo quindi autorizzati a parlare di «assi» di eicosanoidi.

Volendo semplificare, ogni «asse» è formato da eicosanoidi antagonisti: i buoni e i cattivi. Nelle fasi iniziali dell'evoluzione, quando ancora non esistevano sistemi ormonali avanzati (come, per esempio, i corticosteroidi) per controllare l'attività degli eicosanoidi, la soluzione più efficace non poteva che essere l'equilibrio tra eicosanoidi buoni e cattivi. Ovviamente non esistono eicosanoidi «buoni» o «cattivi» in assoluto, così come non bisogna attribuire significato morale ai concetti di colesterolo «buono» e «cattivo». Infatti senza adeguati livelli di colesterolo cattivo (LDL), si muore. Solamente quando il rapporto tra quello buono e quello cattivo è squilibrato si corre il rischio di incorrere in problemi cardiovascolari. Lo stesso vale per qualsiasi squilibrio tra gli eicosanoidi buoni o cattivi, ma le conseguenze fisiologiche sono molto più pesanti.

La Tabella 16.2 presenta un elenco parziale delle azioni fisiologiche antagoniste degli eicosanoidi buoni e cattivi. Un esempio di eicosanoide buono è la PGE_1 (prostaglandina E_1), mentre tra i cattivi possiamo citare il trombossano A_2 e il leucotriene B_4. A oggi sono noti più di 100 eicosanoidi differenti. Quelli buoni presentano la proprietà caratteristica di stimolare i livelli di cAMP interagendo con gli appropriati recettori posti sulla superficie delle cellule.

Come in tutti i sistemi ormonali, la correttezza della comunicazione è determinata dall'equilibrio di azioni contrapposte. Per esempio, l'effetto dell'insulina è controbilanciato da quello del glucagone. Ma lo squilibrio degli eicosanoidi condiziona l'insorgenza di patologie croniche molto più di quello di altri sistemi ormonali (insulina e cortisolo), i quali però a loro volta influenzano l'equilibrio degli eicosanoidi. È il motivo per cui questi tre sistemi ormonali sono così strettamente correlati.

Quali malattie croniche sono provocate dallo squilibrio degli eicosanoidi? Tra le altre quelle cardiovascolari, il cancro, il diabete, l'artrite e la depressione. Gli scienziati che ottennero il premio Nobel nel 1982 scoprirono la natura molecolare delle patologie croniche e le ridefinirono in termini di squilibrio degli eicosanoidi, permettendo inol-

Gli eicosanoidi buoni...	Gli eicosanoidi cattivi...
Inibiscono l'aggregazione delle piastrine	Favoriscono l'aggregazione delle piastrine
Sono vasodilatatori	Sono vasocostrittori
Sono anti-infiammatori	Sono infiammatori
Controllano la proliferazione cellulare	Stimolano la proliferazione cellulare
Rafforzano il sistema immunitario	Deprimono il sistema immunitario

Tabella 16.2 - Azioni fisiologiche antagoniste degli eicosanoidi.

tre di capire che la chiave per la salute e per la longevità è il ripristino di quell'equilibrio.

Facciamo l'esempio dell'infarto: nella nostra ottica è il risultato di una produzione eccessiva di eicosanoidi cattivi (che inducono le piastrine ad ammassarsi e i vasi sanguigni a restringersi) e di una scarsa sintesi di quelli buoni (che invece funzionano da antiaggreganti e vasodilatatori). Soffrite di ipertensione? Troppi eicosanoidi vasocostrittori e troppo pochi vasodilatatori. L'artrite? Troppi infiammatori e pochi antinfiammatori. Il cancro? Troppi immunodepressivi e pochi immunostimolatori. Diabete di tipo 2? Troppi insulino-stimolatori e pochi insulino-inibitori. Qualunque patologia cronica può essere ridefinita in termini di squilibrio degli eicosanoidi (*Tabella 16.3*).

Non sorprende che siano le classiche patologie di una popolazione che invecchia. In un certo senso, l'invecchiamento può essere definito come il progressivo squilibrio degli eicosanoidi nel tempo.

Se non credete che questi ormoni giochino un ruolo così fondamentale in malattie tanto diverse, chiedete a qualunque medico che cosa capiterebbe a un paziente se gli somministrasse una dose elevata di corticosteroidi per più di 30 giorni. «La morte o, quanto meno, una condizione fisiologica devastante», vi risponderà. Lo stesso destino che attende il salmone del Pacifico dopo aver deposto le uova. I corticosteroidi funzionano in modo indiscriminato, bloccando la produzione di tutti gli eicosanoidi, buoni o cattivi che siano.

Alcuni medicinali che combattono l'infiammazione come l'aspirina e altri farmaci antinfiammatori non steroidei (FANS), sono invece

Cardiopatie
Ipertensione
Diabete di tipo 2
Malattie infiammatorie
Malattie autoimmuni
Cancro
Depressione

Tabella 16.3 - Patologie croniche associate agli squilibri degli eicosanoidi.

efficaci solo sugli eicosanoidi sintetizzati mediante l'enzima *cicloossigenasi* (COX). Si è scoperto di recente che ne esistono due forme: COX-1 e COX-2. La COX-1 si trova nelle cellule dei vasi sanguigni e in quelle dello stomaco che producono bicarbonati per tamponare l'acidità gastrica. La COX-2 è invece un enzima sintetizzato solo per reazione a un'infiammazione. I farmaci attuali, l'aspirina e gli altri FANS, non distinguono tra queste due forme enzimatiche e per questa ragione provocano effetti secondari indesiderati se assunti per periodi prolungati. Pare per esempio che l'efficacia anticancro dell'aspirina sia dovuto all'inibizione della COX-2. Il problema è che blocca anche la COX-1, con rischio di sanguinamenti interni, anche se questo suo effetto pericoloso è proprio quello che permette di prevenire l'infarto. L'aspirina, insomma, fa male allo stomaco, ma fa bene al cuore. Che cosa fare allora? Questo dilemma è emblematico della necessità di valutare il rapporto costi-benefici, che sussiste per qualunque farmaco.

Ancora una volta le società farmaceutiche si sono mobilitate (proprio come negli anni Cinquanta per i corticosteroidi) per studiare nuovi farmaci brevettabili, che permettano di influire selettivamente sulla sola COX-2, cancellando le reazioni indesiderate a lungo termine delle terapie antinfiammatorie correnti. Esiste però un farmaco che, senza effetti collaterali, può assicurare tutti questi benefici, ma che le case farmaceutiche, accecate dalla loro bramosia per il profitto, continuano a trascurare: la dieta pro Zona.

Per comprendere l'efficacia della dieta nel controllare gli eicosanoidi e ristabilirne l'equilibrio, dobbiamo risalire ai loro precursori. Tanto per cominciare, tutti gli eicosanoidi sono sintetizzati a partire dagli acidi grassi essenziali, quelli che l'organismo non può fabbricare da sé e che devono, perciò, far parte della dieta. Questi grassi si dividono in due gruppi, rispettivamente chiamati omega-3 e omega-6, a seconda della loro struttura chimica. Quasi tutti possiedono solo 18 atomi di carbonio, così l'organismo deve aggiungerne due e portare la lunghezza molecolare a 20: infatti gli eicosanoidi possono essere prodotti solo da acidi grassi contenenti 20 atomi di carbonio, come suggerisce il loro nome, dal termine greco *eicosa*, che indica il numero 20. Attraverso un percorso piuttosto complesso gli acidi grassi essenziali contenuti nella dieta si trasformano poi in precursori degli eicosanoidi.

La scoperta degli acidi grassi essenziali risale al 1929. Inizialmente furono chiamati «vitamina F», una sostanza però del tutto inutile se non viene convertita in un eicosanoide. Incominciò così un lungo viaggio, durato 70 anni, che ci ha portati a comprendere come la dieta possa influire sulla formazione degli eicosanoidi, come ne possa spo-

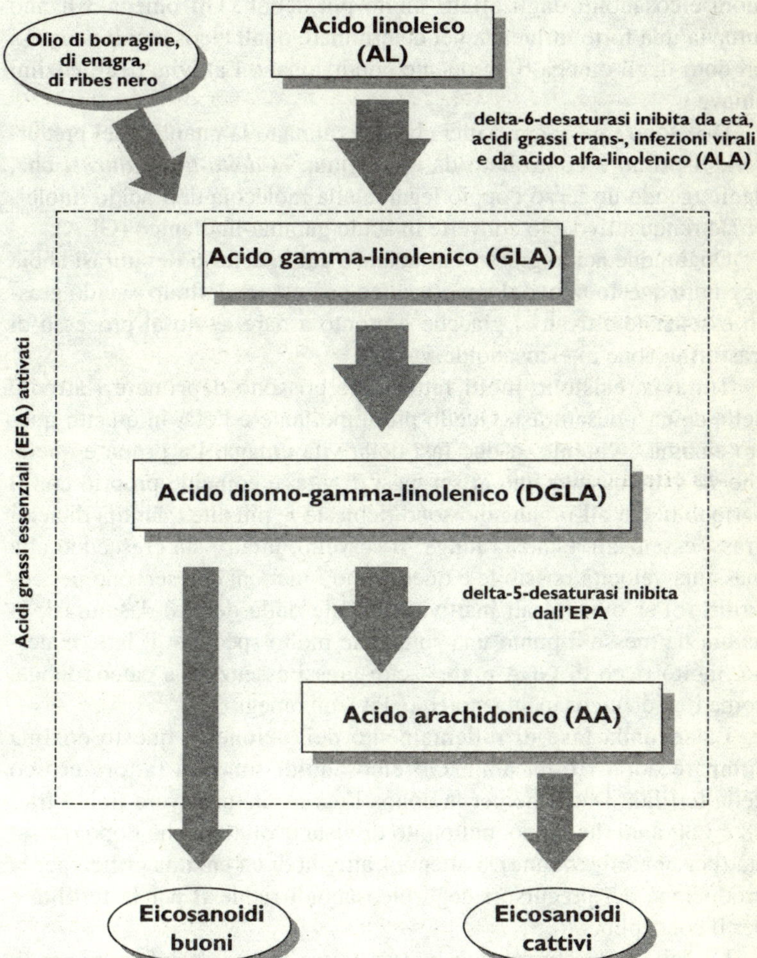

Figura 16.2 - Metabolismo degli acidi grassi essenziali omega-6.

stare l'equilibrio e come questi ormoni possano diventare i protagonisti della lotta all'invecchiamento precoce.

Il metabolismo degli acidi grassi essenziali omega-6 è riportato nella Figura 16.2.

Gli omega-3 seguono lo stesso percorso, ma si convertono in ormoni eicosanoidi dagli effetti molto più deboli. Gli omega-3 hanno tuttavia una forte influenza nel determinare quali eicosanoidi vengano prodotti dagli omega-6, in quanto condizionano l'attività degli enzimi chiave.

Due sono i passaggi critici che determinano la quantità dei precursori. Il primo è controllato da un enzima, la *delta-6-desaturasi* che, aggiungendo un terzo doppio legame alla molecola dell'acido linoleico, lo rende attivo e lo converte in acido gamma-linolenico (GLA).

Qualunque acido grasso essenziale a cui la delta-6-desaturasi abbia aggiunto questo nuovo doppio legame può essere definito «acido grasso essenziale attivato», giacché è pronto a dare avvio al processo di trasformazione in eicosanoide.

Tuttavia, esistono molti fattori che possono deprimere l'attività della delta-6-desaturasi. Quello più importante è l'età, in quanto questo enzima è carente in due fasi della vita umana. La prima è quella che va dalla nascita fino ai sei mesi di vita, e coincide proprio con il periodo in cui all'organismo sono richieste le più alte quantità di acidi grassi essenziali a catena lunga. Il cervello, infatti, sta crescendo alla massima velocità possibile e quelli sono i mattoni che servono per costruirlo. Per ovviare all'inattività iniziale della delta-6-desaturasi, la natura ha messo a punto una soluzione molto speciale: il latte materno, molto ricco di GLA e altri acidi grassi essenziali a catena lunga, come l'acido eicosapentaenoico (EPA), un omega-3.

La seconda fase di rallentamento dell'azione di questo enzima compare dopo i trent'anni. Gli eicosanoidi sono un fattore critico della fertilità. Dato che per la donna l'età ideale per avere figli è tra i 18 e i 30 anni, ha senso, dal punto di vista evolutivo, che dopo questa età (per uomini e donne) si attenui l'attività di un enzima critico per la produzione dei precursori degli eicosanoidi richiesti per la fertilità e per il concepimento.

La delta-6-desaturasi può inoltre essere inibita da infezioni virali. Gli unici agenti antivirali conosciuti sono gli eicosanoidi buoni, come la PGE_1. Se foste un virus, il vostro obiettivo numero uno sarebbe inibire la formazione di questo tipo di eicosanoide buono. Con l'inibizione della delta-6-desaturasi, il virus ha escogitato una maniera incredibilmente ingegnosa per aggirare l'ostacolo rappresentato dal principale farmaco antivirale del corpo (cioè la PGE_1).

L'ultimo fattore che può diminuire l'attività della delta-6-desaturasi è la presenza nell'alimentazione di acidi grassi di tipo «trans». In natura non ne esistono: sono acidi grassi essenziali trasformati da un processo industriale (noto come idrogenazione) che ne modifica la struttura molecolare allo scopo di evitarne l'ossidazione. Sono detti anche grassi idrogenati. Il trattamento subìto li rende ideali per essere conservati a lungo senza rischiare che irrancidiscano, ma ne fa dei potenti inibitori della delta-6-desaturasi: bloccano il sito d'azione dell'enzima, impedendo così che si formino gli acidi grassi «attivi» indispensabili per la sintesi degli eicosanoidi. In sostanza li possiamo considerare i nemici degli acidi grassi essenziali. Recenti ricerche attribuiscono inoltre a questi grassi trans un ruolo attivo nello sviluppo delle malattie cardiache. Come riconoscerne la presenza nei prodotti alimentari? Cercate se sull'etichetta è scritta la frase: «Olio vegetale parzialmente idrogenato». Se c'è, li avete scoperti.

Lungi dall'aver terminato il suo viaggio per diventare un eicosanoide, superato con successo il primo passaggio, il GLA si trasforma rapidamente in acido diomo-gamma-linolenico (DGLA), il precursore di tutti gli eicosanoidi buoni. Tuttavia, il DGLA può cadere nell'agguato della delta-5-desaturasi, che costituisce il secondo fattore limitante di questa catena di reazioni (*Figura 16.2*). Dal punto di vista dell'invecchiamento, gli elementi dietetici che influenzano la presenza di questo enzima sono una delle chiavi che in ultima analisi controllano l'equilibrio tra gli eicosanoidi buoni e quelli cattivi.

Ciò avviene perché la delta-5-desaturasi trasforma il DGLA in *acido arachidonico* (AA). Il DGLA (se scampa alla delta-5-desaturasi) è la madre di tutti gli eicosanoidi buoni, mentre l'AA è la madre di tutti quelli cattivi. L'eccesso di AA può dunque essere il peggiore di tutti gli incubi ormonali. In definitiva, la longevità è determinata dall'equilibrio tra DGLA e AA in ognuna dei 60.000 miliardi di cellule dell'organismo. Un minimo di AA è utile per produrre una certa quantità di eicosanoidi cattivi, ma in caso di eccesso lo squilibrio avvierà l'invecchiamento precoce e l'insorgenza di malattie croniche.

Ma, allora, come si può aiutare l'organismo a bloccare l'eccesso di formazione di AA e a riequilibrarne il rapporto con il DGLA? Assicurandosi per mezzo della dieta un adeguato apporto di EPA, un acido grasso essenziale omega-3 a catena lunga, che può essere convertito in un eicosanoide, ma di un genere poco utile dal punto di vista fisiologico. L'EPA è invece importante perché è in grado di inibire la delta-5-desaturasi. Più ce n'è nella cellula e più è inibito l'enzima (e meno AA si produce). L'EPA nella dieta consente quindi di limitare le quantità di DGLA convertite in AA, migliorando il rapporto tra le due sostanze.

La mia odissea personale nel mondo degli eicosanoidi iniziò 17 anni fa, quando presi ad esaminare la prima ricerca su queste sostanze, per la quale nel 1982 era stato assegnato il premio Nobel della medicina. Analizzando i percorsi metabolici degli acidi grassi essenziali, mi convinsi che le malattie croniche provocate dagli squilibri di eicosanoidi potevano essere sanate, e anche con una cura piuttosto semplice: bastava far produrre all'organismo più eicosanoidi buoni e meno cattivi, modificando per questa via il rapporto tra DGLA e AA a livello cellulare. Serviva solo (almeno così pensavo) un buon rifornimento dei due acidi grassi essenziali attivati: l'EPA e il GLA.

Per l'EPA il compito si dimostrò effettivamente facile. Il mare è pieno di pesci. È vero che non possono produrre direttamente EPA, ma sono il terminale della catena alimentare che inizia dal plancton, che ne è ricchissimo. L'olio di pesce è una vera miniera di EPA. Quello che ne contiene di più, l'olio di fegato di merluzzo, ha tuttavia anche il gusto più sgradevole. Il primo utilizzo medicinale documentato dell'olio di fegato di merluzzo, per curare l'artrite, risale a oltre 200 anni fa. L'artrite è una condizione infiammatoria caratterizzata da una sovrapproduzione di eicosanoidi cattivi (pro-infiammatori). Un'integrazione della dieta con olio di fegato di merluzzo fornisce l'EPA necessario per inibire la formazione di AA, il precursore degli eicosanoidi pro-infiammatori. Funzionava 200 anni fa e funziona ancora oggi. Fino a pochi decenni fa, un cucchiaio d'olio di fegato di merluzzo prima di andare a scuola, era il trattamento dietetico standard per quasi tutti i bambini. La nonna che lo imponeva al nipotino recalcitrante manipolava senza saperlo la sintesi degli eicosanoidi.

Se non ci sono problemi a rifornirsi di EPA, procurarsi acidi grassi essenziali attivati omega-6, come il GLA, è invece tutta un'altra storia, perché sono presenti soltanto in un numero limitatissimo di semi. Per capire quali, mi calai nelle viscere della biblioteca del MIT (Massachusetts Institute of Technology), a Boston, dove mi avventurai in una lunga ricerca. Degli oltre 250.000 semi conosciuti, una misera cinquantina contengono GLA, e tra questi solo quattro o cinque in quantità significativa; di quei cinque, uno solo mi pareva offrire un potenziale sufficiente per una produzione su scala industriale: il seme di borragine (*Borago officinalis*).

Così, nel 1983, insieme con mio fratello Doug, cercai di conquistare il monopolio del mercato mondiale della borragine. Francamente, in quel momento non era troppo difficile, dato che tutti i semi del mondo potevano occupare sì e no un angolo del nostro ufficio. Verso la fine dell'anno eravamo entrati in possesso di quasi tutti i semi esistenti al mondo.

Conducemmo alcuni esperimenti e sviluppammo un processo di estrazione che permetteva di ottenere un olio di alta qualità adatto all'alimentazione umana. Finalmente disponevamo di una buona sorgente di GLA da combinare con l'EPA, così da poter alterare il rapporto tra DGLA e AA nell'organismo umano. L'integrazione dietetica di GLA avrebbe compensato il calo fisiologico dell'attività della delta-6-desaturasi dovuto all'età. L'EPA, da parte sua, avrebbe inibito la delta-6-desaturasi, in modo che ogni aumento di DGLA non facesse salire i livelli di AA. Il risultato finale sarebbe stato il rapporto DGLA/AA ideale in ogni cellula del corpo. Avevamo messo a punto un modo veramente ingegnoso per modulare gli eicosanoidi.

Prima di andare a Stoccolma per ritirare il premio Nobel che ci avrebbero sicuramente assegnato e in Svizzera per aprire un conto e depositarvi tutto il denaro che stava per riversarsi nelle nostre tasche, ci rimanevano solo due ostacoli da superare. Primo: dove coltivare la borragine? Risultò che i soli due luoghi al mondo in cui può allignare bene sono le valli più meridionali della Nuova Zelanda e gli altopiani del Saskatchewan, in Canada. Il Canada era più vicino, così ci trasferimmo nel Saskatchewan per coltivare la borragine ed estrarne l'olio su scala industriale. Secondo: qual era il rapporto corretto GLA/EPA che consentiva di controllare con efficacia gli eicosanoidi? Avremmo dovuto condurre qualche esperimento su esseri umani e per fortuna ne avevamo sotto mano alcuni: mio fratello, mia moglie, mia madre e io. Un campione di quattro individui mi sembrò più che sufficiente per iniziare.

Non partivamo certo alla cieca: secondo alcuni lavori scientifici, l'uomo paleo-neolitico consumava la medesima quantità di acidi grassi omega-6 e omega-3 (cioè con un rapporto pari a 1:1). All'inizio del Novecento il rapporto era cambiato, ma non moltissimo, diventando 2:1, mentre negli anni più recenti si è impennato (oggi negli Stati

Uniti è addirittura 20:1) a causa del rapido aumento dell'uso di oli vegetali (ricchi di omega-6) unito a un contemporaneo calo del consumo di pesce (fonte di omega-3). Basterà tornare a esaminare la Figura 16.2 per capire come questo potrebbe essere stato uno dei cambiamenti dietetici più dannosi del secolo XX. Un apporto eccessivo di acidi grassi omega-6 (soprattutto acido linoleico) mette sotto pressione tutto il metabolismo degli acidi grassi essenziali e finisce per indurre un aumento della produzione di AA. È come una colonna d'acqua con una strozzatura in fondo. La pressione dipende dall'altezza della colonna: più l'acqua sale, maggiore è la pressione alla strozzatura. Lo stesso succede con gli acidi grassi omega-6. Più se ne consumano, maggiore è la quantità di AA prodotta. Se si aggiunge un minor consumo di omega-3 (l'olio di pesce), ne risulterà uno squilibrio a favore dell'AA e della sintesi di eicosanoidi cattivi. Così oggi che siamo riusciti a debellare la mortalità infantile, la principale causa di decesso in una popolazione che invecchia sono diventate le malattie correlate a pessime abitudini alimentari, quelle che provocano squilibri negli eicosanoidi.

È il motivo per cui gli acidi grassi omega-3 a catena lunga, come l'EPA, nella dieta pro Zona sono considerati così importanti: inibiscono la delta-5-desaturasi, rallentando la conversione degli omega-6 in AA e diminuendo quindi la produzione di eicosanoidi cattivi. Se si consumano pochi acidi grassi omega-6 e si addizionano uguali quantità di EPA, questi omega-6 tendono ad accumularsi sotto forma di DGLA (poiché la delta-5-desaturasi è inibito dall'EPA), e ciò favorisce la produzione di eicosanoidi buoni. Tuttavia, la quantità totale di acidi grassi omega-3 e omega-6 necessaria a questo scopo è relativamente bassa e quindi occorre ancora aggiungere alla dieta un po' di grassi supplementari, per aiutare a rallentare l'assorbimento dei carboidrati e regolare così la secrezione di insulina. Quest'ultimo ritocco deve essere formato unicamente da grassi monoinsaturi che, non potendo convertirsi in eicosanoidi, non modificano ulteriormente l'equilibrio raggiunto. La ragione per cui nell'uomo è necessario apportare gli acidi grassi omega-3 a catena lunga per mezzo dell'alimentazione potrebbe dover essere ricercata nell'evoluzione. Il motivo principale della posizione dominante dell'uomo sulla terra è la potenza del suo cervello, che è anche il più ricco deposito di acidi grassi omega-3 a catena lunga di tutto l'organismo. L'uomo paleo-neolitico iniziò a pescare regolarmente solo 20.000 anni fa. Dove prendeva, prima, questi grassi abbastanza rari, indispensabili per lo sviluppo del cervello? La risposta potrebbe essere che c'erano altre fonti di EPA oltre al pesce, oppure che la sua debolezza si trasformò in un'opportunità.

Un milione d'anni fa, al confronto degli altri predatori, l'uomo era perdente, perché non poteva competere con altri animali, fisicamente più forti e migliori cacciatori. Però era un ottimo spazzino. Quando riusciva ad avvicinarsi alla carcassa non era rimasto molto: al massimo le ossa che i predatori e gli spazzini più robusti di lui (come le iene) non avevano avuto il tempo di pulire, o che per loro erano troppo voluminose. E l'osso più grosso era il cranio. Ma l'uomo godeva di un vantaggio importante: possedeva e sapeva utilizzare degli attrezzi, (come le pietre) con cui rompere il cranio della preda abbandonata e accedere al cervello della carogna, molto ricco di acidi grassi omega-3 a catena lunga (non si dice forse: «Sei quello che mangi»?). Nutrendosi di questi organi ricchi di acidi grassi essenziali omega-3 a catena lunga, l'uomo inciampava, forse casualmente, proprio nei mattoni necessari a sviluppare sempre di più il suo cervello. Con un cervello più potente, diventò in grado di migliorare attrezzi, strumenti, armi e strategie di caccia. Nell'era paleo-neolitica, circa 10.000 anni fa, l'uomo era ormai diventato il più micidiale cacciatore sulla faccia della terra. Ora la preda era interamente sua e poteva mangiare qualunque parte della carcassa desiderasse, compresi i tessuti ricchi di proteine, come i muscoli.

Rispetto ai vitelli di oggi, nutriti a cereali, la carne degli animali selvatici contiene circa sei volte di più acidi grassi omega-3 a catena lunga. Quale che fosse la parte dell'animale consumata (cervello o carne), l'uomo paleo-neolitico ingeriva dunque grandi quantità di acidi grassi omega-3 a catena lunga (come l'EPA). Ho già affermato che, negli ultimi 50 anni, c'è stato negli Stati Uniti un calo significativo nel consumo di acidi grassi omega-3. Quasi il 20% della popolazione oggi presenta livelli di EPA nel sangue tanto bassi da non essere neppure rilevabili. In queste condizioni è difficile contrastare l'azione della delta-5-desaturasi, che induce un aumento di produzione di AA, che a sua volta provoca la generazione di quantità maggiori di eicosanoidi cattivi.

Ritorniamo ora al problema di determinare il corretto rapporto tra EPA e GLA per il mio piccolo campione sperimentale. Considerando tutti i dati a mia disposizione, compreso l'attuale enorme (e crescente) consumo di acidi grassi omega-6, ritenni che un rapporto di quattro parti di EPA contro una di GLA avrebbe dovuto funzionare bene.

Quindi lo stesso rapporto per tutti: perché no? Ovviamente, con le conoscenze di oggi, era un approccio sbagliato, ma date le mie precedenti esperienze in campo farmaceutico, al momento mi parve logico. Iniziammo così con questo rapporto: produssi una certa quantità di capsule di gelatina contenenti sia olio di pesce (EPA) sia di borragine (GLA), e trovai alcuni altri amici disponibili a fare da cavia. Dissi loro la solita frase: «Abbiate fiducia». Per fortuna si trattava di veri amici, che si fidavano di me.

Poiché nella prima fase della mia ricerca cercavo solo di modificare i livelli degli acidi grassi, le mie osservazioni iniziali sugli eicosanoidi non vennero confuse da altri approcci potenzialmente in grado di alterare le concentrazioni ormonali, come il controllo dell'insulina o il ripristino dei livelli degli ormoni endocrini. Il mio metodo era molto mirato, focalizzato esclusivamente sulle variazioni dei livelli di eicosanoidi indotte dall'integrazione dietetica di precise quantità di acidi grassi essenziali attivati. Molti dei cambiamenti fisiologici avvennero nel giro di poche settimane, in alcuni casi addirittura di giorni.

Il fattore tempo aveva molta importanza, perché queste modificazioni fisiologiche intervenivano molto più rapidamente di quelle riportate nel caso di trattamenti ormonali diretti, in cui dovevano passare settimane, se non mesi, prima di osservare qualche risultato apprezzabile.

Nel tempo (spesso dopo alcuni mesi) notai però che succedeva qualcosa di strano. Chiunque assumesse la miscela EPA/GLA si sentiva subito molto meglio, come era logico aspettarsi, dal momento che dopo tutto il loro organismo si era messo a produrre molti eicosanoidi buoni e pochi cattivi. Con il tempo, però, alcuni riferirono che la situazione si era stabilizzata, mentre altri lamentarono persino un peggioramento rispetto ai progressi iniziali, per quanto la situazione fosse ancora migliore di quella iniziale. Un ultimo gruppo vide tutti i benefici iniziali regredire, fino a denunciare un peggioramento in assoluto. Tra i miei amici incominciò a serpeggiare il dubbio, finché finalmente compresi ciò che stava succedendo.

Inizialmente, appena il rapporto tra DGLA e AA cresce, si producono più eicosanoidi buoni e meno cattivi, e quindi la situazione migliora sempre. Ma prima o dopo, in funzione dell'individualità biochimica e del sesso del soggetto, il rapporto DGLA/AA inizia a degradarsi. La persona sta in ogni caso meglio di quando non integrava i grassi essenziali, ma il momento magico sembra passato. Nel nostro caso, in alcuni soggetti il rapporto DGLA/AA continuò a degradarsi fino al punto di farli stare peggio di prima, perché ora producevano molti più eicosanoidi cattivi (*Figura 16.3*).

In realtà stava accumulandosi nelle loro cellule troppo DGLA, facile preda della delta-5-desaturasi che lo convertiva in AA. L'aumento di DGLA era tale da annullare l'azione dell'EPA che avrebbe dovuto inibire l'enzima. Questo effetto di saturazione sembrò verificarsi più nelle donne che negli uomini.

Addio quindi alla speranza di poter utilizzare un solo rapporto tra GLA ed EPA valido per tutti, e addio anche al premio Nobel e ai sogni di ricchezza.

Ripensandoci bene, era ovvio: non esistono due individui biochimicamente uguali. Qualsiasi strategia alimentare, o programma d'integrazione dietetica, deve adattarsi alla specifica biochimica del soggetto e non viceversa. Ciò è vero in particolare per la modulazione ormonale, in cui le modificazioni biologiche sono molto rapide. E il nostro era proprio un programma di modulazione ormonale, che infatti dava risultati concreti nel giro di una settimana o due.

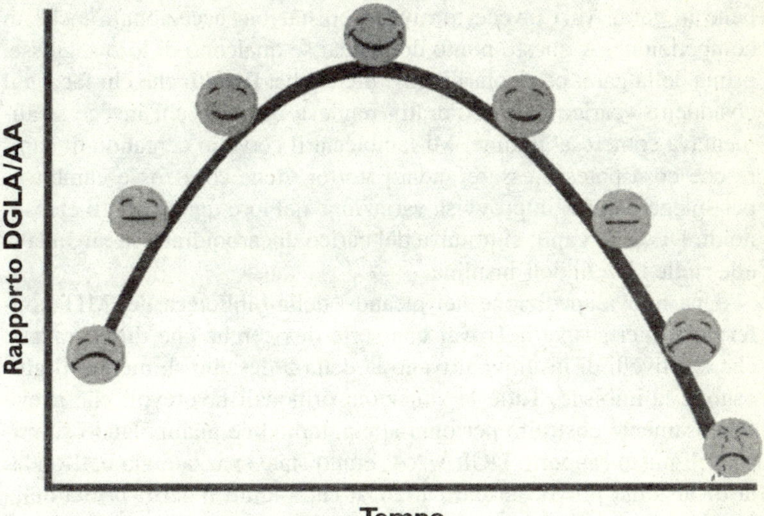

Figura 16.3 - Effetto di «saturazione» da eccesso di consumo di GLA.

Imparato dunque che la stessa taglia non può vestire tutti, decisi che avrei fatto meglio a preparare una gamma di differenti combinazioni di EPA e GLA, per effettuare una taratura individualizzata. Ma, in che modo? Non avevo a disposizione alcun esame per misurare i livelli di eicosanoidi, poiché non circolano nel flusso sanguigno e solo pochissimi lasciano metaboliti stabili nelle urine (comunque non la PGE_1, che era in quel periodo l'oggetto dei miei sforzi). Esiste però una pista biochimica, ricca di tracce indirette, da cui si può dedurre l'equilibrio degli eicosanoidi in vari organi del corpo e, più avanti in questo capitolo, proporrò un semplice schema atto a determinare la mappa diagnostica personale. Darò inoltre indicazioni su come sia possibile alterare le quantità e i rapporti degli acidi grassi essenziali per regolare con precisione questi potenti ormoni.

Nel 1989 ero ormai convinto di avere organizzato questi concetti in forma scientifica. Tutto era più complesso di quanto avessi ritenuto all'inizio, ma pur sempre governato da alcune chiare e fondamentali regole biochimiche. Ciò che fece scattare in me l'intuizione della dieta pro Zona, furono però le ricerche che condussi su atleti di primo piano.

Mi accorsi che alcuni dei grandi atleti che seguivo ottenevano risultati eccellenti in allenamento, ma spesso non rendevano altrettanto bene in gara. Altri invece fornivano prestazioni eccezionali anche in competizione. A questo punto domandai se qualcuno di loro seguisse, prima della gara, particolari regole dietetiche. Risultò che chi faceva il cosiddetto «carico di carboidrati» rendeva meno di chi invece si alimentava come d'abitudine. Mi lambiccai il cervello cercando di capire che cosa potesse essere andato storto, o che cosa fosse cambiato, per spiegare quest'improvvisa variazione nel loro quadro degli eicosanoidi. Di colpo capii: si trattava del carico di carboidrati, che mandava alle stelle i livelli dell'insulina.

Una nuova spedizione nei meandri della biblioteca del MIT confermò i miei sospetti. Trovai una serie di ricerche che dimostravano che alti livelli di insulina attivano la delta-5-desaturasi, mentre il glucagone la inibisce. Tutte le situazioni ormonali favorevoli che avevo faticosamente costruito per ogni atleta, tarando e manipolando su misura il giusto rapporto DGLA/AA, erano state spazzate via dall'ondata di insulina provocata dal carico di carboidrati ingeriti prima della competizione. L'insulina stimolava la delta-5-desaturasi ad aumentare la produzione degli AA a spese del DGLA. Questi atleti annullavano, al momento della gara, il rapporto molto favorevole DGLA/AA faticosamente costruito in allenamento. Era l'effetto di saturazione già notato nei miei primi esperimenti. Capii allora che non avrei mai potuto controllare gli eicosanoidi senza tenere prima a bada l'insulina. Dovevo ricominciare da capo.

C'erano prove scientifiche che alti livelli di insulina influenzassero negli esseri umani il rapporto DGLA/AA? Nel 1991 furono pubblicati i risultati di una ricerca, il cui obiettivo era di riuscire a mantenere un elevato livello di insulina per sei ore, sia in pazienti diabetici di tipo 2 che in soggetti sani (*Figura 16.4*).

Dopo sole sei ore ad alti livelli di insulina, il rapporto DGLA/AA, sia nei soggetti normali sia nei diabetici, era precipitato di quasi il 50%. I grandi atleti che facevano il pieno di carboidrati prima della competizione subivano lo stesso peggioramento (e lo pagavano in gara).

Quindi, il quadro del metabolismo degli acidi grassi essenziali attivati andava completato per tenere conto del ruolo dell'insulina e del glucagone sulla delta-5-desaturasi (*Figura 16.5*).

L'insulina attiva la delta-5-desaturasi, il glucagone la inibisce. L'effetto negativo dell'eccesso di insulina sull'equilibrio degli eicosanoidi mi fece finalmente capire perché fosse un indicatore così preciso del rischio di malattie cardiache.

Sapevo che l'unica via per controllare l'insulina era rispettare a ogni pasto un rapporto corretto tra proteine e carboidrati. Ma come determinare il rapporto ideale? Un buon punto di partenza avrebbe potuto essere la dieta tipica dell'uomo paleo-neolitico di 10.000 anni fa, dato che il nostro patrimonio genetico da quei tempi non è più cambiato.

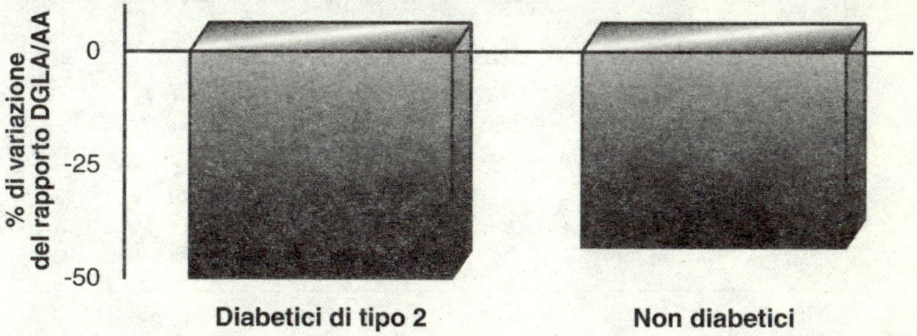

Figura 16.4 - L'iperinsulinemia può alterare il rapporto DGLA/AA.

E fortunatamente questa dieta tipica è stata ipotizzata in molti studi, tra cui uno pubblicato sul *New England Journal of Medicine*. Utilizzando dati antropologici e comparandoli con un gran numero di

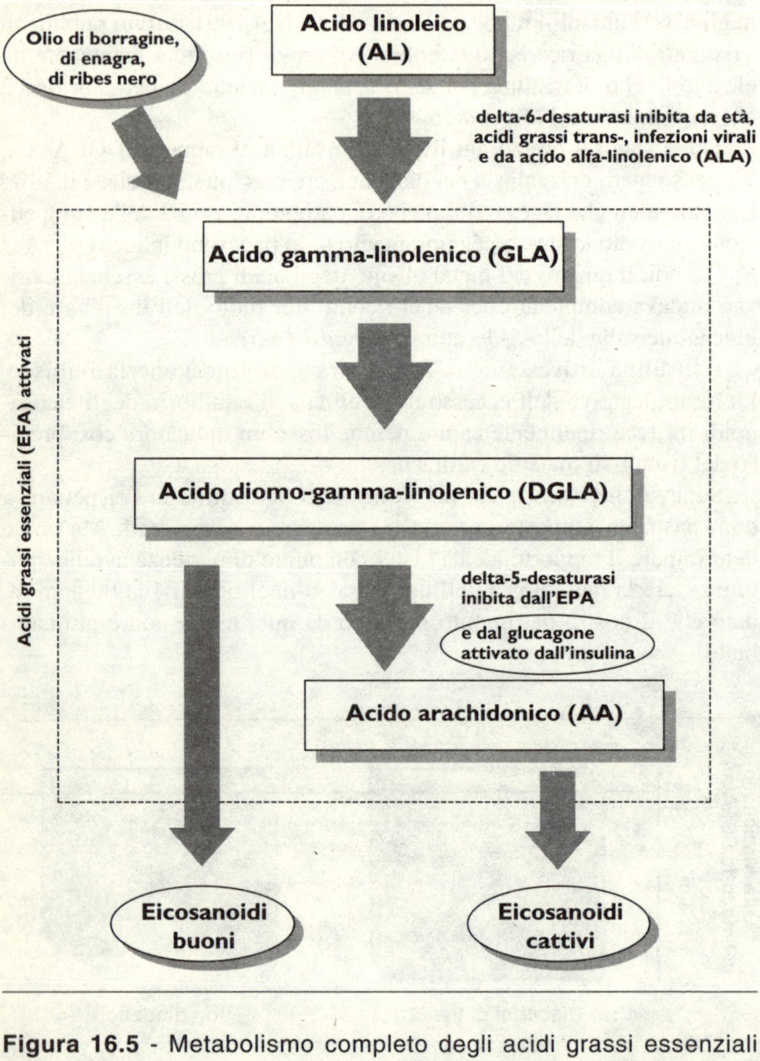

Figura 16.5 - Metabolismo completo degli acidi grassi essenziali omega-6.

tribù di cacciatori e raccoglitori tuttora esistenti, gli studiosi stimarono che nell'alimentazione paleo-neolitica il rapporto medio fosse attorno ai 3 g di proteine ogni 4 di carboidrati. Un rapporto proteine/carboidrati pari a 0,75, insomma. Da questo punto di partenza, incominciai a sviluppare una dieta che presentasse questo rapporto in un intervallo compreso tra 0,6 e 1,0, in modo che l'equilibrio tra insulina e glucagone fosse mantenuto a ogni pasto. Nacque così la dieta pro Zona.

Per i grandi atleti il problema era risolto, ma restava da vedere se la gente comune si sarebbe adattata. In fondo, gli atleti di alto livello sono molto disciplinati. Le persone normali avrebbero saputo o voluto esserlo altrettanto? Il continuo contatto con gli atleti mi aveva fornito l'opportunità di mettere a punto tecniche di insegnamento adatte a rendere la dieta pro Zona accessibile e facile da seguire. Lavorando con loro arrivai a formulare regole ancora più semplici, che mi furono poi utili nelle sperimentazioni sui diabetici di tipo 2. Sono in pratica le semplici regole contenute nell'ultima parte del Capitolo 8 di *Come raggiungere la Zona*, che meriterebbe il titolo «La Zona per principianti».

Descritta la mia odissea nell'imparare a controllare i precursori degli eicosanoidi, vediamo ora come sono fatti e come funzionano. Già lo abbiamo detto, sono ormoni autocrini. Non entrano nel circolo del flusso sanguigno e per questo ogni cellula dell'organismo deve poterseli produrre da sola (un po' come avere 60.000 miliardi di piccoli laboratori sempre al lavoro). A differenza degli ormoni controllati dall'ipotalamo, gli eicosanoidi non rispondono a un'unica centrale di controllo. Ogni cellula reagisce ai cambiamenti che avvengono nelle sue immediate vicinanze rilasciando, dalla membrana fosfolipidica, un acido grasso essenziale, grazie all'azione dell'enzima fosfolipasi A_2. Giacché non esiste un sistema di regolazione per interrompere la produzione di eicosanoidi, l'unico mezzo per inibirne il continuo rilascio è la secrezione di cortisolo, che provoca la sintesi di una proteina (la lipocortina), che blocca l'azione della fosfolipasi A_2. Così si arresta il rifornimento di substrati (materie prime) necessari per la sintesi degli eicosanoidi. Ovviamente, se i corticosteroidi (specialmente il cortisolo) sono troppi, la produzione di eicosanoidi s'interrompe del tutto, disattivando il sistema immunitario.

Torniamo al nostro acido grasso essenziale a 20 atomi di carbonio: una volta rilasciato può seguire tre strade principali. La prima è sottoporsi all'azione della cicloossigenasi (COX) che lo converte in una prostaglandina. In questo processo la molecola dell'acido viene chiusa fino ad assumere una struttura ad anello chiamata *prostanoide*. Se invece prende la seconda strada, si trasforma in un leucotriene, reagendo con l'enzima 5-lipoossigenasi (5-LIPO). C'è infine una terza possibilità, quella di essere modificato dall'azione degli enzimi 12- oppure 15-lipoossigenasi (12- o 15-LIPO), come avviene nel caso degli acidi grassi idrossilati. Se sceglie la terza via può trasformarsi in vari eicosanoidi. È lungo questo terzo percorso che si formano tutti i nuovi eicosanoidi che vengono scoperti in continuazione (*Figura 16.6*).

Oltre ai corticosteroidi, esistono anche altri farmaci in grado di sbarrare il percorso della cicloossigenasi. Il più conosciuto è l'aspirina: ogni sua molecola si sacrifica distruggendone una di cicloossigenasi. È, come suol dirsi, un inibitore suicida, una specie di kamikaze. Quando si soffre per una cefalea o per i sintomi dell'artrite, vengono prodotti eicosanoidi cattivi o, per essere più precisi, prostaglandine cattive. L'aspirina blocca temporaneamente la formazione di tutte le prostaglandine, fino a quando la cellula non riesce a produrre altra cicloossigenasi per rimpiazzare quella distrutta. Tuttavia, non è possibile servirsi dei kamikaze per sempre, giacché l'aspirina blocca anche la sintesi delle prostaglandine buone, in particolare quelle che proteggono lo stomaco dall'autoaggressione dei propri succhi gastrici. Se capita, si scatena un'emorragia interna: è questo il motivo per il quale oltre 10.000 persone l'anno muoiono in seguito ad abuso di aspirina. Anche

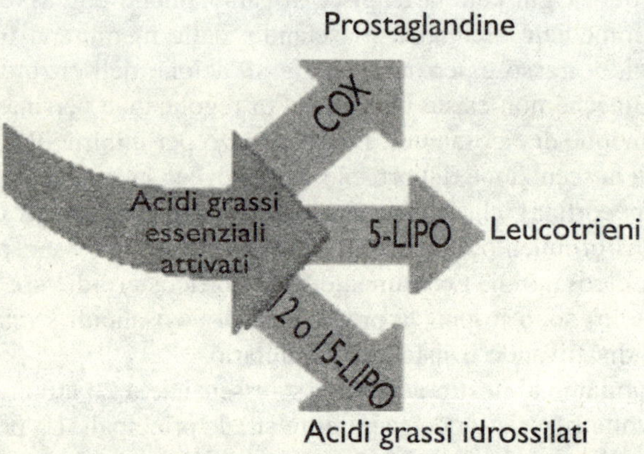

Figura 16.6 - Diversi percorsi metabolici per la sintesi degli eicosanoidi.

gli altri FANS inibiscono la cicloossigenasi, ma risparmiano la lipoossigenasi, che produce leucotrieni (la seconda via). Si tratta di prodotti come Aulin (il cui principio attivo è la nimesulide), Orudis (ketoprofene), Moment (ibuprofene), Feldene (piroxicam), Voltaren (diclofenac), Tachipirina (paracetamolo) eccetera. L'uso costante e prolungato di questi farmaci tende a provocare gli stessi problemi dell'aspirina.

Una volta prodotto nella cellula, l'eicosanoide è trasportato all'esterno dove può interagire con un recettore sulla superficie della medesima cellula o di una vicina. Questa interazione provoca il rilascio di un secondo messaggero nella cellula-bersaglio. Se si tratta di un eicosanoide buono, il secondo messaggero è il cAMP. L'aumento di produzione di cAMP nella cellula-bersaglio amplifica qualunque segnale arrivi dagli ormoni endocrini (che usano anch'essi questo secondo messaggero) e la comunicazione ormonale ne risulta perciò migliorata. Gli eicosanoidi cattivi (come il trombossano A_2) possono invece diminuire i livelli di cAMP, generando disturbi di trasmissione che accelerano l'invecchiamento.

In sostanza gli eicosanoidi buoni garantiscono l'amplificazione, la temporizzazione e la fedeltà del segnale. La dieta pro Zona è un potente strumento contro l'invecchiamento precoce, perché migliora la produzione di eicosanoidi buoni, garantendo che l'Internet biologica trasmetta forte e chiaro anche quando con l'età calano progressivamente i livelli degli ormoni delle ghiandole endocrine.

Anche se controllando l'insulina si riesce a influenzare l'attività della delta-5-desaturasi, occorre ugualmente prestare molta attenzione all'equilibrio nella dieta tra acidi grassi omega-3 e omega-6. Più il rapporto è spostato a favore degli omega-6, maggiore è la probabilità di produrre un eccesso di eicosanoidi cattivi, che l'insulina sia ben controllata o no. Gli omega-6 che servono si otterranno consumando un'adeguata quantità di qualunque alimento proteico magro. Invece gli omega-3, specialmente quelli a catena lunga come l'acido eicosapentaenoico (EPA), non si trovano dappertutto e questo spiega l'importanza del pesce nella dieta pro Zona: infatti il pesce è l'unica sorgente di proteine ricca di EPA e contemporaneamente povera di omega-6. Il consumo di pesce e/o olio di pesce è il migliore strumento per regolare con la dieta il rapporto omega-6/omega-3.

Tuttavia la quantità totale di acidi grassi essenziali necessaria non è molto elevata: ne bastano da 5 a 8 g al giorno, con un rapporto tra omega-6 e omega-3 non superiore a 4/1. Ma con questo abbiamo coperto solo il 10-20% dei grassi che la dieta deve fornire, giacché la dieta pro Zona deve fornire da 35 a 45 g di grassi al giorno, nel caso del maschio adulto medio. Il rimanente va fornito sotto forma di grassi del tipo monoinsaturo (olio d'oliva, avocado, mandorle, noci eccetera) che non spostano l'equilibrio degli eicosanoidi, né disturbano l'insulina. Il grasso monoinsaturo inoltre migliora i sapori e rallenta l'assorbimento dei carboidrati.

La dieta pro Zona anti-invecchiamento controlla sia il corretto rapporto tra omega-3 e omega-6, sia l'equilibrio delle proteine rispetto ai carboidrati, e in corso d'opera riduce anche le calorie totali. Assicura l'equilibrio dinamico degli eicosanoidi, controllando i livelli dei substrati precursori e degli ormoni responsabili dell'attivazione degli enzimi critici. Mantenendo questo equilibrio entro un minimo e un massimo (non dimentichiamo che per sopravvivere una certa quantità di eicosanoidi cattivi è indispensabile), amplifica i segnali dell'Internet biologica. Evitando i disturbi sulle trasmissioni ormonali, rallenta il processo di invecchiamento.

Le malattie croniche (cuore, diabete, cancro, artrite) spesso associate all'età, non si sviluppano in una notte: sono piuttosto il risultato di anni di continue offese ormonali all'organismo. Quando si manifestano potrebbe essere già troppo tardi per intervenire, essendosi verificato un danno grave (e forse irreversibile) all'organismo. C'è modo di monitorare l'equilibrio degli eicosanoidi, di vigilare sul meccanismo dell'invecchiamento, prima che si evidenzino patologie croniche? Possiamo sapere quando i nostri ormoni stanno andando fuori Zona e che quindi è giunto il momento di correggere la dieta per ripristinare l'equilibrio? Esiste un test simile?

Purtroppo, l'ho già detto, un esame diagnostico diretto e semplice per gli eicosanoidi oggi non è disponibile e non è neppure all'orizzonte. Ma allora, se non possiamo «misurare» l'equilibrio degli eicosanoidi, non possiamo utilizzare la misura dei livelli di DGLA e di AA nel sangue, almeno per avere una qualche indicazione? Abbiamo a disposizione il sangue, è vero, ma sfortunatamente non è un buon indicatore, neppure indiretto, dell'equilibrio degli eicosanoidi nelle diverse cellule dell'organismo. E non fornisce neppure informazioni molto precise sul rapporto DGLA/AA cellulare.

In teoria, tutti i componenti del sangue dovrebbero essere in equilibrio e quindi il rapporto degli acidi grassi dovrebbe essere relativamente costante in tipi differenti di cellule. Invece non è così (*Figura 16.7*).

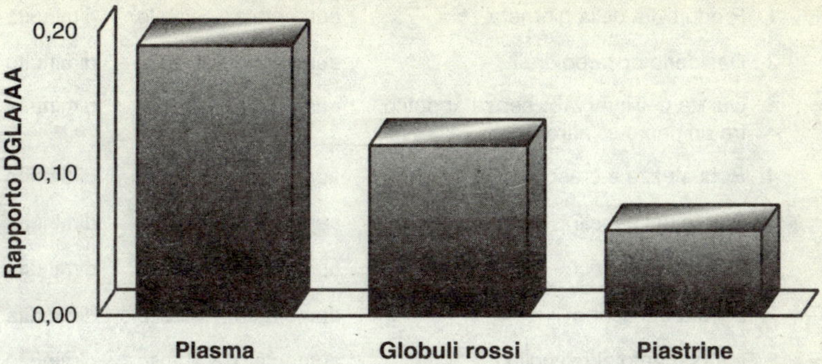

Figura 16.7 - Rapporti DGLA/AA in diversi componenti del sangue.

A seconda del tipo di cellula del sangue presa in esame, si trovano rapporti DGLA/AA del tutto diversi. Ma quando si analizza il sangue, quale tra i vari tipi di cellule riflette meglio l'equilibrio DGLA/AA presente negli altri tessuti dell'organismo, che non è possibile esaminare? La risposta è: «Non lo so, e al momento attuale non lo sa neanche nessun altro». Ma allora, se l'equilibrio degli eicosanoidi è la chiave per controllare l'invecchiamento, in quale altro modo possiamo verificarlo? Fortunatamente gli eicosanoidi, nell'esplicare le loro azioni fisiologiche sui vari organi, lasciano una traccia indiretta che possiamo «leggere» a ritroso. In pratica valutiamo le cause analizzando gli effetti. Questa traccia biologica ci fornisce pertanto informazioni sufficienti a riallineare la dieta, quando serve, per regolare meglio l'equilibrio degli eicosanoidi.

In anni di esperienza, ho identificato un certo numero di indicatori esterni che rivelano con una discreta precisione lo stato degli eicosanoidi nell'organismo. Sono gli stessi che utilizzo con gli atleti di primo piano. Ogni settimana ognuno di essi compila una tabella, che ho chiamato pagella degli eicosanoidi, e me la invia per fax. Mi basta uno sguardo per decidere se devo modificare l'apporto di EPA e GLA nella dieta per regolare con precisione le condizioni degli eicosanoidi: quando gli eicosanoidi sono perfettamente bilanciati, la tabella non presenta variazioni rispetto alla settimana precedente. Lo schema che utilizzo per la pagella degli eicosanoidi è presentato nella Tabella 16.4.

A prima vista questa litania di sintomi sembra avere, con l'interno delle cellule, lo stesso rapporto che avevano con il futuro i visceri

1.	Produttività della giornata	aumentata	stabile	diminuita
2.	Desiderio di carboidrati	aumentato	stabile	diminuito
3.	Durata dell'intervallo senza appetito tra un pasto e l'altro	aumentata	stabile	diminuita
4.	Robustezza e crescita delle unghie	aumentate	stabili	diminuite
5.	Salute dei capelli	aumentata	stabile	diminuita
6.	Densità delle feci	aumentata	stabile	diminuita
7.	Durata del sonno	aumentata	stabile	diminuita
8.	Intontimento al risveglio	aumentato	stabile	diminuito
9.	Senso di benessere	aumentato	stabile	diminuito
10.	Concentrazione mentale	aumentata	stabile	diminuita
11.	Affaticamento	aumentato	stabile	diminuito
12.	Salute della pelle	aumentata	stabile	diminuita
13.	Flatulenza	aumentata	stabile	diminuita
14.	Cefalee	aumentate	stabili	diminuite

Tabella 16.4 - Pagella degli eicosanoidi.

degli uccelli esaminate dagli aruspici romani. Questo metodo, apparentemente poco scientifico, permette invece un'ottima valutazione dello status degli eicosanoidi, perché tocca aspetti che, con le appropriate correzioni del rapporto EPA/GLA, possono cambiare notevolmente e spesso in pochi giorni.

1. *Produttività della giornata.* I miglioramenti delle prestazioni fisiche (specialmente l'aumento di energia) indicano che i livelli di DGLA stanno salendo e che vengono prodotti eicosanoidi buoni in maggior quantità; entrambi questi fattori favoriscono sia il trasferimento dell'ossigeno, sia l'utilizzo efficiente della massa grassa. Al contrario, un calo della performance è indizio di accumulo di AA e di corrispondente incremento della sintesi di eicosanoidi cattivi.
2. *Desiderio di carboidrati.* Questa voglia diminuisce, o addirittura scompare, con il calo degli eicosanoidi cattivi, specialmente i leu-

cotrieni che tendono a stimolare la sintesi dell'insulina. Tuttavia, se si producono troppi eicosanoidi buoni, i livelli dell'insulina possono deprimersi eccessivamente, e allora la voglia di carboidrati può salire: in questo caso, l'insulina presente nell'organismo non è sufficiente a inibire la sintesi del *neuropeptide Y*, il più potente stimolatore dell'appetito.

3. *Durata dell'intervallo senza appetito tra un pasto e l'altro.* Poiché gli eicosanoidi buoni inibiscono la secrezione di insulina, i livelli di glucosio del sangue rimangono stabili e non si ha appetito per un tempo più prolungato.
4. *Robustezza e crescita delle unghie.* La cheratina (proteina strutturale) è direttamente influenzata dagli eicosanoidi. Quelli buoni, come la PGE_1, ne aumentano la sintesi, facendo crescere le unghie rapidamente e mantenendole più robuste. Quelli cattivi, invece, rallentano la produzione della cheratina, rendendo le unghie fragili e opache.
5. *Salute dei capelli.* La cheratina è il principale componente strutturale anche dei capelli. Se sono robusti e lucenti indicano che l'equilibrio degli eicosanoidi è adeguato, esattamente come nel caso delle unghie.
6. *Densità delle feci.* La quantità di acqua contenuta nelle feci dipende dall'equilibrio tra vasodilatatori e vasocostrittori nel colon. Troppi eicosanoidi buoni favoriscono un eccessivo transito di acqua, producendo feci poco dense, o diarrea, mentre troppi eicosanoidi cattivi le rendono molto consistenti e provocano costipazione. Feci con peso specifico vicino a quello dell'acqua (che galleggiano appena) sono indici di un equilibrio ottimale tra gli eicosanoidi.
7. *Durata del sonno.* La necessità di dormire è determinata dalla quantità di tempo necessaria per ripristinare l'equilibrio dei neurotrasmettitori. Questo processo è più rapido in presenza di eicosanoidi buoni (che diminuiscono la necessità di dormire a lungo) e rallenta in presenza di quelli cattivi (che quindi la aumentano).
8. *Intontimento al risveglio.* Indica una sovrapproduzione di eicosanoidi cattivi all'interno del sistema nervoso centrale.
9. *Senso di benessere.* Gli eicosanoidi buoni assicurano una sensazione di benessere, mentre al contrario l'eccesso di eicosanoidi cattivi provoca depressione, irritabilità e ansia. Questo parametro è un indicatore dell'equilibrio degli eicosanoidi particolarmente sensibile.

10. *Concentrazione mentale.* È garantita dal mantenimento dei livelli di zucchero nel sangue, immessi in circolo dal glucagone. La formazione di eicosanoidi cattivi aumenta la secrezione di insulina, che di conseguenza riduce quella di glucagone. Uno dei primi sintomi di ipoglicemia è la diminuzione della capacità di concentrazione mentale.
11. *Affaticamento.* Può essere provocato da un'eccessiva vasodilatazione, conseguenza della sovrapproduzione di eicosanoidi buoni, che conduce all'esaurimento degli elettroliti. Ma può anche dipendere da un eccesso di eicosanoidi cattivi, che peggiorano il trasferimento dell'ossigeno. Quando ci si sente affaticati, si deve determinare quale dei due eccessi correggere aiutandosi con gli altri parametri, in particolare l'intontimento al risveglio e la densità delle feci.
12. *Salute della pelle.* L'eccesso di eicosanoidi cattivi rendono la pelle secca e favoriscono gli eczemi (causati dai leucotrieni). Al contrario, gli eicosanoidi buoni sono antinfiammatori e stimolano la sintesi del collagene, oltre a migliorare la microcircolazione grazie alla vasodilatazione.
13. *Flatulenza.* Il gas intestinale è generato dal metabolismo dei batteri anaerobici nella parte bassa dell'intestino. L'eccesso di produzione di eicosanoidi buoni aumenta l'azione peristaltica del tratto intestinale, portando più sostanze nutrienti a questi batteri. Ne risulta una maggiore attività di questi microrganismi, con un aumento della formazione di gas come prodotto finale del loro metabolismo.
14. *Cefalee.* Il problema è simile a quello dell'affaticamento. Possono essere dovute sia a vasodilatazione (troppi eicosanoidi buoni) sia a vasocostrizione (troppi eicosanoidi cattivi). Occorre allora controllare gli altri parametri per capire da quale parte penda la bilancia.

Questi indicatori sono importanti poiché riflettono l'equilibrio complessivo di DGLA e AA nei nostri organi-bersaglio. Se il rapporto si sposta a favore dell'AA, è molto probabile che ricompaiano i sintomi delle malattie croniche collegate con uno scarso equilibrio degli eicosanoidi. Se si verifica che uno qualunque di questi parametri è variato, come si fa a riportarlo in equilibrio? Con un uso giudizioso degli acidi grassi essenziali. Dico giudizioso perché, se si utilizzano correttamente, le combinazioni dei grassi omega-3 (EPA) e omega-6 (GLA) sono additivi molto potenti della dieta pro Zona. Ma se invece vengono impiegati in modo errato hanno veramente il potere di accelerare le malattie e l'invecchiamento. Purtroppo, dato che sono disponibili in qualunque erboristeria o negozio di prodotti naturali, è molto facile commettere errori e abusarne.

È dunque necessario fornire alcune indicazioni sull'uso di EPA e GLA nella dieta pro Zona, derivate da anni di esperienza. Se dalla compilazione della pagella si evidenzia una sovrapproduzione di eicosanoidi cattivi, bisogna aumentare le quantità di EPA, oppure diminuire quelle di GLA. Se invece si verifica un eccesso di eicosanoidi buoni, bisogna abbassare le quantità di EPA assunte. Se si sta seguendo la dieta pro Zona, le variazioni fisiologiche conseguenti al nuovo rapporto EPA/GLA possono intervenire in pochi giorni e talvolta in poche ore. Gli acidi grassi essenziali attivati sono modificatori di risposte biologiche molto potenti. Vanno trattati con rispetto.

Quanto EPA bisogna assumere? Una dose minima giornaliera di 300-400 mg di un prodotto purificato per eliminare totalmente gli inquinanti. Questa quantità equivale a circa due capsule di olio di pesce al giorno, oppure mezzo cucchiaino da tè di olio di fegato di merluzzo, quello che la nonna somministrava ai nostri genitori quando erano bambini. Probabilmente gliene dava cinque o sei volte di più, ma non succedeva nulla di grave, in quanto è praticamente impossibile sovradosare l'EPA. Con il GLA la faccenda è ben diversa, poiché si tratta di una sostanza molto potente e per alcune persone persino pericolosa. Un tempo pensavo che mi servissero migliaia di ettari coltivati a borragine per soddisfare la richiesta potenziale di GLA, ma dopo aver verificato l'effetto di saturazione ho imparato a trattare con rispetto e attenzione questo potente modulatore ormonale: sbagliarne le dosi vuol dire scatenare la sovrapproduzione di eicosanoidi cattivi e quindi accelerare il processo di invecchiamento.

Inoltre ho scoperto che, quando si segue la dieta pro Zona, il fabbisogno di GLA cala drasticamente e minime quantità al di sopra del livello di base fanno già incrementare l'AA. Nella maggioranza dei casi, solo raramente prescrivo dosi giornaliere di GLA superiori a 1 o 2 mg. Dato che nei negozi di prodotti naturali si possono trovare pillole di olio di borragine che contengono 240 mg di GLA, bisognerebbe possedere un coltello veramente affilato per riuscire a tagliarla in 240 pezzetti uguali per ottenere il giusto dosaggio! Un sistema di gran lunga migliore per assumerne 1 o 2 mg consiste nel mangiare al mattino a colazione una piccola porzione di farina d'avena cotta a fuoco lento. Tuttavia, non si può escludere che anche questa piccola quantità di GLA sia eccessiva per molti di coloro che seguono la dieta pro Zona.

Come si vede, utilizzando gli acidi grassi essenziali attivati in combinazione con la dieta pro Zona, le risposte biologiche possono variare molto. Dato che la maggior parte delle persone non è molto precisa nel seguire le istruzioni, mi limito a consigliare di adottare la dieta pro Zona, integrandola con moderate quantità di olio di pesce tutti i giorni e un paio di tazze di farina d'avena alla settimana. Per modulare gli eicosanoidi e migliorare la longevità forse non sembrerà una ricetta tanto incisiva, però ha il vantaggio di funzionare.

PARTE QUARTA

Altri ormoni e la Zona anti-invecchiamento

17

Il sesso, la Zona e gli uomini: il segreto del Viagra

È PROBABILE che l'associazione più frequente e immediata della parola *ormone* sia quella con il sesso. Non è poi così sbagliato: in fondo, a qualsiasi età, il sesso è controllato dagli ormoni. Pertanto, se si desidera una vita sessuale più piena e soddisfacente, occorre cercare di migliorare le comunicazioni tra gli ormoni.

Le preoccupazioni di natura sessuale degli uomini si focalizzano di solito su un punto: la paura dell'impotenza. Questa disfunzione è dovuta spesso solo a un insufficiente afflusso di sangue all'area genitale maschile e colpisce in percentuali particolarmente alte (dal 35 al 70%) i diabetici di tipo 2 (che soffrono di eccesso di insulina) e i pazienti maschi ipertesi, se assumono farmaci che fanno crescere i livelli dell'insulina (diuretici e beta-bloccanti). A giudicare dalla proliferazione dei centri per la terapia dell'impotenza, dobbiamo concludere che il fenomeno sia in aumento, anche se non se ne è parlato apertamente fino a tempi molto recenti, in coincidenza con il lancio sul mercato del Viagra.

In un uomo la catena di eventi fisiologici che rendono possibile il rapporto sessuale non è semplice. Lo stimolo parte dal cervello, e precisamente dall'ipotalamo (la solita centralina), che invia impulsi al pene attraverso il sistema nervoso, provocando la sintesi di un protoormone, l'ossido nitrico, di cui parleremo in dettaglio più avanti in questo stesso capitolo. Questo ormone stimola la produzione di un secondo messaggero, il GMP ciclico (cGMP), il quale a sua volta rilassa la muscolatura liscia che fascia quelle strutture del pene chiamate corpi cavernosi. In condizioni normali, l'accesso a queste due «camere» è bloccato dalla costante contrazione della muscolatura liscia che le avvolge. Quando la strozzatura si allenta, perché il tessuto muscolare si rilassa, il sangue può finalmente penetrare all'interno dei corpi cavernosi. Queste cavità si riempiono fino a congestionarsi, essendo investite da un flusso di sangue sei volte più abbondante della norma. Il pene aumenta di volume e dilatandosi comprime e strozza a sua volta le vene che dovrebbero assicurare il deflusso del sangue, che rimane quindi temporaneamente intrappolato. L'erezione persiste per tutto il tempo in cui la muscolatura liscia è rilassata, in quanto i corpi cavernosi si riempiono, ma il sangue non può defluire. Brillante, ma complessa e delicata operazione di ingegneria idraulica: basta che una minima cosa non funzioni a dovere, ed ecco sorgere immediatamente i temuti problemi di erezione, ovvero d'impotenza.

Dal quadro che abbiamo descritto deriva, abbastanza ovviamente, che le principali cause dell'impotenza sono riconducibili a problemi di circolazione. Chi ha arterie ostruite nel cuore, probabilmente le ha anche nel pene. E in effetti la comparsa di una disfunzione erettile è un buon campanello d'allarme per il rischio di attacco cardiaco. Secondo una recente ricerca, il 25% dei pazienti che inizia ad avere problemi d'impotenza entro due anni è vittima di un infarto cardiaco o di un ictus.

Oltre a quelli vascolari, ci sono altri problemi, riconducibili al sistema nervoso, che possono provocare impotenza. Se per qualche ragione gli impulsi non partono dall'ipotalamo, o non raggiungono le cellule-bersaglio del pene, è come se mancasse il segnale dello starter, e l'erezione non inizia. Molti diabetici di tipo 2, che soffrono di neuropatia diabetica, conoscono bene questo dramma. I loro segnali nervosi si perdono per strada. Se gli impulsi non arrivano forti e chiari, l'erezione diventa subito problematica. La sclerosi multipla e il morbo di Parkinson sono altre due patologie del sistema nervoso che compromettono la trasmissione, tra gli altri, degli impulsi diretti alla zona genitale.

L'impotenza può inoltre essere provocata da almeno 200 tra i medicinali più diffusi. È risaputo che otto su dieci dei farmaci più prescritti dai medici influenzano negativamente le prestazioni sessuali: tra i peggiori ho già citato gli anti-ipertensivi, come i diuretici e i beta-bloccanti. Gli uomini che prendono queste medicine rischiano quattro volte di più degli altri di patire disfunzioni erettili.

Se i farmaci per abbassare la pressione possono interferire con le prestazioni sessuali, quelli antidepressivi non sono certo da meno, a causa del loro effetto negativo sulla generazione degli impulsi nervosi. Ciò è vero in particolare per gli inibitori del recupero della serotonina, come il Prozac, molto usati per curare gli stati depressivi, ma anche per i tranquillanti, i farmaci comunemente somministrati per combattere gli stati ansiosi. Infine, diversi comuni prodotti antistaminici e antiacidi possono anch'essi provocare disfunzioni erettili, e molti si vendono liberamente senza ricetta. Chi ha affermato che la vita per i maschi è più facile?

Oggi finalmente i meccanismi d'innesco e mantenimento dell'erezione maschile sono meglio conosciuti, ma fino a tempi relativamente recenti molti dei rimedi per l'impotenza rasentavano il ridicolo. Il punto è che, pur di rinforzare la propria efficienza sessuale, un uomo è disposto a tutto, sempre pronto ad attribuire i suoi fallimenti a qualche causa esterna. Nei testi sacri i riferimenti all'impotenza sono molto frequenti. Nella Genesi è considerata la punizione divina per la colpa dell'adulterio, spesso comminata per punire anche solo l'intenzione di commetterlo. Gli Egizi credevano che fosse da attribuirsi all'ira di uno dei loro molti dei. Nel Medioevo si pensava che fosse provocata da atti di stregoneria o dalla possessione del demonio.

Quando a curare il problema non bastava la preghiera, gli uomini non si davano per vinti e si mettevano a preparare filtri e pozioni con erbe di ogni tipo, attribuendo poteri afrodisiaci alle sostanze più strampalate. Ancora oggi si vendono a prezzo stratosferico corni di rinoceronte ridotti in polvere; per molti secoli, la mandragora (una solanacea, come la belladonna) è stata considerata un valido rimedio contro l'impotenza. Omero e Shakespeare attribuirono lo stesso potere a un'altra solanacea, lo stramonio. Peccato che le piante di questa famiglia tendano a essere velenose. Se poi neppure le erbe tossiche funzionavano, il malcapitato poteva sempre provare a mangiare cibi dalla forma fallica: banane, carote, asparagi, cetrioli eccetera.

Oggi, invece, l'arma principale contro l'impotenza è diventata la farmacologia. I primi rapporti sull'uso di medicinali per curare l'impotenza apparvero nel 1944 e descrivevano gli effetti di iniezioni di testosterone, rendendo così finalmente giustizia a Brown-Séquard. Poi, per ben 35 anni, nella letteratura scientifica in sostanza non comparve null'altro. Un giorno, nel 1980, un medico iniettò per errore nel pene di un paziente della papaverina, un farmaco derivato dal papavero da oppio. Si tratta di un potente vasodilatatore che provocò un'immediata erezione durata due ore. Subito dopo si scoprì che anche un altro farmaco, la fentolamina, inibitore di certi neurotrasmettitori che provocano vasocostrizione, era ugualmente efficace quando iniettato nel pene. Le miscele di papaverina e fentolamina iniziarono ad andare a ruba. A questo punto si scoprì che l'impotenza poteva essere sconfitta iniettando nel pene un vasodilatatore quasi mille volte più efficace della papaverina, la PGE_1, l'eicosanoide buono, che aumentava in modo estremamente marcato il flusso sanguigno nei corpi cavernosi, mantenendo rilassati i tessuti circostanti. L'iniezione di PGE_1 garantiva l'erezione in ogni caso, senza bisogno di nessun altro intervento preliminare. Nel 1983 ne fornì un esempio plateale G.S. Brindley, uno dei pionieri della terapia delle iniezioni di eicosanoidi. Brindley presentò una relazione a un congresso scientifico urologico. Al termine (tipica situazione di alto stress) si calò i pantaloni e mostrò ai suoi eminenti colleghi un'erezione veramente impressionante, che durava da un'ora, da quando cioè si era iniettato una dose di PGE_1. I casi sono due: o i congressi scientifici, solitamente non troppo eccitanti, erano diventati afrodisiaci, oppure la modulazione degli eicosanoidi buoni può davvero garantire robuste erezioni (cosa più probabile).

È chiaro tuttavia che la maggioranza degli uomini, potendo scegliere, prima di un amplesso, tra un'iniezione o una pillola, non avrebbero dubbi e opterebbero per la seconda. Questo è il motivo del più grande successo commerciale di tutta la storia della farmacologia: il Viagra.

Curiosamente, la scoperta che il prodotto poteva trattare le disfunzioni erettili avvenne per caso. Il Viagra era stato sviluppato in origine come farmaco cardiovascolare, per aumentare l'afflusso di sangue al cuore, ma si trovò che non funzionava molto bene, anzi, possiamo dire che la sperimentazione fu un vero fallimento. La società produttrice chiese allora ai pazienti che si erano sottoposti al test di restituire le compresse inutilizzate. Stranamente tornarono però indietro tutte quelle di placebo, ma pochissime di quelle contenenti il farmaco attivo. Come mai? Il mistero fu rapidamente risolto quando furono poste ai pazienti alcune domande sugli effetti collaterali del farmaco: i soggetti maschili avevano trattenuto le compresse perché non intendevano rinunciare alla ritrovata virilità.

Il meccanismo d'azione del Viagra è leggermente diverso da quello degli eicosanoidi. L'aumento di flusso sanguigno provocato dall'iniezione di eicosanoidi buoni come la PGE_1 deriva dall'aumento della produzione del secondo messaggero AMP ciclico (cAMP), che induce la vasodilatazione e l'aumento del flusso sanguigno. Il Viagra funziona invece impedendo che si degradi un secondo messaggero simile, il cGMP (stimolato dall'ossido nitrico) che provoca lo stesso effetto. Le iniezioni di eicosanoidi buoni e il Viagra sono i due soli modi possibili per modificare i livelli di questi messaggeri? È possibile ottenere gli stessi benefici unicamente con la dieta? La risposta è: probabilmente sì.

Torniamo ora ai soggetti campione che invecchiano più rapidamente della norma: i diabetici di tipo 2. Non solo hanno livelli di insulina più alti, ma anche tassi più elevati di malattie cardiache e ictus. Non dovremmo sorprenderci troppo scoprendo che i maschi diabetici di tipo 2 hanno anche un tasso di disfunzioni erettili molto più alto della media (quasi cinque volte di più dei loro coetanei non diabetici). Ma perché? Il responsabile è l'eccesso di insulina, che stimola una sovrapproduzione di eicosanoidi cattivi fonte di vasocostrizioni e neuropatie che riducono la probabilità che gli impulsi nervosi percorrano indenni il percorso dall'ipotalamo al pene. In sostanza una doppia congiura contro la virilità. Neppure il Viagra può funzionare se alle cellule-bersaglio del pene non arrivano impulsi nervosi forti e nitidi. Le iniezioni di PGE_1, invece, sono efficaci in ogni caso, che sia presente o meno la stimolazione nervosa centrale.

La dieta può trattare la disfunzione erettile in tre modi: aumentando i livelli di cAMP (il meccanismo della PGE_1), diminuendo l'insulina e aumentando i livelli di cGMP (il meccanismo del Viagra). La dieta pro Zona può simultaneamente aumentare il cAMP (sintesi di eicosanoidi buoni, come la PGE_1) e diminuire l'insulina. È quindi l'asse portante di ogni trattamento contro l'impotenza. Ma come si fa ad aumentare anche il cGMP, per mezzo della dieta?

Il cGMP si forma in risposta all'aumento della produzione di ossido nitrico. Il problema diventa allora quello di produrre più ossido nitrico. Come? Consumando proteine ricche dell'amminoacido arginina, vale a dire tacchino e soia. L'arginina, infatti, partecipa alla produzione di questo composto dell'azoto. Riassumendo, il primo passo della strategia dietetica per prevenire o per trattare le disfunzioni erettili consiste nel promuovere la sintesi di PGE_1 impedendo la crescita dei livelli dell'insulina. Come riuscirci? Seguendo la dieta pro Zona e integrandola con EPA per aumentare la formazione di PGE_1. Il secondo passo consiste nello stimolare la produzione di GMP ciclico, assumendo quantità adeguate di proteine ricche di arginina. Basterà un po' di tacchino e di soia, più un po' di EPA, a fermare l'esplosione delle vendite del Viagra? Credo proprio di no, anche se la mia proposta, che costituisce l'approccio dietetico al problema, è di gran lunga più economica e non ha effetti collaterali.

Per gli uomini, il modo più efficace per migliorare il rendimento sessuale è ridurre lo stress, che fa calare i livelli di testosterone, l'ormone indispensabile per attivare la libido e le prestazioni sessuali. Lo stress prolungato provoca inoltre la crescita del cortisolo, che a sua volta innalza l'insulina, il peggiore nemico del sesso, in quanto altera l'equilibrio tra eicosanoidi buoni e cattivi. Per controllare lo stress prima di fare l'amore, occorre abbandonarsi ai sentimenti.

L'impotenza maschile è solo un problema clinico e meccanico, mentre il sentimento eleva il sesso ai suoi più alti livelli. I sentimenti hanno scatenato guerre e ispirato grandissime opere letterarie, artistiche e musicali. Queste, che sono le rappresentazioni più elevate del sesso, non fanno leva sulla più sfrenata lussuria, ma sugli affetti più profondi. Privilegiare il sentimento non significa solo portare rispetto alla compagna o al compagno, bensì creare l'atmosfera che consente di scoprire gli aspetti magici del sesso. E il sesso è molto più che fredda fisiologia, è condivisione intima di parte di se stessi con la persona che si ama. Il re degli afrodisiaci è il sentimento, non una pillola o un'iniezione. Invecchiando è abbastanza difficile mantenere intatta la propria virilità. Facilitiamoci il compito adottando la piramide dello stile di vita anti-invecchiamento pro Zona, poiché ognuna delle sue componenti migliorerà grandemente il nostro potenziale sessuale.

18

Il sesso, la Zona e le donne: che fine ha fatto la fertilità?

DAL punto di vista ormonale, i problemi della sfera sessuale delle donne sono diversi da quelli degli uomini, perché l'evoluzione ha affidato loro una missione differente. Le donne sono più interessate a seguire la famiglia e allevare i figli, mentre gli uomini tendono a preoccuparsi maggiormente della costruzione della famiglia. Prima di essere accusato di maschilismo, mi affretto a precisare che queste generalizzazioni vogliono solo sottolineare l'ampiezza dello spettro della sessualità femminile, che in ultima analisi è governata dagli ormoni. Detto questo, è chiaro che le donne potranno realizzarsi sessualmente solo controllando a loro volta gli ormoni che regolano la loro vita sessuale.

Prima che si avvicini la menopausa, una delle maggiori preoccupazioni delle donne moderne è la fertilità. Negli anni Sessanta il problema era come *non restare* incinta. Negli anni Novanta è diventato come *restare* incinta. Che cos'è cambiato in soli tre decenni?

Innanzi tutto le donne fanno figli più tardi. Dal punto di vista puramente evolutivo, l'età migliore per la gestazione va dai 18 ai 30 anni. Superata quella soglia, inizia a rallentare la produzione degli acidi grassi essenziali, critici per la sintesi degli eicosanoidi, e senza livelli sufficienti di questi ultimi la riproduzione diventa problematica. Fino a un tempo relativamente recente i tassi di mortalità associati al parto erano elevati (all'inizio del secolo moriva una puerpera su dieci). Oggi le donne vivono più a lungo e tendono perciò a posticipare la maternità, ma purtroppo il loro DNA e gli ormoni che controllano la fertilità non ne sono stati informati.

La dieta pro Zona può alleviare questo problema. Uno dei benefici della restrizione calorica è proprio il prolungamento nel tempo della funzionalità riproduttiva. La dieta pro Zona non solo riduce le calorie, ma favorisce anche la sintesi degli eicosanoidi buoni necessari per la fecondazione e per il successivo impianto dell'uovo fecondato.

Un secondo fattore che potrebbe aver favorito questo calo di fertilità è legato allo stile di alimentazione. Negli ultimi anni, le donne si sono convertite, sempre più numerose, a diete povere di grassi e ricche di carboidrati, che provocano una eccessiva produzione di insulina, preparando così il terreno ai farmaci e alle cliniche che curano i problemi di fertilità.

A conferma di questo fatto, quasi un terzo delle donne in età fertile ha sviluppato cisti ovariche e il 20-25% di queste soffre della *sindrome da ovaie policistiche* (PCOS), caratterizzata da un marcato aumento dei livelli dell'insulina, da una crescita del testosterone (l'ormone sessuale maschile) e da un calo della fertilità. È stato clinicamente dimostrato che se cala l'insulina molti dei sintomi scompaiono e torna la fertilità. Qualcuno potrà stupirsi che possa avvenire un cambiamento così radicale semplicemente abbassando i livelli di questo ormone. Vediamo allora come ciò sia possibile.

Nelle donne colpite dalla PCOS, l'insulina attiva un enzima (il citocromo P450c17α) che favorisce la conversione del progesterone in androstenedione, il precursore del testosterone (*Figura 18.1*).

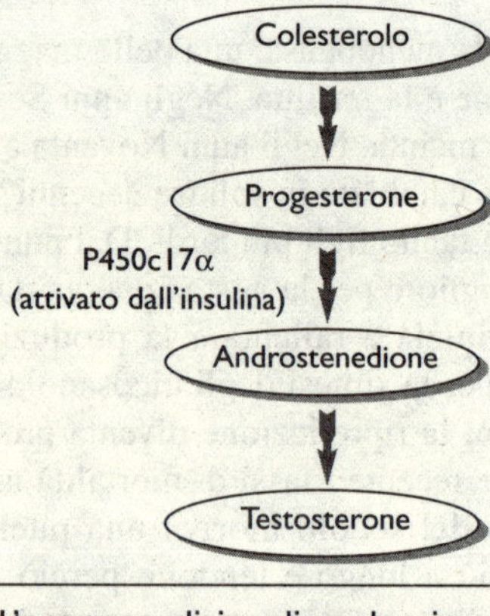

Figura 18.1 - L'eccesso di insulina deprime la fertilità stimolando la produzione di testosterone.

L'insulina quindi, almeno nelle donne, stimola la sintesi dell'enzima responsabile della produzione del precursore del testosterone. Se cresce il testosterone – e sale quindi il suo rapporto rispetto agli estrogeni – non solo cala la fertilità, ma aumentano anche i fattori di rischio di malattie cardiovascolari. È lo stesso effetto che si osserva nelle donne che si operano per cambiare sesso: quando vengono somministrate dosi massicce di ormoni maschili, il rapporto testosterone/estrogeni aumenta, e con esso cresce la quantità di grasso addominale (mediato dall'aumento dell'insulina) e il rischio cardiaco.

Al contrario, se i livelli di insulina calano, l'attività dell'enzima citocromo P450c17α viene inibita, il testosterone scende e le donne con la PCOS tornano a essere fertili. Queste donne, e forse tutte quelle che hanno problemi di fertilità, dovrebbero innanzi tutto adottare la dieta pro Zona per tenere sotto controllo l'insulina.

Il calo della fertilità verificatosi negli Stati Uniti negli ultimi 15 anni è correlato in maniera allarmante con l'aumento dell'obesità e con il consumo eccessivo di carboidrati. In America gli abiti femminili sono cresciuti in media di due taglie e molte riviste esaltano un modello di bellezza prosperosa. L'obesità (e quindi l'iperinsulinemia) nelle donne è una delle cause principali della bassa fertilità.

Un altro disturbo che colpisce un gran numero di donne è la *sindrome premestruale* (PMS). Ogni 30 giorni parte una nuova corsa sulle montagne russe ormonali, che viene avviata dall'ipotalamo con l'invio all'ipofisi del fattore di rilascio delle gonadotropine (GnRF). Questa risponde secernendo l'ormone follicolo-stimolante (FSH), per predisporre la mucosa dell'utero nel caso avvenisse la fecondazione. Il GnRF provoca anche il rilascio dell'ormone luteinizzante (LH), che stimola il distacco dell'ovulo dall'ovaia a metà del ciclo, quando i livelli di estrogeno calano leggermente e quelli di progesterone salgono. Se avviene la fecondazione, il progesterone resta elevato, per evitare il rilascio di altri ovuli. In caso contrario si registra un brusco calo sia di estrogeno sia di progesterone, che provoca la mestruazione per ripulire l'utero. Comunque la consideriamo, è una catena di eventi ormonali e appuntamenti temporali molto complessi, e quindi non stupisce che ogni tanto qualcosa non vada per il verso giusto. Di solito si tratta di un guasto nel sistema di amplificazione degli eicosanoidi buoni, in quanto sia FSH che LH si servono dell'AMP ciclico (cAMP) come secondo messaggero. Di qui nasce il rapporto degli eicosanoidi con la sindrome premestruale.

Circa il 30% delle donne soffre di una qualche forma di sindrome premestruale e più o meno un terzo di queste in modo grave e spesso invalidante. Ci sono ricerche che dimostrano che nei casi più acuti si riscontrano anche livelli molto bassi (80% in meno rispetto alle donne sane) dell'acido grasso essenziale omega-6 attivato, l'acido gamma-linolenico (GLA). Senza GLA è difficile mantenere livelli adeguati degli eicosanoidi buoni che stimolano la sintesi del cAMP. Pertanto a prima vista sembrerebbe sufficiente integrare la dieta con un po' di GLA, e in molti casi effettivamente questo intervento sembra dare un po' di sollievo.

Tuttavia, come abbiamo già visto, l'integrazione del GLA comporta un certo pericolo, perché l'eccedenza rischia di essere convertita in AA, aumentando la produzione di eicosanoidi cattivi che sembrano aggravare la sindrome premestruale. Questo rischio può essere evitato aggiungendo dell'EPA (l'inibitore della delta-5-desaturasi) e tenendo sotto controllo l'insulina con la dieta pro Zona. L'esperienza mi ha insegnato che con questa strategia in un paio di mesi è possibile attenuare significativamente i sintomi della PMS. Il GLA garantisce sufficiente materia prima per la produzione degli eicosanoidi buoni, mentre la dieta pro Zona (con l'effetto combinato dell'EPA e del controllo dell'insulina) evita che l'aumento dei suoi livelli provochi la formazione di *acido arachidonico* (AA). Il risultato finale è incoraggiante: si formano maggiori quantità di DGLA, il precursore degli eicosanoidi buoni, che inducono un aumento dei livelli di cAMP nelle ovaie, e i sintomi associati alla PMS diminuiscono o a volte scompaiono.

Durante la gravidanza le donne devono preoccuparsi di limitare i rischi di complicazioni. Una delle peggiori è il diabete gravidico, causato da un eccesso di insulina. Esattamente come per i diabetici di tipo 2, la dieta pro Zona, integrata con EPA, permette di tenere sotto controllo l'insulina e il glucosio nel sangue. Perciò la dieta non solo giova alla fertilità, ma favorisce anche il buon esito della gravidanza.

E il suo ruolo non si esaurisce con il parto. È ormai assodato che l'allattamento al seno è superiore a qualunque alimentazione artificiale: i bambini crescono più intelligenti e più sani. Come mai? Le malattie diminuiscono perché il latte materno è molto ricco di GLA e acidi grassi omega-3 a catena lunga, come l'EPA e il DHA (acido docosaesaenoico). Se non ricordate, tornate a leggere il capitolo sugli eicosanoidi e capirete l'importanza di questi particolari acidi grassi. I latti artificiali di solito ne sono privi e perciò i neonati rischiano gravi insufficienze di eicosanoidi, che controllano il sistema immunitario. L'ingresso in un mondo totalmente nuovo è già abbastanza traumatico, figuriamoci con le difese immunitarie a mezzo servizio!

A favore dell'allattamento al seno c'è anche un altro argomento, ancora più convincente. L'organo che nei primi due anni di vita cresce di più nei bambini è il cervello, composto per oltre il 50% di grassi, molti dei quali omega-3, come EPA e DHA. I neuroni, tanto per fare un esempio, contengono acidi grassi in quantità superiore di oltre cinque volte rispetto ai globuli rossi del sangue. In mancanza di sufficienti livelli di omega-3 nella dieta, la formazione delle reti neuronali del neonato viene compromessa, come è stato dimostrato nelle scimmie Rhesus, in cui la mancanza di acidi grassi omega-3 provoca l'insorgere di deficit neurologici.

Un ulteriore problema nasce dal fatto che, a ogni parto successivo, nel latte materno il contenuto di questi grassi cala progressivamente. Forse il vecchio mito che il primogenito è di solito il figlio più intelligente potrebbe avere un piccolo fondamento biologico: egli ha succhiato più omega-3 dei fratellini nati dopo di lui.

Tuttavia se non allattate, o se progettate di avere più di un figlio, non è il caso di disperarsi: infatti il contenuto di omega-3 del latte materno può essere incrementato con un appropriato regime alimentare. Se poi non allattate, oggi sono in commercio alcuni tipi di latte artificiale integrati con EPA e DHA e, se avete difficoltà a reperirli, basta seguire l'esempio dei nostri nonni: aggiungete al latte artificiale, o mescolate al cibo del bimbo, un po' di olio di fegato di merluzzo (un quinto di un cucchiaino da tè) o un po' di olio di pesce ricco di EPA (l'equivalente di mezza pillola). Assicuratevi solo che si tratti d'olio di pesce purificato, in modo da escludere la presenza di sostanze contaminanti.

In pratica, se desiderate aumentare le probabilità di rimanere incinte e di ridurre il rischio di diabete gravidico, dovete abbassare l'insulina per mezzo della dieta pro Zona (tenendo presente, nel computo di proteine e calorie, che state mangiando per due...). Per garantire ai bimbi un forte sistema immunitario e un perfetto sviluppo neuronale, allattateli al seno e adottate la dieta pro Zona integrandola con EPA e DHA. Se li nutrite artificialmente, aggiungete un po' d'olio di pesce raffinato.

Quando la stagione della fertilità giunge al tramonto, arriva la menopausa. Le cose per le donne si complicano parecchio: i livelli degli estrogeni iniziano a calare e succede un vero pandemonio ormonale, al cui confronto le montagne russe del ciclo mestruale sembrano una tranquilla passeggiata. La sintesi degli estrogeni è orchestrata dall'ormone FSH, mentre quella del progesterone dipende dall'ormone LH, ed entrambi hanno bisogno del cAMP per funzionare regolarmente. La dieta pro Zona lo fornisce, stimolando la produzione degli eicosanoidi buoni, ed evitando così un calo troppo brusco di quegli ormoni. Anche se non elimina del tutto i fastidi della menopausa, può rendere molto più facile la transizione.

Superata questa fase, le preoccupazioni su fertilità, PMS, gravidanza, allattamento al seno e vampate di calore diventano ricordi del passato. Tuttavia, nella terza stagione della vita, molti dei problemi femminili restano legati a patologie favorite dalla carenza di ormoni sessuali: l'infarto (la principale causa di morte), il cancro al seno (lo spettro più temuto) e l'osteoporosi. Tutte e tre sono correlate all'eccesso di insulina e di cortisolo, e al conseguente squilibrio degli eicosanoidi.

Nei 10 anni successivi alla menopausa, il tasso di attacchi cardiaci si impenna, fino a uguagliare quello degli uomini. Dato che la terapia di sostituzione ormonale (TSO) sembra diminuire questo rischio (e quello di osteoporosi), a molte donne, dopo la menopausa, viene consigliato di continuare ad assumere estrogeni per il resto della loro vita.

È solo una questione di estrogeni, o c'è sotto qualcos'altro? Appena calano i livelli degli estrogeni, aumenta la resistenza all'insulina, che sale nettamente. La conseguenza ormonale è allora un aumento della produzione di eicosanoidi cattivi che, come sappiamo, possiamo considerare la causa delle cardiopatie. Gli estrogeni non sono una protezione diretta contro le malattie cardiache, ma sono utili per ridurre il rischio cardiovascolare poiché controllano l'insulina (e di conseguenza garantiscono l'equilibrio degli eicosanoidi).

Perché la terapia sostitutiva sembra essere efficace per ridurre il rischio di infarto? In piccole quantità gli estrogeni riducono la resistenza all'insulina, ma a dosi più alte la aumentano. Si chiama *effetto bimodale*: a una certa concentrazione un ormone produce un effetto, a dosi più elevate l'effetto opposto. C'è un'aggravante: per ridurre i rischi di cancro, gli estrogeni vengono di solito somministrati con l'aggiunta di un po' di progesterone, che malauguratamente contribuisce ad aumentare la resistenza all'insulina, facendone così salire i livelli. Il problema è quindi quello di individuare le dosi di estrogeno e progesterone che consentano di mantenere l'insulina sotto controllo. Quest'effetto bimodale spiega perché alcune donne sottoposte a terapia sostitutiva aumentino bruscamente di peso e perché altre siano colpite da patologie cardiache, due potenziali effetti dell'eccesso di insulina. In qualunque terapia ormonale, la regola aurea dovrebbe essere iniziare con bassi dosaggi e aumentare con gradualità, dato che una variazione di un qualsiasi ormone provoca sugli altri effetti a cascata totalmente sconosciuti alla maggior parte dei medici.

Benché il suo rischio di morire d'infarto sia dieci volte più alto, il vero terrore di ogni donna è il cancro al seno. D'altra parte si sente ripetere in continuazione che ne potrà rimanere vittima una su nove. Prendendo però in esame i dati relativi alla mortalità per queste due malattie, sembrerebbe che la lobby del cancro al seno sia più efficace nelle sue campagne di sensibilizzazione rivolte al pubblico femminile.

Se da un lato gli estrogeni paiono limitare il rischio di cardiopatie abbassando l'insulina, dall'altro aggravano quello di cancro al seno, perché stimolano il tessuto della mammella. Qual è il modo migliore di diminuire la probabilità del tumore al seno? Semplicemente la riduzione dei livelli dell'insulina, che si può ottenere adottando la piramide dello stile di vita anti-invecchiamento pro Zona. Ma perché, ancora una volta, il nemico è l'insulina? Perché stimola la sintesi di eicosanoidi cattivi, che deprimono il sistema immunitario. E il cancro si può appunto definire come una proliferazione di tessuti anomali a causa di un sistema immunitario inefficiente. C'è di peggio: l'insulina deprime anche la produzione delle proteine di trasporto, che mantengono legati a sé, di scorta ma inattivi, gli ormoni sessuali. Meno proteine di trasporto significa più estrogeni liberi di agire sulle cellule-bersaglio. Così, anche se la quantità totale è inferiore, ce ne sono molti in libertà, e quelli liberi possono provocare disastri sui tessuti del seno. Il ruolo degli inibitori di estrogeni dell'ultima generazione, come il Tamoxifen, è di impedire l'interazione con i recettori.

Ma se il vero nemico è l'insulina, lo stesso effetto si può ottenere attraverso la dieta, e seguire un approccio dietetico ha sicuramente più senso che imbottirsi di farmaci per tutta la vita.

Che dire infine dell'osteoporosi? La perdita di densità delle ossa è favorita da molti di quegli stessi eicosanoidi cattivi (come PGE_2 e LTB_4) che sono stimolati da un eccesso di insulina e da altre citochine pro-infiammatorie, come le *interleuchine* (specialmente la IL-1 o interleuchina-1), anch'esse potenziate dall'insulina. Il processo che porta all'osteoporosi è indotto da uno squilibrio tra *osteoblasti* (le cellule di costruzione delle ossa) e *osteoclasti* (quelle che ne provocano l'erosione). Se l'organismo produce più sostanze pro-infiammatorie, la demineralizzazione delle ossa si accelera e la costruzione di nuovo tessuto si rallenta; il risultato è una perdita di densità delle ossa: l'osteoporosi.

Il modo migliore per accelerare questa patologia è favorire la produzione del cortisolo, che impedisce al progesterone di legarsi ai suoi recettori nelle ossa (e quindi di stimolare la sintesi di nuovo tessuto osseo): l'eccesso di cortisolo è perciò una delle cause principali dell'osteoporosi. Mentre il modo migliore per tenere sotto controllo il cortisolo è stabilizzare i livelli del glucosio ancora una volta ricorrendo alla dieta pro Zona, possibilmente corroborata dalle altre componenti della piramide (esercizio e meditazione), entrambe nemiche giurate del cortisolo.

Per tutti, uomini e donne, le gioie del sesso, unite alle paure delle disfunzioni e delle malattie della sfera sessuale, fanno parte integrante della vita. Ma quale che sia il problema, la dieta pro Zona è in grado di avvicinarne la soluzione. Non sto parlando di miracolosi effetti afrodisiaci, bensì di un miglioramento delle interazioni ormonali che avvengono quando si invecchia. Il sesso, un aspetto così importante della vita, deve essere una fonte di gioia, non di terribile ansia.

Sotto questo profilo, la strategia dietetica adottata per combattere l'invecchiamento viene a coincidere con quella mirata al controllo ormonale per il miglioramento della vita sessuale. La piramide dello stile di vita anti-invecchiamento pro Zona è la chiave per una sessualità più soddisfacente per uomini e donne, grazie al suo effetto positivo sugli ormoni sessuali. Vita sessuale serena e maggiore longevità: una combinazione davvero vincente.

E il cibo è lo strumento giusto per realizzarla.

19

Gli estrogeni: così fan (quasi) tutte?

PRENDERLI o non prenderli? È il dilemma che agita il sonno di moltissime donne. Troppo spesso sentono ripetere che per evitare di morire di infarto cardiaco o soffrire di osteoporosi bisogna prendere estrogeni, nonostante l'aumento potenziale del rischio di tumore al seno. Un vero patto con il diavolo.

Prima di sciogliere il dilemma occorre sapere che cosa siano e quali effetti producano queste tre sostanze (estrone, estradiolo ed estriolo), collettivamente note come estrogeni, che si formano nell'organismo in concentrazioni e condizioni diverse (*Figura 19.1*).

In assenza di gravidanza viene prodotto soprattutto estradiolo, e il picco di secrezione avviene a metà del ciclo mestruale. Durante la gravidanza invece prevale l'estriolo e anche i livelli dell'estrone superano di parecchio quelli dell'estradiolo. Questi tre ormoni non sono equipollenti: l'estriolo è otto volte meno potente dell'estradiolo nello stimolare la crescita dei tessuti mammari, e grazie a questa sua carat-

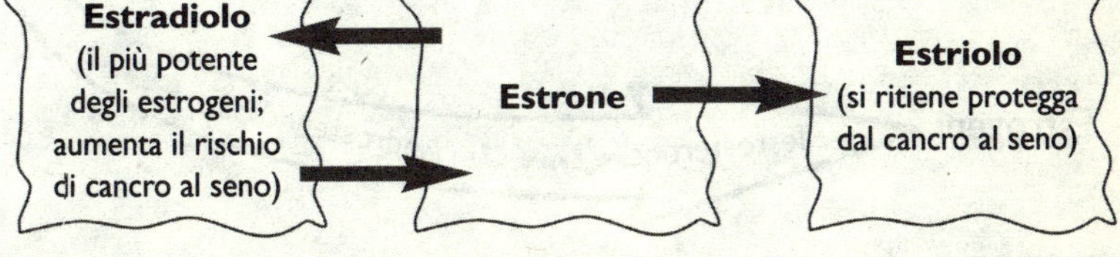

Figura 19.1 - La conversione degli estrogeni.

teristica pare che possa persino difendere dal tumore al seno, che invece l'estradiolo favorisce.

Il precursore di tutti gli ormoni steroidei è il colesterolo, senza cui non ci sarebbero né estrogeni, né testosterone. Il percorso metabolico completo è rappresentato nella Figura 19.2.

La prima cosa che balza agli occhi è che gli estrogeni sono prodotti dal testosterone. Ciò indica che sia gli uomini sia le donne sintetizzano tutti gli ormoni sessuali, maschili e femminili, anche se in proporzioni diverse. Per tutti il via lo dà l'ipotalamo, con la secrezione del fattore di rilascio delle gonadotropine (GnRF). Quest'ormone paracrino ordina all'ipofisi di secernere l'ormone follicolo-stimolante (FSH) e l'ormone luteinizzante (LH), che si mettono in viaggio fino a

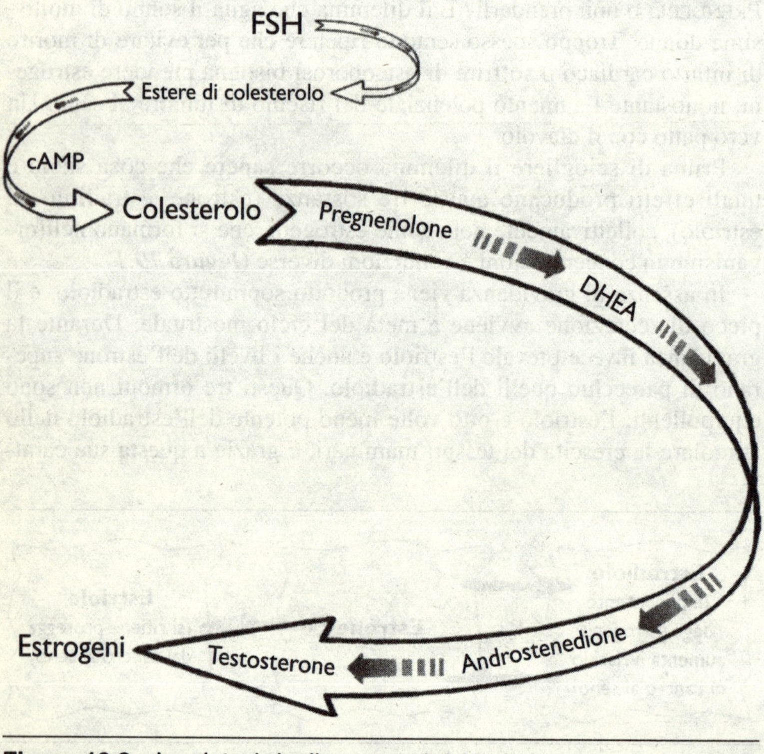

Figura 19.2 - La sintesi degli estrogeni richiede la presenza di cAMP.

raggiungere le ovaie dove, grazie all'AMP ciclico (cAMP), stimolano rispettivamente la sintesi di estrogeno e di progesterone, attraverso una serie di trasformazioni chimiche indotte sul colesterolo immagazzinato nelle cellule-bersaglio sotto forma di estere (*Figura 19.3*).

Per gli ormoni sessuali femminili l'equilibrio conta spesso più dei livelli assoluti. Ciò vale per il rapporto tra progesterone ed estrogeni e altrettanto per quello fra testosterone ed estrogeni che, quando è elevato, segnala per le donne un rischio cardiopatico più alto (per gli uomini è vero il contrario). Nelle donne, quando il rapporto tra progesterone ed estrogeni cala, prevalgono gli estrogeni e il rischio di cancro al seno aumenta. Come per tutti gli ormoni endocrini, il mantenimento dell'equilibrio garantisce la salute dell'organismo. Uno squilibrio tra ormoni antagonisti, specialmente quelli sessuali, di solito segnala l'insorgere di una malattia.

Gli estrogeni svolgono numerose funzioni biologiche. Tra l'altro, agiscono sulla mucosa dell'utero, migliorano le connessioni interneuronali nel cervello e controllano i livelli dell'insulina. Per questa ra-

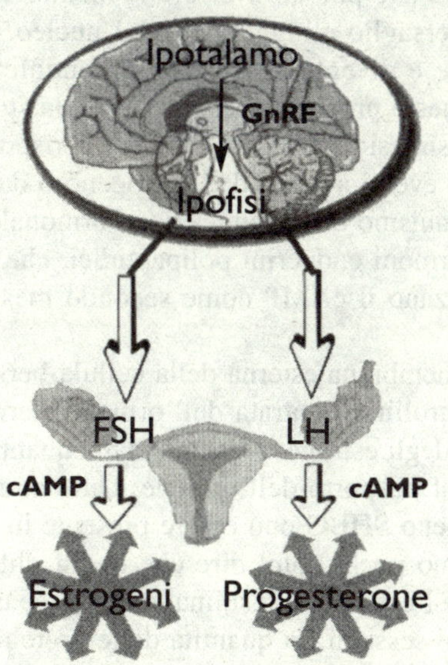

Figura 19.3 - La sintesi degli estrogeni e del progesterone richiede la presenza di cAMP.

gione i recettori degli estrogeni sono presenti in tutto l'organismo, dalle ovaie all'ipofisi, dall'ipotalamo a varie zone del cervello, compreso il neoencefalo. Ce ne sono anche nella prostata, nei testicoli e nei reni. Sarebbe difficile vivere senza estrogeni.

D'altro canto non è che ad averne troppi ci sia da stare allegri. Per questo il progesterone è perennemente in guardia, pronto a ridurre il numero dei recettori per gli estrogeni e controllare per questa via il rischio di proliferazione dei tessuti mammari.

La maggior parte dei problemi della menopausa e del periodo che la segue dipendono dallo sbilanciamento tra estrogeni e progesterone a favore dei primi. È un equilibrio molto delicato, un po' come quello dell'asse insulina-glucagone, o anche tra eicosanoidi buoni e cattivi.

Gli ormoni steroidei non sono solubili in acqua e perciò si devono spostare nel sistema circolatorio legati a specifiche proteine. Mentre gli estrogeni utilizzano la proteina di trasporto dell'ormone sessuale (SHBG), il progesterone si serve della CBG. Quando è legato a una proteina di trasporto, un ormone steroideo è del tutto inattivo. Solo quando viene rilasciato può attraversare la membrana cellulare, entrare nella cellula-bersaglio e raggiungerne il nucleo. Qui si lega a una proteina recettore e diventa attivo, consentendole di interagire con geni specifici. Questo provoca, secondo i casi, la stimolazione o l'inibizione di nuova sintesi proteica, che genera la risposta biologica finale della catena di eventi avviata dall'estrogeno o dal progesterone. Si tratta di un meccanismo di comunicazione ormonale molto differente da quello degli ormoni endocrini polipeptidici, che non entrano nella cellula, ma utilizzano il cAMP come secondo messaggero inviato al suo interno.

Poiché sulla membrana esterna della cellula-bersaglio non vi sono recettori che controllino l'entrata dell'ormone steroideo, il livello di azione biologica degli estrogeni dipende dalla quantità in circolo delle proteine adibite al trasporto dell'ormone. Qui entra in gioco l'insulina. Più ce n'è, meno SHBG può essere presente in circolo. Se gli ormoni «legati» sono pochi, vuol dire che quelli «liberi» e attivi sono molti. In sostanza l'eccesso di insulina indebolisce uno dei controlli di base degli ormoni sessuali (la quantità delle proteine leganti) finendo per amplificare l'effetto ormonale.

È ciò che può accadere dopo la menopausa. Benché scendano (anche del 50%), i livelli degli estrogeni non si azzerano: anche le surrenali, e persino i tessuti adiposi, sono fonti secondarie di produzione di estrogeni. Ma se l'insulina è alta, le SHBG saranno talmente depresse da permettere in ogni caso un eccesso di estrogeni liberi, con tutta la loro potenzialità di favorire la proliferazione del tessuto mammario. Se la proliferazione diventa di natura maligna, allora si parla di cancro al seno.

Questo particolare rapporto esistente tra estrogeni e insulina aiuta a spiegare l'insorgenza di alcune patologie croniche che colpiscono le donne dopo la menopausa. Secondo le ricerche più recenti, gli estrogeni sarebbero un potente regolatore dell'insulina. Quando il livello totale degli estrogeni cala, incominciano a crescere la resistenza all'insulina e di conseguenza la stessa insulina. Dato l'impatto che ciò provoca sugli altri sistemi ormonali (in particolare la sovrapproduzione di eicosanoidi cattivi e di cortisolo), non stupisce che dopo la menopausa le malattie cardiache, il cancro al seno e l'osteoporosi costituiscano insidie particolarmente pericolose per la salute dei soggetti femminili.

L'interazione tra estrogeni e insulina da un lato chiarisce molti dei vantaggi della terapia sostitutiva, ma dall'altro spiega perché non funziona con tutte le donne. Con basse dosi di estrogeni la resistenza all'insulina regredisce, ma con alte dosi può peggiorare. La risposta è quindi di tipo bimodale. Il problema poi si complica perché in queste terapie si associa sempre il progesterone, che ha il brutto vizio di peggiorare ulteriormente la resistenza all'insulina. Ciò naturalmente fa impennare i livelli di insulina, avviando il circolo vizioso che porta all'accelerazione dell'invecchiamento, mentre sale anche il rischio dell'insorgenza delle patologie croniche tipiche per le donne dopo la menopausa.

Il fatto che gli estrogeni e il progesterone naturali non siano brevettabili complica molto una faccenda già di per sé assai intricata. La ragione che ne impedisce la brevettabilità, e la confusione che ne scaturisce per le pazienti, costituisce uno dei passaggi più interessanti della storia degli ormoni.

Una sostanza naturale non si può brevettare. È però possibile brevettare un nuovo procedimento che consenta di sintetizzare la stessa sostanza in laboratorio (è ciò che si fa normalmente con l'ingegneria genetica). Sfortunatamente, l'uomo che inventò il procedimento di sintesi degli estrogeni naturali non brevettò nessuno dei processi produttivi che aveva messo a punto, sperando che le sue scoperte potessero portare benefici a tutta l'umanità. Quest'uomo si chiamava Russell Marker e la sua storia ha avuto enormi conseguenze per tutte le donne di oggi.

Russell Marker aveva tutte le impronte del genio, compreso un carattere eccentrico. Negli anni Trenta insegnava alla Penn State University, quando sviluppò il metodo per la misurazione del numero di ottani nei carburanti (quello utilizzato tuttora). Ma in quel periodo toccarono il culmine anche le ricerche sugli steroidi, ed era in pieno svolgimento la gara per sintetizzarli per primi, combattuta con un'intensità non inferiore a quella che sarebbe stata messa in campo trent'anni dopo per conquistare la Luna. La ragione di tanto accanimento è facilmente intuibile: c'erano in ballo un sacco di soldi da guadagnare. Marker però era un accademico puro e si chiedeva se non fosse possibile produrre ormoni steroidei in modo più semplice, partendo da qualche materia prima naturale contenuta in qualche vegetale. Scoprì infine che una pianta che cresceva in Messico, lo yam, conteneva lo sterolo adatto e, in modo semplice ma ingegnoso, riuscì a sintetizzare in laboratorio il progesterone, da questo il testosterone e infine i sospirati estrogeni.

Con questa potenziale miniera d'oro in mano, chiese al suo finanziatore, la società farmaceutica Parke-Davis, ulteriori fondi per impiantare una linea di produzione più grande in Messico, dove lo yam cresceva in abbondanza. La risposta fu deludente: gli rifiutarono ogni finanziamento, affermando di non credere che in un paese come il Messico si potesse condurre una seria iniziativa scientifica. Il rifiuto in realtà era dettato anche da un altro motivo: Louis Feiser, ricercatore della Harvard University e considerato all'epoca il numero uno della chimica mondiale, affermò categoricamente che non era possibile produrre steroidi sintetici per quella via (anche se Marker sosteneva di esserci riuscito).

Russell Marker non era certo il tipo da accontentarsi di una risposta negativa e mettersi il cuore in pace. Si trasferì a Città del Messico, contattò il primo laboratorio chimico che trovò sull'elenco telefonico, costituì una società con i suoi titolari e produsse progesterone per oltre un milione di dollari. Purtroppo non brevettò il procedimento, poiché riteneva che la sua scoperta dovesse essere patrimonio di tutti. Dopo una serie di traversie giudiziarie, nel 1950 Marker abbandonò la ricerca scientifica, per dedicarsi all'arte precolombiana trasformandosi in un antiquario. E i suoi soci? Ristrutturarono la società, che con il nome di Syntex diventò una delle maggiori industrie farmaceutiche del mondo e alla fine venne acquistata, pochi anni fa, da un altro gigante della chimica.

Ma come fece quel piccolo laboratorio messicano, scovato quasi per caso sull'elenco telefonico, a diventare un colosso della chimica? Brevettando nuovi prodotti sulla base delle vecchie scoperte di Marker. E qui entrano in scena le conseguenze per le donne di oggi a cui accennavo prima. Gli steroidi sintetizzati da Marker negli anni Trenta erano identici a quelli naturali, quelli che il nostro organismo effettivamente produce, sa utilizzare e metabolizzare. I corrispondenti ormoni sintetici odierni (detti «analoghi») sono invece sostanze chimiche estranee all'organismo, innaturali ma brevettabili, che riproducono molte delle funzioni degli estrogeni naturali e del progesterone, provocando però effetti collaterali diversi da quelli degli steroidi naturali.

Inizialmente furono immessi sul mercato non per trattare i sintomi della menopausa, ma come contraccettivi orali. Ne esistono due tipi: il primo è costituito da una miscela di analoghi sintetici degli estrogeni e del progesterone, il secondo di analoghi del solo progesterone. Entrambi si basano sullo stesso principio: il progesterone blocca il rilascio di ovuli dalle ovaie, oppure rende l'ambiente inadatto alla fecondazione. Ma perché impiegare analoghi sintetici del progesterone, quando è disponibile quello naturale? Sfortunatamente, il progesterone naturale, oltre a non essere brevettabile (grazie alla generosità di Russell Marker), ha vita breve (come l'estriolo) e quindi sarebbe necessario assumerlo parecchie volte al giorno per mantenerne nel sangue livelli sufficienti. Furono perciò sintetizzati nuovi analoghi del progesterone chiamati progestinici. Questi composti non naturali, ma brevettabili, sono più persistenti e quindi basta assumerli una volta al giorno. Buona notizia per le compagnie farmaceutiche, ma pessima per le donne che li utilizzano, perché i progestinici hanno pesanti effetti collaterali, che tuttavia all'epoca (negli anni Sessanta) furono considerati sopportabili dalle pazienti (allora per le donne il problema più pressante era il controllo delle nascite e la «pillola» offriva loro, per la prima volta nella storia, la possibilità di controllare la gravidanza). Non a caso fu proprio la Syntex, la vecchia società di Marker, a conquistare la leadership nello sviluppo delle pillole anticoncezionali.

Non essendo quelli naturali brevettabili, le società farmaceutiche intensificarono gli sforzi per mettere a punto e commercializzare con successo analoghi sintetici degli ormoni. Per l'organismo però sono una sorta di false imitazioni.

All'inizio degli anni Sessanta la menopausa non era considerata un mercato interessante (le pillole anticoncezionali non servono più a quest'epoca della vita). Poi, nel 1966, Robert Wilson sollevò scalpore con il suo libro bomba, *Feminine Forever*. Pubblicato con il supporto della società farmaceutica Ayerst, lanciò la tesi che le donne, assumendo estrogeni, potevano rimanere giovani per sempre. Guarda caso la Ayerst possedeva i brevetti del Premarin, a base di diversi estrogeni sintetici. Nel giro di 10 anni quasi sei milioni di donne utilizzavano il Premarin per rimanere giovani per sempre. Sfortunatamente nel 1975 dal mondo scientifico si levò un grido d'allarme: il *New England Journal of Medicine* segnalò che le donne che avevano assunto Premarin per periodi prolungati rischiavano otto volte di più di essere colpite da cancro al seno. Mia nonna era una di loro e morì di tumore alla mammella nel 1976, 10 anni dopo aver iniziato ad assumere dosi elevate di Premarin.

Le case farmaceutiche scesero in campo con tutto il loro potenziale per preservare investimenti e utili derivanti dallo sfruttamento dei loro brevetti esclusivi. Si decise di tentare di contrastare la tendenza propria del Premarin a far proliferare le cellule utilizzando qualche forma di progesterone. Ma quale forma? Si trattava di nuovo di scegliere tra il progesterone naturale, sintetizzato da Russell Marker quasi 40 anni prima, o gli analoghi sintetici, brevettabili, noti come progestinici, in uso da anni negli anticoncezionali. La scelta cadde (ovviamente) sui progestinici.

Per far superare completamente lo spavento del Premarin, si sostenne che il prodotto era efficace anche contro l'osteoporosi. In realtà è il progesterone che incrementa la massa ossea, mentre l'estrogeno può solo rallentare la demineralizzazione. In ogni caso fu una convincente dimostrazione della potenza del marketing: una volta associato a progestinici sufficienti per ridurre gli effetti stimolanti sulla proliferazione delle cellule, le vendite del Premarin andarono alle stelle. Si stima però che a causa degli effetti collaterali provocati dai progestinici (tra cui PMS, gonfiori, irritabilità e depressione), quasi due terzi delle donne che, per prevenire il cancro, li avevano associati agli estrogeni, cessarono di assumerli, continuando con il solo Premarin.

Ma allora, se una donna vuole adottare una terapia di sostituzione degli estrogeni, che prodotto dovrà utilizzare? Le prime ricerche, che rivelarono l'aumento dell'incidenza del cancro al seno provocato dalle terapie sostitutive, furono effettuate su pazienti che prendevano il Premarin. Meno del 50% degli estrogeni contenuti in questo farmaco è presente nel corpo umano. Inoltre, tra questi, nel Premarin ci sono solo l'estrone e l'estradiolo, e non l'estriolo. In Europa quest'ultimo viene utilizzato abitualmente per il trattamento della menopausa e postmenopausa, mentre negli Stati Uniti non è quasi mai preso in considerazione. La ragione del disinteresse è attribuibile in parte alla «debolezza» dei suoi effetti (abbiamo già visto che è 80 volte meno potente dell'estradiolo nello stimolare la proliferazione del tessuto mammario). D'altra parte, se è il rischio di cancro al seno a preoccupare, questa debolezza potrebbe essere addirittura un vantaggio. Un altro motivo è che l'estriolo ha una vita ancora più breve e quindi è necessario somministrarlo in dosi più massicce e più frequenti. Tuttavia probabilmente vale la pena di fare questo piccolo sforzo supplementare, dal momento che le prime prove hanno indicato che l'estriolo protegge dal cancro anziché favorirlo come fa l'estradiolo. Ciò significa che, quanto più estriolo contiene un farmaco ormonale, tanto meno progesterone occorre aggiungere come protezione dal cancro al seno. E poiché molte donne rinunciano ad assumere progesterone perché non ne tollerano gli effetti collaterali, una riduzione del suo dosaggio costituirebbe un grosso vantaggio, dal momento che si ridurrebbero anche gli inconvenienti associati.

Fino a pochi anni fa il progesterone naturale non poteva essere assunto per via orale, perché si degradava rapidamente nello stomaco prima di essere assorbito. Oggi la tecnica della micronizzazione ha risolto il problema, ma 25 anni fa le case farmaceutiche dovettero superare il più rapidamente possibile l'emergenza del Premarin, trovando qualche forma di progesterone utilizzabile con facilità. E un farmaco che poteva servire allo scopo ce l'avevano già: i progestinici, utilizzati da molti anni come pillole anticoncezionali orali. I loro effetti collaterali erano sicuramente fastidiosi, ma le donne, di fronte al rischio del cancro, sarebbero state disposte a tollerarli.

Oggi le donne si sono convinte che i progestinici equivalgano al progesterone naturale. Non è così. L'organismo sa come trattare il progesterone, ma non questi farmaci sintetici con effetti collaterali più pronunciati. Ciò è stato dimostrato nello «Studio PEPI», in cui si associò il Premarin sia al progesterone naturale (in forma micronizzata ben assorbita dall'organismo) sia ai progestinici, per determinarne gli effetti in termini di tumori al seno e sulle cardiache. Lo studio evidenziò che, accoppiando al Premarin il progesterone anziché i progestinici, gli effetti collaterali erano molto minori e gli esiti delle patologie migliori. Peccato che non si sia sperimentato anche l'accoppiamento Premarin-estriolo.

Ciò non significa che il progesterone naturale sia privo di effetti collaterali: al contrario, favorisce l'irritabilità e la depressione, perché stimola la secrezione di insulina e quindi la produzione di eicosanoidi cattivi. Ma in ogni caso i suoi effetti collaterali sono sempre più blandi di quelli provocati dai prodotti sintetici analoghi. Perciò se state valutando l'opportunità di una terapia di sostituzione ormonale, non limitatevi a chiedere ormoni identici a quelli naturali, pretendeteli senza esitazioni.

Ma la domanda iniziale, se le donne abbiano davvero bisogno di sottoporsi a queste terapie, è ancora in attesa di risposta. Dopo tutto, la maggior parte delle nostre nonne non ha mai preso estrogeni, ed è vissuta benissimo. Al solito, la risposta a questo paradosso ce la può fornire la dieta.

Circa il 25% della popolazione femminile non ha mai presentato i sintomi associati alla menopausa. Questo numero coincide significativamente con la stima della percentuale di popolazione che ha una risposta insulinica geneticamente bassa all'ingestione di carboidrati. È probabile quindi che le donne che hanno una produzione bassa di insulina non patiscano il calo dei livelli degli estrogeni. Resta comunque l'altro 75%, che invece di quel calo devono sopportare conseguenze assai fastidiose.

Bisogna anche tener conto che l'integrazione con gli estrogeni forse contribuisce a diminuire le malattie cardiache, ma certamente non le elimina del tutto. Una recente ricerca ha persino messo in dubbio che la terapia sostitutiva riduca i rischi di ulteriori attacchi cardiaci per le donne che ne abbiano già subito uno.

È infine probabile che l'equilibrio tra gli ormoni steroidei liberi e attivi e quelli inattivi, che dipende dai livelli delle proteine di trasporto, sia importante quanto il loro livello totale, ossia la somma dei due. E tutti questi fattori (risposta genetica ai carboidrati, rischio di malattie cardiovascolari, quantità delle proteine di trasporto degli ormoni sessuali) sono correlati ai livelli dell'insulina.

Dovendo decidere se sottoporvi o meno a una terapia ormonale sostitutiva, ha più senso iniziare con la dieta pro Zona, adottando contemporaneamente le altre componenti della piramide anti-invecchiamento. La dieta pro Zona ridurrà i livelli dell'insulina, una moderata attività fisica (specialmente gli esercizi di forza) manterrà, o persino aumenterà, la massa muscolare e la riduzione di cortisolo (con la meditazione) rallenterà la perdita di densità delle ossa. Solo quando la piramide sarà diventata parte integrante della vostra vita potrete incominciare a individuare le quantità minime di estrogeni e progesterone naturali necessarie per mantenersi in buona salute anche dopo la menopausa.

Per una donna, è questo il metodo giusto per non invecchiare: assumere la minor quantità possibile di ormoni, compatibilmente con l'obiettivo di migliorare la qualità della vita favorendo la comunicazione ormonale. Ma, così come non è possibile edificare una casa sulla sabbia, occorrono solide fondamenta ormonali anche per costruire la salute. La piramide dello stile di vita anti-invecchiamento pro Zona è in grado di fornirle a tutte le donne.

20

Il testosterone: l'ormone della forza e del desiderio

Se esiste un afrodisiaco, sia per gli uomini sia per le donne, questo è il testosterone. Proprio lui, lo stesso ormone necessario per sviluppare la forza e la massa dei muscoli. Un solo ormone, molte funzioni.

Normalmente il testosterone viene considerato un ormone esclusivamente maschile, così come gli estrogeni vengono ritenuti ormoni solamente femminili. In realtà sono invece le loro proporzioni relative a determinare la mascolinità o la femminilità. I maschi producono circa 5 mg di testosterone al giorno, 50 volte più delle femmine, che a loro volta producono dal doppio al triplo di estradiolo. Nei maschi la differenza dipende sia dalla maggiore produzione di testosterone, sia dalla scarsa attività dell'enzima aromatasi, che converte il testosterone in estradiolo. Se la produzione cala e l'enzima aromatasi si fa più attivo, i livelli di testosterone scendono e ovviamente salgono quelli di estradiolo (brutta notizia per un maschio). Queste aromatasi si trovano nelle cellule adipose e, come vedremo, più un uomo è grasso e più testosterone viene convertito in estradiolo.

Come quella di molti ormoni endocrini, la storia del testosterone inizia nell'ipotalamo, con la secrezione di un fattore di rilascio, in questo caso delle gonadotropine (GnRF), gli stessi ormoni che attivano la sintesi degli estrogeni. Il GnRF (esattamente come succede nei soggetti femminili) segnala all'ipofisi di mettere in circolo l'ormone luteinizzante (LH) e l'ormone follicolo-stimolante (FSH).

Nei maschi, il primo punta su uno speciale gruppo di cellule (cellule di Leydig) situate nei testicoli, dove, tramite il solito secondo messaggero AMP ciclico (cAMP), attiva la sintesi del testosterone.

Nel frattempo, l'FSH va alla ricerca delle cellule di Sertoli, per attivare la produzione di spermatozoi (aiutato sempre dal cAMP). Avrete già capito che, senza cAMP a sufficienza, è difficile svolgere le funzioni del maschio (*Figura 20.1*).

Il testosterone prodotto nei testicoli è immesso in circolo legato alla SHBG, la stessa proteina di trasporto usata dagli estrogeni. Quando si libera diventa attivo e può penetrare nelle cellule-bersaglio legandosi ai recettori nel citoplasma; questi lo trasportano nel nucleo dove avviene la stimolazione dei geni che attivano la sintesi di nuove proteine.

Questi sono dunque i meccanismi attraverso cui il testosterone viene prodotto e può esercitare la propria azione biologica; ma qual è l'effetto della sua azione? Una delle principali funzioni di questo ormone è la differenziazione sessuale, sia fisica, sia comportamentale. La differenziazione fisica inizia già durante la gravidanza. In seguito il testosterone cala bruscamente appena prima della nascita, per poi aumentare subito dopo, mantenendosi a livelli elevati per alcuni anni. Cala di nuovo nel periodo prepuberale per impennarsi poi nella pubertà. Raggiunta la completa maturazione sessuale, diminuisce lentamente con gli anni. L'assopimento graduale dei livelli di testosterone con l'età è nota con il nome di andropausa.

Il testosterone ha anche un grande effetto sullo sviluppo muscolare (lo potenzia) e sulla quantità e la distribuzione della massa grassa (la diminuisce). In sostanza si potrebbe dire che regala agli uomini un aspetto gradevole. Ma ha anche notevole impatto sul cervello, in particolare differenziando l'ipotalamo e la corteccia cerebrale (l'effetto dipende dal rapporto tra testosterone ed estradiolo). Per questo uomini e donne, messi di fronte a situazioni simili, tendono a ragionare e reagire in modi diversi. Infine, in entrambi i sessi, stimola la libido. Il testosterone, insomma, fa sì che gli uomini vedano, sentano e pensino diversamente dalle donne, ma contemporaneamente suscita l'attrazione tra i due sessi.

La sua è una storia alquanto movimentata. La lunga marcia della scienza contro l'invecchiamento ebbe avvio quando Charles Edouard Brown-Séquard nel 1889 si iniettò un estratto di testicoli di cane e riferì di esserne stato sessualmente ringiovanito. Anche se la sua ricerca fu sottovalutata dagli scienziati dell'epoca (che anzi la derisero), oggi sappiamo che lo scienziato fu in realtà il primo al mondo a condurre esperimenti di terapia sostitutiva ormonale del testosterone, l'ormone

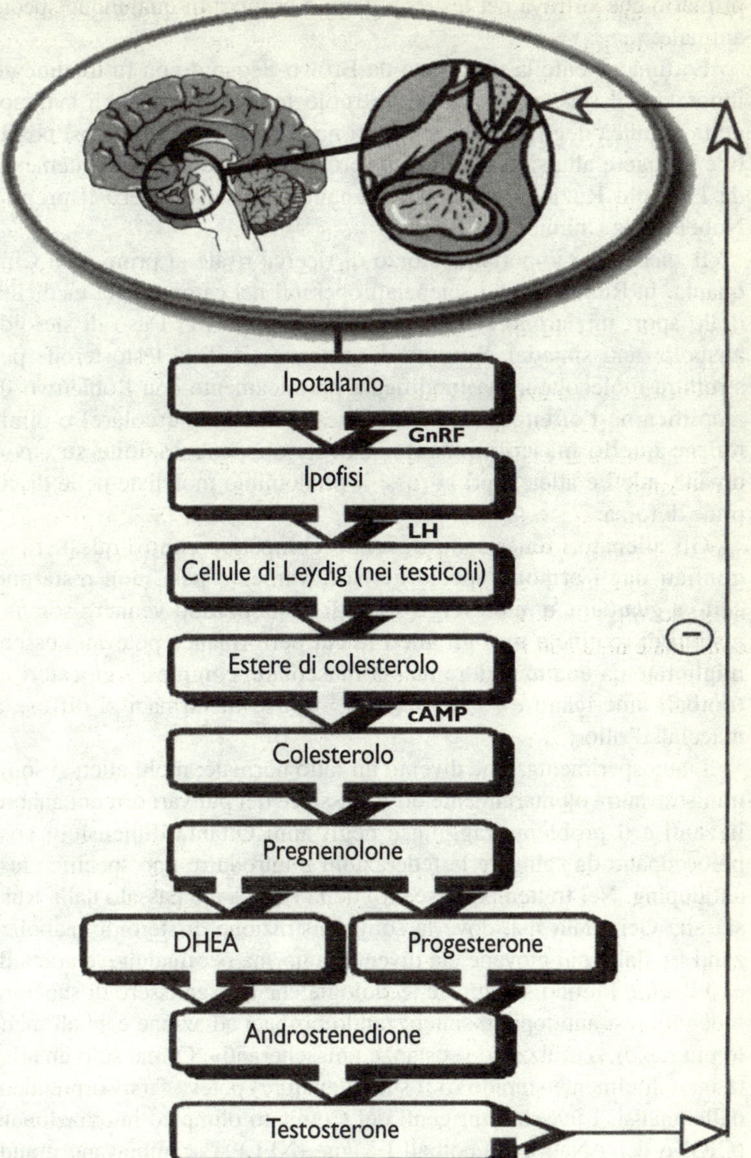

Figura 20.1 - Il ciclo di produzione del testosterone.

primario che si trova nei testicoli degli esemplari di qualunque specie animale.

Fortunatamente la via aperta da Brown-Séquard non fu totalmente ignorata e il suo lavoro svolse un ruolo fondamentale negli sviluppi della chimica degli steroidi avvenuti negli anni Trenta. Fu così possibile giungere alla sintesi del testosterone, ottenuta indipendentemente da Leopold Ruzicka e Adolf Butenandt, che si divisero il premio Nobel per la Chimica del 1939.

Il successivo importante sforzo di ricerca risale ai primi anni Cinquanta. In Russia, alcuni scienziati operanti nel campo della medicina dello sport iniziarono a sperimentare sugli sportivi l'uso di steroidi anabolizzanti sintetici. Si tratta di sostanze simili al testosterone per struttura molecolare, ma modificate chimicamente con l'obiettivo di amplificarne l'effetto anabolico (sintesi proteica muscolare) e diminuirne quello mascolinizzante. Questa sperimentazione su cavie umane, atleti e atlete, aprì ai russi il predominio mondiale nelle discipline di forza.

Gli allenatori americani, dovendo competere contro questi russi gonfiati dagli ormoni, specie nel sollevamento pesi, non restarono certo a guardare, e in breve gli steroidi anabolizzanti vennero somministrati di routine a tutti gli atleti le cui performance potevano essere migliorate da una maggiore massa muscolare, compresi i giocatori di football americano e i *body-builders*. L'uso di farmaci si diffuse a macchia d'olio.

L'autosperimentazione diventò un fatto normale: molti atleti si somministravano volontariamente dosi massicce dei più vari ormoni anabolizzanti e il problema raggiunse negli anni Ottanta dimensioni così preoccupanti da spingere le federazioni a introdurre uno specifico test antidoping. Nel frattempo lo scettro della ricerca era passato dalla Russia alla Germania Est, dove la somministrazione di steroidi anabolizzanti fin dalla più giovane età diventò la norma per qualunque atleta di alto livello. Furono sviluppate tecnologie che consentissero di superare indenni i test antidoping, sintetizzando farmaci ad azione e smaltimento più rapidi, o utilizzando sostanze «mascheranti». Ormai solo un atleta incredibilmente stupido (o il suo allenatore) poteva farsi sorprendere dalle analisi. I massimi dirigenti del Comitato olimpico internazionale (CIO) o della National Football League (NFL) si scambiavano grandi pacche sulle spalle, complimentandosi a vicenda per l'ottimo lavoro della commissione antidoping in occasione dei grandi eventi sportivi. I primati nelle discipline di forza continuavano però a cadere uno dopo l'altro e le dimensioni fisiche del tipico attaccante di football americano crescevano a dismisura, quasi fosse intervenuta una mutazione genetica in un particolare segmento della popolazione. Il peso medio di un giocatore della NFL era aumentato, in meno di una generazione, di qualcosa come 30 kg! Si sostenne che fosse il merito di nuove tecniche di allenamento con i pesi, ma in realtà si utilizzava esattamente lo stesso tipo di bilanciere di trent'anni prima. Era evidente che c'era qualcosa che rendeva gli atleti di spicco sempre più massicci e più forti. Oggi i tipici attaccanti di molte squadre di football americano dei college pesano oltre 135 kg e molti di loro non sono neppure abbastanza forti da diventare professionisti. Infine, dopo anni di affermazioni ipocrite secondo cui gli steroidi anabolizzanti avevano solo un effetto placebo, anche il *New England Journal of Medicine* confermò che la somministrazione di testosterone aumenta la forza negli atleti. Proprio ciò che gli atleti andavano affermando da molti anni.

Sebbene gli steroidi anabolizzanti (compreso il testosterone) siano oggi farmaci altrettanto strettamente regolamentati quanto gli stupefacenti, una potente lobby ne promuove l'uso come sostituzione ormonale per gli uomini (estrogeni per le signore, testosterone per i mariti).

Alcuni studi mostrano che bassi livelli di testosterone aumentano, negli uomini, il rischio di malattie cardiache. In parte il motivo è che il testosterone è necessario per la produzione dei globuli rossi adibiti al trasporto dell'ossigeno. Inoltre, bassi livelli dell'ormone facilitano (sempre negli uomini) l'accumulo di adipe e l'osteoporosi. Per contro, livelli elevati possono scatenare sia l'aggressività psicologica sia la produzione dell'eicosanoide cattivo TXA_2, che promuove l'aggregazione delle piastrine favorendo l'insorgere di patologie cardiache.

Da quanto detto è chiaro che, a causa della sua miriade di funzioni diverse, in mani inesperte il testosterone può diventare pericolosissimo. Con l'età negli uomini i livelli di testosterone calano, benché non così rapidamente quanto gli estrogeni nelle donne. Si parla allora di andropausa, l'equivalente maschile della menopausa, con sintomi del tutto analoghi (*Tabella 20.1*).

Queste due fasi della vita hanno molti punti in comune. Il grasso corporeo tende ad aumentare, la «forma» fisiologica cala (calo della memoria a breve, depressione, ansia e perdita di fiducia in se stessi), aumenta il rischio di malattie cardiovascolari, osteoporosi e cancro agli organi della sfera sessuale (seno e prostata). Tutto sommato,

Andropausa	Menopausa
Calo del testosterone	Calo degli estrogeni
Incremento della massa grassa	Incremento della massa grassa
Calo del tono psicologico	Calo del tono psicologico
Aumento delle patologie cardiovascolari	Aumento delle patologie cardiovascolari
Aumento dell'osteoporosi	Aumento dell'osteoporosi
Aumento del rischio di cancro alla prostata	Aumento del rischio di cancro al seno

Tabella 20.1 - Andropausa e menopausa.

anche l'età della pensione ha le sue spine. Menopausa e andropausa sono così simili perché sia la stimolazione delle ovaie per sintetizzare gli estrogeni, sia la sintesi del testosterone nei testicoli sono controllate dai livelli dell'ormone follicolo-stimolante (FSH) e di quello luteinizzante (LH) rilasciati dall'ipofisi. Come ricorderete, sia l'ormone FSH sia l'ormone LH per produrre i loro effetti necessitano di adeguati livelli di cAMP. Pertanto qualunque riduzione del numero di cellule di Leydig (dove è prodotto il 95% del testosterone maschile) o della loro produzione di cAMP diminuirà i livelli di testosterone nei maschi che invecchiano.

Si stima che, rispetto ai livelli dei 25 anni, a 50 anni il testosterone maschile sia calato del 33-50% e a 80 anni di oltre il 60%. Queste percentuali potrebbero però non rispecchiare completamente la riduzione effettiva, perché il testosterone libero (attivo) cala più nettamente di quello totale (la somma di quello libero e di quello legato alle proteine di trasporto). È ben vero che il testosterone nell'andropausa scende meno che gli estrogeni nella menopausa, ma ciò che conta per i maschi è il rapporto tra estradiolo e testosterone. Durante l'andropausa i livelli di estradiolo rimangono relativamente stabili, ma per via del calo del testosterone il rapporto cresce. C'è di peggio: estrogeni e testosterone si servono della stessa proteina di trasporto (SHBG) per circolare nel plasma, ma il testosterone si «lega» molto più facilmente degli estrogeni. Ora, torna in scena l'insulina: il suo eccesso diminuisce la quantità di SHBG e quindi mette in competizione testosterone ed estrogeni che si disputano le poche proteine rimaste, ma il primo è in vantaggio, perché, come ho detto, si lega più facilmente (e quindi diventa più facilmente inattivo). In seguito a questo effetto, il rapporto dell'estrogeno rispetto al testosterone libero sale ancora più nettamente. Ciò evidentemente aggrava il rischio di malattie cardiache, facendo accrescere la massa grassa. È ciò che si osserva nei transessuali che vogliono diventare donne: quando, nel corso del trattamento, si somministrano loro alte dosi di estrogeni, il rischio cardiovascolare aumenta considerevolmente. Al contrario, somministrando testosterone a maschi con livelli ormonali bassi, il «profilo lipidico», come si usa dire, diminuisce e con esso anche il rischio cardiovascolare. Oltre all'aumento di libido, il testosterone sembra essere necessario, in un'azione a braccetto con vasodilatatori come l'ossido nitrico, per migliorare l'erezione.

Dopo la menopausa, nelle donne il quadro del testosterone subisce drastici cambiamenti. Prima della menopausa, solo il 25% del testosterone viene prodotto nelle ovaie, mentre un altro 25% proviene dalle ghiandole surrenali e il restante 50% dai tessuti periferici. Dopo la menopausa, però, i livelli totali di testosterone si dimezzano rapidamente e questo fenomeno potrebbe spiegare il calo del desiderio sessuale (lo stesso succede agli uomini dopo l'andropausa). Per questa ragione molte delle più recenti terapie di sostituzione ormonale includono ora piccole quantità di testosterone.

È possibile incrementare il testosterone senza assumere ormoni? Certo, e qui entra in gioco ancora una volta la piramide dello stile di vita anti-invecchiamento pro Zona. Sapete ormai che a livello molecolare molte delle complesse reazioni che portano alla sintesi del testosterone sono mediate dal cAMP. Mantenendo una certa quantità di questo messaggero intracellulare nelle cellule-bersaglio si amplificano i segnali ormonali necessari per produrre testosterone. Questo «amplificatore» può essere alimentato con la continua produzione di eicosanoidi buoni indotta dalla dieta pro Zona, diminuendo così le probabilità che i livelli del testosterone calino con l'invecchiamento dell'organismo.

La dieta pro Zona, riducendo la massa grassa, produce inoltre un benefico effetto indiretto sui livelli di testosterone, dal momento che l'enzima responsabile della conversione del testosterone in estradiolo è concentrato nelle cellule adipose. Parallelamente alla percentuale di grasso aumenta anche la quantità di questo enzima. Lo ha dimostrato chiaramente Allan Mazur, un medico dell'aviazione statunitense, che ha seguito per 10 anni gli aviatori che erano stati potenzialmente esposti in Vietnam al micidiale defoliante Agent Orange. Durante il periodo di osservazione, negli uomini che avevano accresciuto la loro massa grassa di più di 10 punti percentuali i livelli di testosterone calarono progressivamente, mentre in quelli che presentavano un aumento minore restarono praticamente stabili. Infine, gli aviatori che avevano perso grasso corporeo videro il loro testosterone crescere anno dopo anno (*Figura 20.2*).

Il modo più sicuro per conservare (se non addirittura aumentare) i livelli di testosterone consiste nel ridurre l'eccesso di massa grassa, e l'unico modo per farlo è abbassare l'insulina.

L'altro elemento della piramide dello stile di vita anti-invecchiamento pro Zona utile per aumentare il testosterone è l'esercizio anaerobico, e in particolare l'allenamento con i pesi, uno dei sistemi migliori per innalzare i livelli di questo ormone sia negli uomini sia nelle donne. Il lavoro di forza e di costruzione della massa muscolare combina gli effetti del testosterone con quelli del GH. I livelli di entrambi gli ormoni crescono, soprattutto se si concedono recuperi relativamente brevi (attorno al minuto) tra le serie di ripetizioni. Dato che in età avanzata la perdita di massa muscolare, e quindi di forza, è la causa

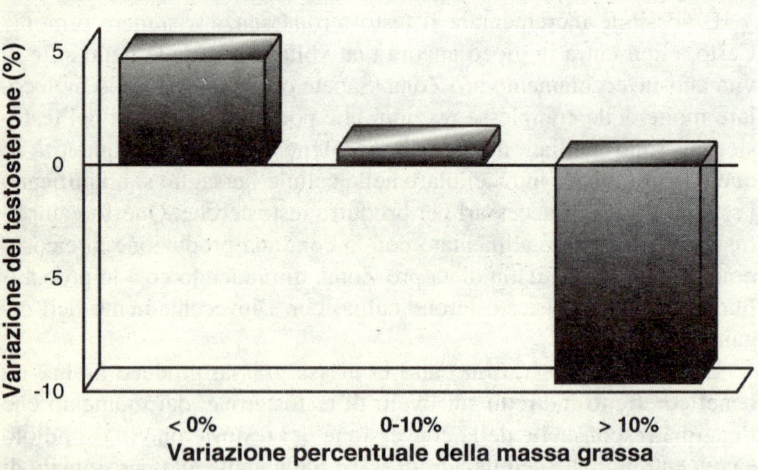

Figura 20.2 - Effetto delle variazioni di percentuale di grasso corporeo sui livelli di testosterone.

principale delle disfunzioni motorie, seguire un programma di esercizi di rafforzamento per tutta la vita equivale, per uomini e donne, a stipulare una delle migliori polizze di assicurazione per garantirsi una migliore qualità di vita.

Chi si allena con i pesi, farà bene a tenere presente che il testosterone segue un ritmo circadiano, ossia presenta variazioni cicliche durante l'arco della giornata: manifesta un picco nella mattinata e poi cala durante il resto del giorno. A dire il vero, raggiunge il massimo tra le due e le quattro, per rimanere poi elevato fin verso le nove del mattino. Alle tre del pomeriggio i livelli di testosterone sono ormai calati di un buon 40%. È quindi meglio programmare le esercitazioni di forza di mattina. Forse non a caso Bill Pearl (l'unico uomo che abbia sconfitto Arnold Schwarzenegger nella corsa al titolo di Mr. Universo) si allenava sempre alle tre del mattino, per sfruttare al massimo il proprio testosterone.

L'ultimo elemento della nostra piramide utile per incrementare il testosterone è la riduzione del cortisolo. Appena i suoi livelli salgono, calano quelli del testosterone, perché il pregnenolone, un precursore che può convertirsi sia in cortisolo, sia in testosterone, è dirottato prevalentemente alla produzione del cortisolo (*Figura 20.3*).

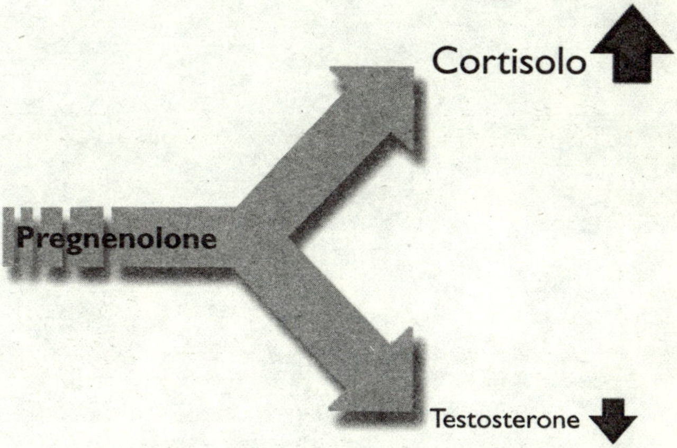

Figura 20.3 - Lo stress aumenta la produzione di cortisolo a spese della sintesi di testosterone.

Un vero nemico della muscolatura è lo stress cronico, come è stato dimostrato in uno studio sperimentale condotto negli Stati Uniti sulle reclute dell'Army Officer Candidate Training. Durante il periodo di allenamento più intenso, i livelli di testosterone dei soldati scesero del 30% e tornarono normali solo alcune settimane dopo la fine del corso (rimosso lo stress psicofisico). Lo stress prolungato è una delle minacce più serie per il testosterone, e purtroppo negli ultimi decenni è entrato a far parte della vita normale di ogni essere umano. Ma lo stress può anche essere prodotto da un esercizio fisico troppo intenso, specialmente da un eccessivo lavoro con i pesi. Dopo circa 45 minuti di allenamento intenso, i livelli del testosterone cadono e il cortisolo inizia a salire. Continuare equivarrebbe a volersi fare del male. Meglio interrompere, consci di avere stimolato tutta la modulazione ormonale possibile in una sola seduta. Dato che il testosterone è anabolizzante (costruisce tessuto muscolare) e il cortisolo catabolizzante (lo consuma), riducendo l'eccesso di quest'ultimo si sfruttano meglio i benefici del testosterone.

Se siete un uomo, per mantenere vivo il desiderio sessuale e sano il sistema cardiovascolare, sostenete i livelli del testosterone. E, lo ripeto ancora, la piramide dello stile di vita anti-invecchiamento pro Zona è il miglior «farmaco» per raggiungere quell'obiettivo.

21

L'ormone dell'accrescimento: le lancette dell'orologio tornano indietro?

SE c'è un ormone in grado di invertire il moto delle lancette dell'orologio, è l'ormone dell'accrescimento, il GH: tra tutti gli ormoni sperimentati sull'uomo, è quello che contro l'invecchiamento sembra dotato delle maggiori potenzialità. Possiede inoltre una caratteristica unica: anche in età avanzata l'organismo è ancora in grado di produrne grandi quantità, sebbene si faccia progressivamente più difficile per l'ipofisi rilasciarlo in circolo.

La sua secrezione cala ogni 10 anni di una percentuale che varia dal 10 al 15%, per cui nel sangue di molti anziani è pressoché assente, malgrado costituisca ancora quasi un decimo della massa dell'ipofisi. La piramide dello stile di vita anti-invecchiamento pro Zona può potenziare il rilascio del GH dall'ipofisi, o si è obbligati a ricorrere a integrazioni, per ripristinarne i livelli giovanili? Prima di rispondere a questa domanda occorre spiegare che cos'è l'ormone dell'accrescimento e come agisce.

Come indica il nome stesso, l'ormone dell'accrescimento stimola la crescita. Non solo: aumenta la massa magra del corpo, diminuisce le riserve di grasso e rende più spessa la pelle. In parole povere, il contrario di ciò che provoca l'invecchiamento. Fu proprio questa la conclusione di una famosa ricerca di Donald Rudman, che nel 1989, per sei mesi, somministrò GH (prodotto con le biotecnologie) ogni settimana a uomini anziani che presentavano livelli bassi di questo ormone. Al termine i pazienti avevano aumentato la massa magra, perso significative quantità di grasso e la loro pelle era diventata più spessa ed elastica. Va rilevato che il calo della massa grassa era l'unico vero indicatore biologico che fosse variato. Ciononostante, gli autori dello studio affermarono: «È come se fossero ringiovaniti di 10-15 anni».

Da allora, manco a dirlo, nelle cliniche dell'eterna giovinezza sparse in tutto il mondo è esplosa la febbre del GH, e non sono solo gli anziani ad assumere questo ormone. Pare infatti che alcuni atleti di primo piano lo utilizzino a piene mani, per tre ragioni: primo, credono che aiuti a recuperare rapidamente tra un allenamento e l'altro; secondo, sono convinti che faccia crescere la massa muscolare e diminuire quella grassa; terzo, e forse più importante, sfugge all'analisi antidoping.

Come c'era da aspettarsi, anche la storia dell'ormone dell'accrescimento prende avvio dall'ipotalamo, che secerne un fattore di rilascio. Questa volta si tratta del GHRF (*Growth Hormone Releasing Factor*), che stimola i recettori sulla superficie dell'ipofisi per dare il via al rilascio del GH nel flusso sanguigno (*Figura 21.1*).

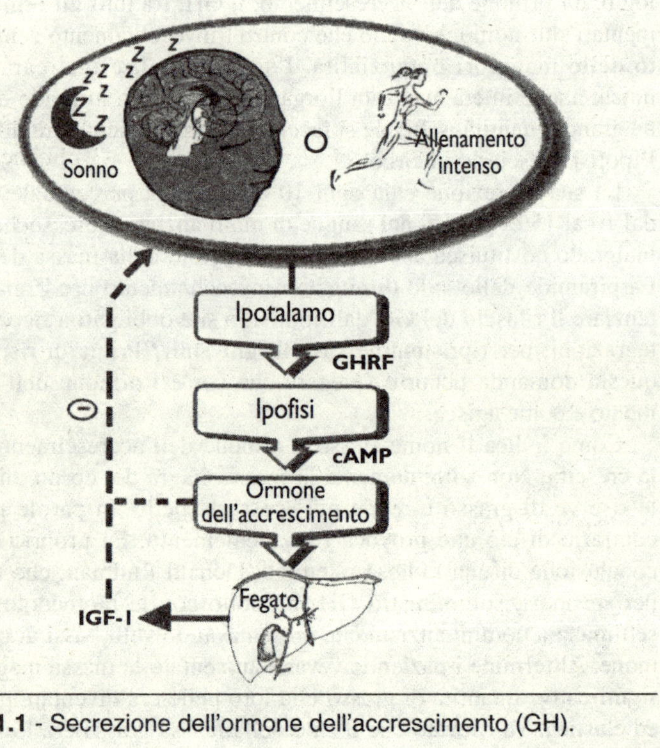

Figura 21.1 - Secrezione dell'ormone dell'accrescimento (GH).

Il postino che recapita l'ordine del GHRF di rilasciare GH è un'altra vecchia conoscenza, l'AMP ciclico (cAMP). Abbiamo quindi già un indizio sul perché i livelli di GH calino con l'età: nonostante invecchiando i recettori nell'ipofisi funzionino ancora perfettamente, se nell'ipofisi non sono presenti livelli di cAMP sufficienti il GH non viene rilasciato in circolo. D'altro canto, se si inonda artificialmente di GHRF l'ipofisi di un anziano, la secrezione di GH raggiunge gli stessi livelli riscontrati nei giovani. Il problema non è quindi la mancanza di GH nell'ipofisi, ma l'impossibilità per il GHRF di stimolare una sufficiente produzione di cAMP che solleciti il rilascio del GH. Quando le cellule dell'ipofisi vengono a contatto con un eicosanoide buono come la PGE_1 (che eleva i livelli di cAMP), il rilascio di ormone dell'accrescimento aumenta immediatamente. Una volta di più, gli eicosanoidi buoni agiscono da sistema di supporto per amplificare i livelli dei secondi messaggeri (come il cAMP) quando si degrada il più «sofisticato» sistema di segnalazione ormonale del GHRF. E, a differenza del GHRF, la produzione di eicosanoidi buoni può essere controllata per mezzo della dieta pro Zona.

Si è scoperto che la secrezione del GH da parte dell'ipofisi segue impulsi ciclici e che per oltre il 75% avviene di notte (ricordate che le nostre nonne ci dicevano: «Dormendo si cresce»? Ebbene, è vero). Nella maggior parte dei casi la secrezione maggiore viene prodotta durante il terzo e il quarto stadio di sonno profondo, prima della cosiddetta fase REM. La natura pulsante del rilascio di GH dipende da due ormoni antagonisti rilasciati dall'ipotalamo: il GHRF e la *somatostatina*. Il GHRF stimola la formazione di cAMP, la somatostatina la inibisce, cosicché quando l'equilibrio si sposta a favore della somatostatina, la secrezione di GH cala nettamente. Un altro fattore che può deprimere la produzione di GH è l'eccesso di insulina, che ne inibisce la sintesi.

Come molti ormoni proteici (l'insulina e il glucagone, per esempio) il GH non ha vita lunga nel flusso sanguigno. Il suo tempo di dimezzamento (il periodo necessario perché la quantità diminuisca della metà) è di 5-6 minuti. Durante la sua breve vita il GH ha due obiettivi: i tessuti grassi e il fegato. Le cellule adipose contengono recettori specifici che, attivati, provocano lo «smontaggio» dei grassi per utilizzarne l'energia che racchiudono, necessaria per la crescita e la costruzione di nuovi tessuti. Nel fegato il GH stimola il rilascio di un gruppo di ormoni detti *fattori di crescita insulino-simili* (IGF) o *somatomedine*.

Il GH, infatti, non è l'agente diretto del processo di costruzione muscolare, ma utilizza l'IGF di cui ha stimolato la produzione. Mentre però il GH è immagazzinato nell'ipofisi, pronto per essere rilasciato, l'IGF viene prodotto nel momento in cui serve e messo immediatamente in circolo. Non esiste quindi alcun controllo diretto dell'ipotalamo sui livelli di IGF.

Come suggerisce il loro nome, i fattori di crescita insulino-simili hanno struttura e dimensioni molto simili all'insulina. Ne esistono tre: IGF-1, IGF-2 e IGF-3. Il più importante è l'IGF-1, responsabile della costruzione di nuova massa muscolare. A differenza del GH e dell'insulina, utilizza una sua proteina di trasporto e può mantenersi in circolo a lungo: il suo tempo di dimezzamento è di 12-15 ore contro i 5-6 minuti del GH. Finché è legato alla proteina di trasporto, l'IGF-1 è inattivo ma, una volta sganciatosi, si attiva immediatamente e, se non trova una cellula-bersaglio, si degrada in pochi minuti.

Il sistema delle proteine di trasporto garantisce una riserva di IGF-1 a cessione lenta e offre la possibilità di controllare le sue proprietà anabolizzanti (cioè di costruzione dei muscoli).

Livelli bassi di IGF-1 nell'organismo non indicano necessariamente un calo del GH, dal momento che non è possibile sapere se l'IGF-1 non viene prodotto dal fegato per insufficienza di GH, oppure se si sta degradando a un ritmo troppo rapido perché mancano proteine di trasporto. Come succede nel caso di molti altri ormoni, i livelli dell'IGF-1 e delle sue proteine di trasporto sono profondamente influenzati dall'alimentazione. In presenza di livelli di insulina elevati calano le quantità di proteine di trasporto dell'IGF-1. Se queste sono poche, la degradazione dell'ormone diventa più rapida e nel sangue il suo livello scende. Un altro fattore di controllo è la restrizione calorica. In generale, riducendo le calorie i livelli di IGF-1 calano, ma se il contenuto proteico della dieta è comunque sufficiente rimangono stabili. Sicuramente – e qui sta il beneficio – con la restrizione calorica calano i livelli dell'insulina, migliora il suo rapporto con l'IGF-1 e il circolo vizioso si fa virtuoso. Quando il rapporto tra l'IGF-1 e l'insulina è alto, la massa muscolare si mantiene stabile o cresce, mentre in caso contrario si riduce.

Ovviamente, quando con l'età calano i livelli di GH, accade lo stesso all'IGF-1, che dopo i quarant'anni diminuisce quasi della metà. Il ripristino dei livelli giovanili per mezzo di iniezioni di GH, o direttamente di IGF-1, non è privo di rischi. Molte cellule tumorali possiedono recettori dell'IGF-1 e i fattori di crescita possono aumentare il rischio di cancro. C'è chi propone addirittura, come terapia anticancro, iniezioni di proteine di trasporto dell'IGF-1 per inattivarlo, in modo da evitare la sua azione sui recettori delle cellule tumorali. Ma che importa un maggiore rischio di cancro, di fronte alla prospettiva di poter invertire il cammino degli anni? Non è lo stesso ragionamento che avevamo sentito fare a proposito del lancio del Premarin?

Oggi per incrementare i livelli di GH non esiste alcuna alternativa farmacologica alle iniezioni di ormone. Per questa ragione c'è grande interesse per una nuova generazione di ormoni dell'accrescimento, chiamati secretagoghi. Sono piccoli peptidi che «saltano» il passaggio ipotalamo-GHRF, stimolando direttamente il rilascio di GH dall'ipofisi, e che, essendo attivi per via orale, si possono somministrare in pillole (niente iniezioni...). Visto il successo del Viagra, non stupisce che le case farmaceutiche siano molto interessate a sviluppare queste pillole stimolatrici dell'ormone dell'accrescimento. Rimane irrisolto il piccolo problema dell'aumento del rischio di cancro (una bazzecola!).

Alcune recenti ricerche hanno però attenuato l'entusiasmo iniziale. I primi esperimenti di Rudman sugli effetti di iniezioni di ormone non prevedevano la somministrazione di un placebo a un gruppo di controllo e avevano verificato soltanto le modifiche nella composizione corporea (massa magra/massa grassa), ma non la variazione della forza. Uno degli indicatori dell'invecchiamento più universalmente accettati è la perdita di forza e quindi di massa muscolare, ossia di massa magra. La massa magra del corpo è la somma di tutto ciò che non è grasso. Include acqua, ossa, tendini, ghiandole e massa muscolare, che di solito costituisce circa il 40% di tutta la massa magra. Ciò significa che il restante 60% non ha nulla a che vedere con la forza. Nel 1997, arruolando uomini anziani ma ancora in buona forma, si osservarono gli stessi cambiamenti di composizione corporea (aumento di massa magra e diminuzione di quella grassa) riportati da Rudman, ma senza apprezzabili differenze di forza tra i soggetti a cui era stato somministrato il GH e quelli a cui si era iniettato soltanto un placebo. I ricercatori conclusero che, non essendosi verificato alcun aumento di forza, la massa muscolare non era aumentata. Era cresciuta sì la massa magra totale, ma soprattutto a causa di una maggiore ritenzione idrica. Sottoponendo invece due gruppi allo stesso allenamento con i pesi e somministrando a uno il testosterone e all'altro un placebo, si constata che il testosterone fa aumentare effettivamente la forza. Infine, altri studi dimostrano che, negli anziani, il solo allenamento con i pesi, senza integrazioni ormonali, può aumentare la forza fino a raddoppiarla. Quindi forse dobbiamo pazientare ancora un po', prima di poter assegnare al GH la palma di più efficace ormone anti-invecchiamento.

Un problema che si incontra con tutte le integrazioni ormonali (GH compreso), è che la somministrazione altera e riduce la secrezione naturale dell'organismo. Lo ha chiaramente dimostrato una ricerca condotta nel 1983 su due gruppi di sollevatori di pesi (uno trattato con GH e l'altro con placebo). Per tutta la durata dell'esperimento entrambi i gruppi proseguirono i loro normali programmi d'allenamento. Nessuno di questi atleti (a differenza dei soggetti analizzati da Rudman) soffriva di insufficienza di GH. Al termine del test, la secrezione naturale dell'ormone dell'accrescimento di coloro a cui era stato iniettato GH risultò seriamente depressa. Esattamente come nello studio di Rudman, anche in questi atleti si riscontrarono rilevanti variazioni nella composizione corporea, ma nessun dato indicò che la loro forza fosse aumentata rispetto al gruppo di controllo.

Senza dubbio la somministrazione di GH fa diminuire l'adipe, in quanto nelle cellule dei tessuti grassi sono presenti i suoi recettori specifici. L'aumento della massa muscolare, per contro, richiede la presenza assieme al GH (e quindi all'IGF-1) di altri ormoni, in particolare testosterone. Chi poi è insulino-resistente, è probabile che abbia resistenza anche all'IGF-1 (che ha struttura e dimensioni simili). Il modo più efficace di ridurre la resistenza all'insulina (e probabilmente anche all'IGF-1) è far calare i livelli dell'insulina. Se si vuole costruire nuova massa muscolare occorre quindi stimolare la produzione di testosterone e assicurarsi che l'IGF-1 possa raggiungere liberamente il suo bersaglio. Per entrambi gli obiettivi occorre tenere sotto controllo i livelli dell'insulina.

Per questa ragione la piramide dello stile di vita anti-invecchiamento pro Zona è la chiave per arrestare il declino dei livelli di GH dovuto all'avanzare degli anni, ma soprattutto per incassare tutti i potenziali vantaggi offerti da questo ormone. Il punto di partenza è di nuovo la dieta pro Zona, che crea le condizioni per amplificare il segnale del GHRF elevando i livelli di cAMP, necessari all'ipofisi per avviare il rilascio di GH. Qualunque intoppo in questo processo può essere superato grazie agli eicosanoidi buoni, specialmente alla PGE_1, che aumenta i livelli di cAMP. È noto da oltre 25 anni che l'ipofisi, esposta all'azione della PGE_1, aumenta il rilascio di GH. Seguiamo i regimi alimentari pro Zona e ricomponiamo il puzzle: molti fattori coinvolti nel trattamento delle disfunzioni erettili (la vasodilatazione provocata dai secondi messaggeri stimolati dalla PGE_1) e nell'aumento della produzione di testosterone sono gli stessi che accelerano il rilascio di GH da parte dell'ipofisi. Anche quando si invecchia l'ipofisi mantiene ancora una consistente riserva di ormone dell'accrescimento. E per farlo rilasciare basta potenziare il secondo messaggero (cioè il cAMP).

Un'altra componente della piramide dello stile di vita anti-invecchiamento pro Zona utile per incrementare i livelli del GH è l'esercizio fisico, specialmente l'attività anaerobica. Lo stress dell'allenamento con i pesi o di altri sforzi anaerobici (per esempio ripetuti scatti di corsa) mette in moto quei segnali verso l'ipotalamo che alla fine provocano un aumento della secrezione dell'ormone dell'accrescimento, prodotta da 15 a 30 minuti dopo il termine dello sforzo. L'allenamento con i pesi stimola anche il rilascio di testosterone, a cui spetta il compito di lavorare in tandem con l'IGF-1 nella costruzione di nuova massa muscolare.

A voi la scelta: potete incrementare i livelli dell'ormone dell'accrescimento con iniezioni o seguendo la piramide dello stile di vita anti-invecchiamento pro Zona. La dieta pro Zona non solo aumenta i livelli di cAMP, ma simultaneamente riduce quelli di insulina che possono inibire il rilascio del GH e l'azione dell'IGF-1. Associate alla dieta pro Zona un programma d'allenamento con i pesi, per incrementare sia il GH sia il testosterone, e avrete a disposizione il palinsesto ideale in termini di miglioramento ormonale capace di far tornare davvero indietro le lancette dell'orologio.

[illegible]

[illegible]

[illegible]

22

La serotonina: l'ormone della moralità

CHE cosa distingue la civiltà da un comportamento animalesco? Non molto, purtroppo. C'è però un neurotrasmettitore che si sta rapidamente guadagnando il titolo di ormone della moralità, perché differenze di concentrazione di quest'ormone potrebbero spiegare quello che chiamiamo comportamento civile. Si chiama serotonina.

Sebbene non sia altro che uno delle centinaia di neurotrasmettitori nel cervello, la serotonina potrebbe risultare uno dei più importanti. Infatti contribuisce a determinare il nostro stato d'animo e cioè se siamo depressi, inclini alla violenza, irritabili, impulsivi o golosi. In sostanza è una sorta di genitore supplementare, sistemato nel cervello, che suggerisce quando è il caso di dire no. E ha anche una notevole influenza sull'eccesso di insulina, il principale pilastro dell'invecchiamento.

La serotonina è un ormone paracrino che, come tale, si muove su brevi distanze, da una cellula nervosa a una vicina. Dopo aver consegnato i messaggi ai propri recettori, viene recuperata dalla cellula di provenienza per prepararsi a una nuova missione. Quando questo meccanismo fila liscio, il cervello funziona bene, compreso l'ipotalamo che, come già sappiamo, è il centro di elaborazione dei segnali che giungono dai sensori di tutto l'organismo. Le informazioni provengono da svariati neuroni, più precisamente dai neurotrasmettitori che si spostano da una cellula nervosa all'altra.

Molte delle nuove conoscenze sull'importanza della serotonina nel funzionamento cerebrale e nell'equilibrio ormonale derivano dallo sviluppo di farmaci capaci di aumentarne i livelli nelle giunzioni nervose (le *sinapsi*), evitando che, una volta trasmesso il segnale, venga poi recuperata dalle terminazioni nervose che l'avevano originariamente prodotta. Il livello più elevato di serotonina che risulta nelle giunzioni sinaptiche offre al cervello maggiori possibilità di modificare le comunicazioni nervose. Tra i farmaci che inibiscono il recupero della serotonina da parte della cellula originaria, quello più conosciuto è il Prozac.

Per spiegare l'enorme successo di questi farmaci (Prozac e altri analoghi) si possono fare varie ipotesi: o è cresciuta una nuova generazione di adulti Prozac-deficienti, o lo stress è enormemente aumentato in una sola generazione, oppure i cambiamenti nello stile dell'alimentazione hanno radicalmente modificato i livelli naturali della serotonina. Io credo che l'interpretazione corretta sia la terza. Per spiegare la ragione del mio convincimento, occorre descrivere più in dettaglio l'azione della serotonina che è anche il precursore della melatonina. Entrambi possono essere controllati attraverso l'alimentazione, perché derivano in ultima analisi dall'amminoacido *triptofano* (*Figura 22.1*).

Il rapporto tra serotonina e melatonina è particolarmente evidente nell'epifisi (detta anche ghiandola pineale), in cui i livelli di serotonina sono più alti di giorno e calano durante la notte, mentre quelli di melatonina fanno il contrario. Ed è perfettamente logico, se si considera che la melatonina si sintetizza a partire dalla serotonina. Inoltre la conversione della serotonina in melatonina è favorita dall'aumento

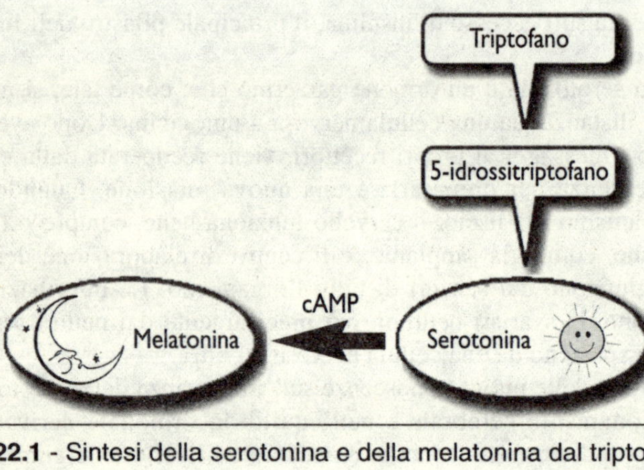

Figura 22.1 - Sintesi della serotonina e della melatonina dal triptofano.

dei livelli di AMP ciclico (cAMP) e quindi la dieta pro Zona può facilitarne la dinamica. Le fluttuazioni di questi due ormoni nella ghiandola pineale generano i ritmi circadiani, che controllano le nostre attività quotidiane. Una conseguenza di questi ritmi è che il rilascio di molti ormoni endocrini è anch'esso controllato dai cicli temporali della serotonina e della melatonina. Il GH, per esempio, è rilasciato principalmente di notte, prima del sonno REM, mentre il cortisolo e il testosterone si impennano nelle prime ore del mattino, prima del risveglio. I livelli poi calano per entrambi nel corso della giornata.

L'importanza della serotonina deriva dalla sua capacità di gestire il sistema limbico del cervello, che controlla molti dei comportamenti cosiddetti «primitivi», ed è importante perché all'interno del sistema limbico è situato l'ipotalamo. La molteplicità dei ruoli svolti dalla serotonina è confermata dall'esistenza di più di una decina di suoi recettori di tipo diverso. A differenza della maggioranza degli altri neurotrasmettitori, sembra che il compito della serotonina non sia tanto di trasportare informazioni, quanto piuttosto di bloccarne il flusso. Si potrebbe dire che agisce come un poliziotto che controlla il traffico: blocca alcuni dei nostri istinti più primitivi controllando gli input che si dirigono verso l'ipotalamo. In pratica, troppo poca serotonina può significare meno controllo sui nostri impulsi più animaleschi.

È stata infatti rilevata l'esistenza di un rapporto diretto tra bassi livelli di serotonina da un lato e violenza e aggressività dall'altro. La scimmia Rhesus, oltre che per studiare l'invecchiamento, è anche un ottimo modello per approfondire gli effetti della serotonina sulla propensione alla violenza: si è scoperto che le scimmie con livelli più bassi di serotonina tendono a essere le più violente; al contrario, quelle educate a comportamenti non aggressivi hanno livelli di serotonina molto superiori al normale. Lo stesso vale per gli esseri umani: i criminali più violenti tendono di solito ad avere bassi livelli di serotonina. È curioso notare che la capacità di dominare (quella che negli esseri umani chiamiamo *leadership*) non ha relazione con i livelli di serotonina, ma pare richiedere una più complessa integrazione di competizione e controllo, quella che sembra padroneggiare Michael Corleone nel *Padrino*, al contrario dei suoi due fratelli, Sonny (serotonina bassa) e Fredo (serotonina alta). Oltre che sui comportamenti, la serotonina influisce anche sugli stati d'animo, in particolare sulla depressione, che ha sempre fatto parte della condizione umana, ma ha ora raggiunto le dimensioni di una vera e propria epidemia. Negli Stati

Uniti si stima che la cura della depressione costi al paese quasi 50 miliardi di dollari l'anno.

E potrebbe essere solo la punta dell'iceberg. La depressione subclinica, che si può descrivere come una forma più leggera di malinconia, costituisce un problema ben più diffuso. Tra i sintomi della depressione subclinica vi sono rapidi cambiamenti di peso, irritabilità, affaticamento, sonno più lungo del normale, senso d'inutilità, scarso interesse o piacere per le proprie attività, minore lucidità mentale e minore capacità di concentrarsi o prendere decisioni. A guardare bene, molti di questi sintomi appaiono nella pagella degli eicosanoidi che misi a punto anni fa e sono un indizio che la produzione di eicosanoidi cattivi è in aumento. Siccome gli eicosanoidi sono importanti nel meccanismo di rilascio e di recupero dei neurotrasmettitori, si può ipotizzare l'esistenza di una connessione tra i due sistemi ormonali.

Per capire perché una bassa concentrazione di serotonina contribuisca ai sintomi della depressione occorre chiarirne i meccanismi d'azione a livello molecolare. In ogni giunzione sinaptica gli impulsi nervosi devono decidere ogni volta quale percorso imboccare. Queste giunzioni possono essere paragonate a incroci stradali molto complicati. La capacità di consentire a un impulso nervoso di trasferirsi dal neurone che lo invia (pre-sinaptico) a quello a cui sarebbe destinato (post-sinaptico) dipende dalla quantità e qualità dei neurotrasmettitori rilasciati dalla cellula nervosa a monte e dal tipo di recettori che il segnale trova sui neuroni che si affacciano sull'incrocio (la sinapsi). Se i recettori del neurone destinatario sono stimolati adeguatamente da un livello di neurotrasmettitori sufficientemente elevato, l'impulso viene rigenerato in questa cellula nervosa e può procedere fino alla successiva giunzione, e così via fino a portare la sua informazione all'ipotalamo per produrre l'appropriata azione. In sostanza, ogni giunzione sinaptica fa da ripetitore del segnale, come in un ponte radio. È qui che entra in scena la serotonina: il suo ruolo consiste nell'inibire questo flusso d'informazioni (il genitore supplementare che induce a dire no). Se insieme con gli altri neurotrasmettitori viene rilasciata abbastanza serotonina, il trasferimento dell'impulso nervoso al destinatario si blocca; se invece non c'è abbastanza serotonina, l'impulso prosegue indisturbato per la sua strada. E se proviene dalla regione limbica del cervello, dove risiedono i nostri istinti più primordiali, l'azione biologica finale può favorire la malinconia e la depressione, o, in casi estremi, portare a un comportamento violento.

È su questo meccanismo che agiscono i farmaci come il Prozac, che impediscono il recupero (più tecnicamente, la «ricaptazione») della serotonina da parte del neurone di provenienza. Si chiamano *inibitori selettivi del re-uptake della serotonina* (SSRI). In sostanza l'ormone permane nella giunzione sinaptica e può bloccare per più tempo la trasmissione degli impulsi nervosi. E così si spiega l'effetto sedativo estremamente efficace provocato dalla serotonina quando è presente in quantità rilevanti.

Esiste un modo migliore per incrementare i livelli di serotonina nelle sinapsi senza usare questi farmaci SSRI? A prima vista la soluzione sembrerebbe semplice: basta assumere più serotonina. Purtroppo c'è un piccolo problema: la serotonina favorisce anche l'aggregazione delle piastrine nel sangue. Si avrebbe quindi più serotonina nel cervello, ma correndo il rischio di essere colpiti da infarto. Un prezzo troppo alto per sentirsi meno depressi.

Una seconda possibilità potrebbe essere quella di integrare la dieta con triptofano, l'amminoacido precursore della serotonina. Non sembrerebbe una scelta malvagia, se non fosse che negli Stati Uniti la Food and Drug Administration (FDA) ne vietò la vendita da quando, una quindicina di anni fa, una società biotecnologica giapponese mise in commercio una partita di triptofano contaminata, che provocò alcuni casi di una malattia chiamata *sindrome eosinofilia-mialgia* (EMS). Anche se il contaminante fu rapidamente identificato e il processo di produzione modificato, la vendita di triptofano negli Stati Uniti è tuttora proibita. C'è però una fonte di triptofano che la FDA non ha il potere di proibire, e si chiama cibo: il tacchino e il latte ne sono ricchi.

Forse la causa della depressione non sta nella mancanza di serotonina, ma nell'impedimento di rilasciarla in modo efficace. La depressione è difficile da diagnosticare (e perciò da curare) perché mancano indicatori affidabili della sua progressione e dell'efficacia dell'eventuale trattamento, salvo chiedere semplicemente al paziente come si sente.

Recenti ricerche indicano però che tale indicatore potrebbe essere individuato nei livelli degli eicosanoidi cattivi, specialmente la PGE_2, con cui la depressione è ben correlata. Fin dal 1983 fu riportato che nel midollo spinale dei pazienti depressi i livelli degli eicosanoidi cattivi erano da due a tre volte più elevati della norma. Una successiva ricerca confermò che anche nella saliva di pazienti con queste patologie i livelli di PGE_2 erano molto alti. Dato che la PGE_2 è un eicosanoide pro-infiammatorio, si comprende perché la sclerosi multipla (anch'essa originata da processi infiammatori) sia caratterizzata da bassi livelli di serotonina. Ciò spiega perché la dieta pro Zona pare avere effetti benefici sia nei depressi sia nei pazienti affetti da sclerosi multipla. Diminuendo gli eicosanoidi cattivi (come la PGE_2) e aumentando quelli buoni (come la PGE_1, che è antinfiammatoria e migliora anche l'umore), si altera favorevolmente l'ambiente ormonale nel sistema nervoso centrale. Gli strumenti con cui aumentare la produzione di eicosanoidi buoni sono due: diminuire la secrezione di insulina e aumentare il consumo di EPA. La dieta pro Zona abbassa proprio l'insulina: se è integrata con EPA offre quindi una potente (e non tossica) alternativa ai farmaci antidepressivi.

Purtroppo c'è molta confusione sul ruolo dell'alimentazione, specialmente dei carboidrati, nel determinare i livelli della serotonina. Poiché è noto che pasti ricchi di carboidrati possono generare un temporaneo aumento della serotonina, verrebbe la tentazione di ipotizzare che mangiare molti carboidrati sia il modo migliore per curare la depressione. Se così fosse, gli americani dovrebbero essere il popolo più sereno della terra (mentre sono solo il più grasso). C'è, infatti, una bella differenza tra un'ingestione temporanea e una permanente. Più a lungo si segue una dieta ricca di carboidrati, più è probabile che i livelli di insulina continuino a salire, provocando una sovrapproduzione di eicosanoidi cattivi (come la PGE_2) strettamente associati alle sindromi depressive.

È interessante domandarsi se livelli elevati di serotonina facciano crescere la produzione dell'insulina. Una recente ricerca mostra che le variazioni dei rapporti tra la serotonina e gli altri neurotrasmettitori, come la dopamina, condizionano i livelli dell'insulina. Dopamina e serotonina formano un «asse»: producono cioè effetti opposti e quando una sale, normalmente l'altra cala. L'equilibrio tra questi due neurotrasmettitori ha la massima importanza nel *nucleo ventromediale* (VMN) dell'ipotalamo. Quando la serotonina sale rispetto alla dopamina, aumenta parallelamente anche l'insulina e alla lunga si sviluppa insulino-resistenza. Se si aumenta la quantità della dopamina presente (per esempio per mezzo di farmaci come la bromocriptina), allora il rapporto serotonina/dopamina scende e insieme cala l'insulina, sia nei diabetici di tipo 2 sia nei soggetti sovrappeso (cioè iperinsulinemici). Produrre troppa serotonina accelera l'invecchiamento proprio a causa dell'aumento dei livelli di insulina. Studi preliminari indicano che l'uso prolungato di farmaci SSRI, come il Prozac, aumenta l'obesità. Non è certo una buona notizia per chi vorrebbe rallentare l'incedere degli anni.

C'è infine un altro gruppo di farmaci che fanno aumentare davvero la produzione di serotonina (mentre gli SSRI ne inibiscono solo il recupero). Tra questi possiamo citare, per esempio, la fenfluramina e la dexfenfluramina, che scatenarono alcuni anni fa una folle corsa al dimagrimento. Si scoprì presto che le famose pillole fen/fen e redux comportavano un rischio mortale d'ipertensione polmonare e di malfunzionamento delle valvole cardiache, e furono immediatamente ritirate dal mercato. È chiaro che, per ridurre il grasso corporeo, controllare l'insulina è una via molto più sicura che aumentare la serotonina. La dieta pro Zona, che permette di farlo in tutta sicurezza, non è brevettabile e quindi non piace alle case farmaceutiche, ma funziona e non provoca alcun effetto collaterale.

Troppo poca serotonina, e si scatenano violenza e depressione; troppa, e si accelera l'invecchiamento (perché sale l'insulina). Per una vita non solo più lunga, ma anche più civile e morale, bisogna mantenere la serotonina entro la sua zona di equilibrio. Come farlo? Piuttosto che aumentare i livelli della serotonina, rischiando di incrementare l'insulina, è consigliabile cercare di migliorare l'equilibrio degli eicosanoidi. L'unico farmaco che permette di raggiungere questo obiettivo è la dieta pro Zona.

23

La tiroide: il mistero del metabolismo

PER anni la responsabilità dell'obesità è stata addossata a un metabolismo pigro, conseguenza di un abbassamento dei livelli degli ormoni tiroidei (ipotiroidismo). Di ipotiroidismo oggi non si sente più tanto parlare. È ancora un problema? Deve esserlo, quanto meno negli Stati Uniti dove, ancora nel 1997, i medici hanno rilasciato 36 milioni di ricette di ormoni per la tiroide, che sono quindi il farmaco più prescritto, se si esclude il Premarin (45 milioni di ricette).

A giudicare da questi numeri, si direbbe che gli ormoni tiroidei facciano un sacco di cose. Ed è proprio così: controllano la temperatura del corpo regolando il consumo dell'ossigeno, influenzano il metabolismo (specialmente quello del colesterolo), controllano lo sviluppo del cervello nei neonati, influiscono sul comportamento dei bambini e degli adulti e infine regolano la crescita e lo sviluppo.

Dico ormoni, al plurale, perché sono tre. La tiroide secerne soprattutto il T4, che ha vita breve, perché nei tessuti periferici viene convertito in T3, da tre a otto volte più attivo. Esiste infine un terzo ormone, chiamato rT3 (T3 inversa), che, pur non essendo attivo, può occupare i recettori tiroidei. Non tutto il T4 si converte in T3, in quanto circa il 40% si trasforma nella forma inattiva rT3.

Ancora una volta il viaggio prende avvio dall'ipotalamo. Dopo aver vagliato le informazioni che riceve sulle condizioni ambientali, l'ipotalamo può secernere un piccolo peptide, noto come *fattore di rilascio della tiroide* (TRF), che come al solito induce l'immissione in circolo da parte dell'ipofisi dell'ormone che stimola la tiroide, il TSH. Quest'ultimo si lega ai recettori presenti sulla ghiandola tiroidea, su cui agisce attraverso un secondo messaggero (il nostro vecchio amico AMP ciclico). In seguito all'azione del cAMP il T4 entra in circolo per andare alla ricerca dei suoi tessuti-bersaglio.

Gli ormoni tiroidei non sono facilmente solubili in acqua e devono quindi utilizzare specifiche proteine di trasporto, come la TBG, per poter circolare nel flusso sanguigno. Come gli altri ormoni che utilizzano questo metodo di trasporto, finché l'ormone tiroideo è legato alla proteina non è attivo, e solo quando si svincola può impartire il suo ordine biologico. L'ipotalamo «sente» la quantità di ormone libero in circolo e ne regola il livello rilasciando più o meno TRF. Così l'asse ipotalamo-ipofisi-tiroide è completo (*Figura 23.1*).

Penetrato nella cellula, l'ormone tiroideo si lega al suo recettore e viene trasportato nel nucleo, dove innalza o abbassa i livelli di vari geni in modo da regolare la quantità di RNA messaggero prodotto. Questo RNA quindi esce dal nucleo e, a partire da esso, nel citoplasma delle cellule vengono sintetizzate varie proteine. Una di queste è chiamata Na, K ATPasi, che provoca la scissione dell'ATP per rilasciare energia sotto forma di calore. Si tratta della fonte di calore più

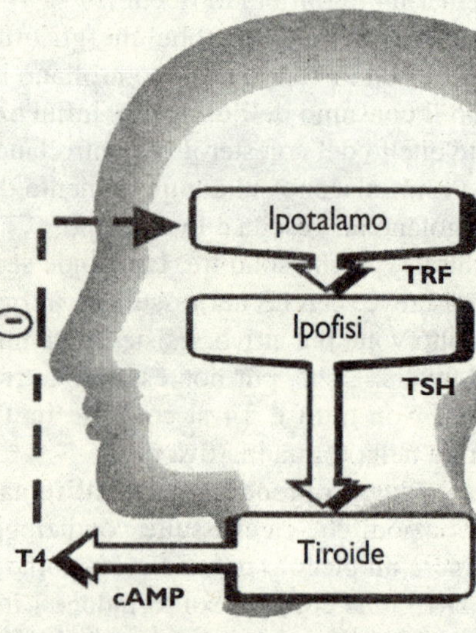

Figura 23.1 - L'asse ipotalamo-ipofisi-tiroide controlla il metabolismo.

importante del corpo umano. Sacrificare quantità del prezioso ATP solo per produrre un po' di calore potrebbe sembrare un cattivo affare, ma a ben pensarci forse non è così.

La maggior parte dell'energia che produciamo ha il solo scopo di tenere il corpo al caldo. Provate a calcolare la percentuale destinata d'inverno a mantenere la casa in temperatura: rispetto a quanto si consuma per l'illuminazione, per il televisore, il forno eccetera, l'impianto di riscaldamento è un vero mostro divoratore d'energia. La stessa cosa vale per il corpo: mantenerlo a 37 gradi richiede un'enorme quantità di energia. Ma non si potrebbe risparmiare facendolo funzionare a una temperatura inferiore? Il fatto è che a 37 gradi gli enzimi, i laboratori biochimici dell'organismo, e il cervello, che controlla il sistema nervoso, funzionano al massimo della loro efficienza: a temperature più alte, gli enzimi si degradano e il cervello inizia a spegnersi, mentre a temperature più basse i laboratori cellulari non sono sufficientemente attivi e il cervello tende a smorzarsi. Il corpo umano funziona al meglio in una «zona» di temperatura molto ristretta. È il prezzo da pagare per appartenere a una specie animale a sangue caldo.

Per mantenere costante la temperatura corporea, la sorgente di energia più economica e più direttamente disponibile sono i tessuti adiposi. Ne abbiamo in abbondanza e, rispetto ai carboidrati o alle proteine, contengono più del doppio di energia a parità di peso. Non c'è bisogno di essere uno scienziato per capire quanto sia intelligente bruciare i depositi di grasso per mantenere il corpo in temperatura. Le cellule dove è più intensa l'attività dell'enzima Na, K ATPasi sono quelle del cosiddetto tessuto adiposo bruno.

Uno dei molti compiti degli ormoni tiroidei è di «alimentare la caldaia» con cellule grasse brune, per bruciare le riserve di adipe e produrre energia per il resto dell'organismo. Queste cellule sono definite brune poiché sono ricche di mitocondri, le fabbriche cellulari che convertono il grasso in calore attraverso una serie di complesse reazioni biochimiche.

Sebbene la conversione di grasso in calore per mantenere caldo il corpo sia solo una delle tante funzioni degli ormoni tiroidei, essa è uno dei migliori indicatori dell'efficienza del loro funzionamento, tanto che l'esame standard per evidenziare l'ipotiroidismo è la misura della temperatura ascellare mattutina. Quando è costantemente bassa indica che con tutta probabilità gli ormoni tiroidei non funzionano in modo adeguato.

Se i messaggi della tiroide non arrivano a destinazione con chiarezza, si produrrà meno calore e sarà quindi consumato meno grasso. Per questo chi ha un metabolismo pigro (ossia un'azione poco incisiva della tiroide sul DNA delle cellule del grasso bruno) non riesce a perdere il peso in eccesso.

Tuttavia gli ormoni della tiroide non furono scoperti studiando il metabolismo pigro, bensì le malattie cardiache. Molto di ciò che sappiamo sulla loro miriade di funzioni deriva dalle autopsie che iniziarono a essere praticate sistematicamente verso la fine dell'Ottocento e dallo strano rapporto che fu riscontrato tra l'ipotiroidismo e le cardiopatie: i patologi scoprivano molte placche di aterosclerosi nei pazienti deceduti per ipotiroidismo grave. L'aterosclerosi era allora una patologia molto rara e la sua correlazione con l'ipotiroidismo apparve perciò singolare; alle lesioni aterosclerotiche delle arterie di questi soggetti ipotiroidei si aggiungeva poi la presenza sistematica di grandi quantità di sostanze simili a muco (oggi chiamate mucopolisaccaridi). Nel 1891 fu isolato un estratto di tiroide animale che, iniettato nei pazienti, sembrava curare con successo il mixedema, l'ipotiroidismo grave. Quattro anni più tardi si dimostrò che negli animali erbivori (come i conigli) la rimozione della tiroide provocava la rapida comparsa dell'aterosclerosi. Si rafforzava così l'ipotesi di un legame tra l'ipotiroidismo e le malattie cardiache, tesi che fu definitivamente accertata nel 1921, quando in animali a cui era stata rimossa la tiroide l'aterosclerosi fu prevenuta proprio somministrando estratto di tiroide. Fu più o meno in questo stesso periodo che lo studio delle cardiopatie e della loro relazione con gli ormoni tiroidei imboccò una strada sbagliata.

Nel secolo XIX le patologie cardiache erano relativamente poco diffuse, benché molti individui vivessero fino a un'età avanzata. Le autopsie effettuate a fine Ottocento sono tuttora affidabili, in quanto la presenza di lesioni aterosclerotiche si può facilmente determinare con un semplice esame visivo. Perché negli ultimi decenni del Novecento le malattie cardiache sono diventate un killer così micidiale? La risposta è complessa, ma probabilmente ha poco a che vedere con quello che è considerato oggi il massimo responsabile: il colesterolo.

A eleggerlo nemico pubblico numero uno fu uno studio del 1913 che denunciò l'insorgenza di lesioni aterosclerotiche in conigli a cui erano state somministrate grandi quantità di colesterolo. Si avviò così una sorta di caccia all'untore che dura ormai da più di 80 anni e che ha trasformato il malcapitato colesterolo in un vero e proprio demonio incarnato delle cardiopatie. Purtroppo dovettero passare cinquant'anni prima che altri ricercatori scoprissero che somministrando ai conigli grandi quantità di colesterolo si inibiva la loro funzionalità tiroidea. È stato infatti dimostrato che se al colesterolo vengono associati ormoni tiroidei le lesioni aterosclerotiche non si verificano.

Per tutta la prima parte del secolo XX, l'evidenza clinica suggerì ripetutamente che l'insufficienza tiroidea era strettamente legata alle malattie cardiache e che l'integrazione di ormoni tiroidei eliminava molti dei loro sintomi. È noto inoltre che l'ipotiroidismo aumenta i livelli dei trigliceridi e abbassa quelli del colesterolo buono (HDL). Giacché il rapporto TG/HDL è un indicatore dell'insulina, si possono fare due ipotesi: o è l'ipotiroidismo che fa salire l'insulina, oppure è l'aumento dell'insulina che deprime la tiroide. In entrambi i casi, il risultato non cambia.

Uno dei problemi che si incontrano studiando la correlazione tra ipotiroidismo e problemi cardiaci è la difficoltà di ottenere una misurazione affidabile della funzionalità degli ormoni tiroidei. Per valutare questo sistema ormonale non si può evitare di ricorrere all'osservazione diretta del paziente. All'inizio del Novecento, uno dei padri della medicina americana, William Osler, affermava: «Se lasciate parlare abbastanza a lungo i vostri pazienti, alla fine la diagnosi la faranno loro». Ma nell'era dei sistemi sanitari pubblici complessi ciò non può più avvenire: ci si affida di più alle analisi strumentali e di meno all'osservazione del paziente e questo, quando si ha a che fare con l'ipotiroidismo, può portare a commettere errori pericolosi.

Le analisi sono per definizione una fotografia del sangue e non dicono nulla sui livelli ormonali all'interno delle cellule, né sulla funzionalità di quegli ormoni. Nel capitolo sugli eicosanoidi ho già spiegato come la sola indicazione dei livelli degli acidi grassi essenziali del sangue possa essere fuorviante e come la mia pagella degli eicosanoidi possa fornire informazioni più profonde su ciò che sta realmente avvenendo a livello cellulare. La resistenza all'insulina è un altro esempio: i livelli dell'ormone sono normali o persino elevati, ma a causa dell'insulino-resistenza l'insulina non è in grado di svolgere il suo compito. La funzionalità degli ormoni tiroidei si determina meglio valutando la descrizione dei sintomi e poi, se si riesce, cercando la conferma in un esame del sangue o delle urine. Se diamo retta alle statistiche basate sulle analisi del sangue, risulta che solo il 4% della popolazione anziana americana soffre di una ridotta funzionalità tiroidea. Ma il fatto che le prescrizioni di ormoni tiroidei siano molto più alte di quanto quella percentuale giustificherebbe ci spinge a ritenere che, dal punto di vista funzionale, la terapia ormonale porti benefici a molti pazienti con esami del sangue apparentemente «normali». Le analisi standard, infatti, misurano i livelli del TSH o dell'ormone T4, che però spesso dicono poco o nulla della funzionalità tiroidea a livello cellulare; così può succedere che un paziente abbia i parametri di laboratorio nella norma e presenti ugualmente tutti i sintomi dell'ipotiroidismo. Per questa ragione, molti esperti raccomandano di effettuare un completo esame cromatografico dei livelli ormonali tiroidei e surrenalici sulle urine raccolte nell'arco delle ventiquattr'ore, integrandolo con l'analisi dei sintomi lamentati dal paziente. La funzionalità surrenale va controllata perché per convertire il T4 in T3 occorre l'intervento del cortisolo.

Nel caso di ipotiroidismo grave, noto come mixedema, emergono alcuni sintomi caratteristici: aumento di peso, pelle secca, capelli e unghie fragili, dolori articolari, minore resistenza alle infezioni (sistema immunitario depresso), lenta rimarginazione delle ferite, difficoltà di parola, depressione e diminuzione della funzionalità sessuale. A pensarci bene, molti di questi sintomi sono simili a quelli dei diabetici di tipo 2, che per definizione sono iperinsulinemici.

Ma per ottenere indicazioni più affidabili sullo stato della vostra tiroide verificate se avvertite i sintomi elencati nella Tabella 23.1.

Intolleranza al freddo
Depressione
Spossatezza
Sonnolenza
Astenia muscolare
Unghie e capelli fragili
Colesterolo alto
Pelle secca
Aumento di peso

Tabella 23.1 - Alcuni sintomi indicatori di bassa funzionalità tiroidea.

Noterete certamente che molti sono simili a quelli di chi ha gli eicosanoidi squilibrati, suggerendo così l'esistenza di un collegamento tra i due sistemi ormonali.

Perciò, se l'iperinsulinemia e lo squilibrio degli eicosanoidi sono correlati all'ipotiroidismo, la dieta pro Zona può essere molto efficace anche per migliorare l'efficienza della tiroide: primo, fa crescere i livelli del cAMP, potenziando per questa via l'azione del TSH sulla formazione e il rilascio di T4 dalla tiroide; secondo, abbassa i livelli dell'insulina, che sembra accelerare la degradazione del T3, l'unica forma veramente attiva degli ormoni tiroidei; terzo, con l'aumento del T3, fa diminuire la produzione dei precursori degli eicosanoidi cattivi, abbassando l'attività dell'enzima delta-5-desaturasi, proprio come fanno il glucagone e l'EPA.

Un altro collegamento tra ipotiroidismo e iperinsulinemia viene in luce quando si esaminano gli effetti di un aumento dei livelli del cortisolo: quando crescono, l'efficienza della tiroide si riduce. In altre parole, l'eccesso di cortisolo può causare ipotiroidismo. E qual è il sistema migliore per ridurre il cortisolo? Adottare la piramide dello stile di vita anti-invecchiamento pro Zona e in particolare la dieta pro Zona.

E l'altra faccia della medaglia? La tiroide può essere troppo attiva? Sì, ed è ciò che capita nel morbo di Basedow-Graves. C'è una soluzione? Sebbene siano a disposizione farmaci e interventi chirurgici che possono ridurre la secrezione tiroidea, abitualmente si procede a distruggere la ghiandola con iodio radioattivo, bloccandone così ogni attività e condannando il paziente a doversi sottoporre a terapia ormonale sostitutiva per tutto il resto della vita.

Torniamo infine al punto di partenza, vale a dire alla convinzione di trent'anni fa che l'obesità fosse la conseguenza di un metabolismo lento provocato da una tiroide pigra. In altre parole, si diceva: «Non è colpa vostra se siete grassi. È colpa di un metabolismo lento». Uno dei primi pionieri della terapia di rimpiazzo ormonale tiroideo fu Broda Barnes, che riconobbe la correlazione tra ipotiroidismo e iperinsulinemia. Non sorprende che sia stato anche, più di vent'anni fa, uno dei precursori nell'uso di un prototipo di dieta pro Zona per correggere l'iperinsulinemia. Egli affermò:

> Sembrerebbe che per un approccio razionale e naturale al problema dell'obesità occorra adottare una dieta leggermente modificata, contenente circa 1 g di proteine per ogni chilogrammo di

peso corporeo e un minimo di 50 g di carboidrati per evitare la chetosi. Si dovrebbero quindi aggiungere grassi sufficienti a soddisfare l'appetito, ma non a coprire completamente le necessità del corpo, consentendo così di perdere da 500 a 900 g di peso alla settimana.

Nelle sue parole si riflettono le linee guida fondamentali della dieta pro Zona: assumere livelli adeguati di proteine povere di grassi, una limitata quantità di carboidrati a basso indice glicemico per prevenire la comparsa di chetosi e sufficienti livelli di grassi monoinsaturi per produrre un senso di sazietà. Broda Barnes sviluppò un trattamento valido sia per l'iperinsulinemia sia per l'ipotiroidismo, probabilmente perché sono le due facce della stessa medaglia: lo squilibrio degli eicosanoidi. La sola cosa che Broda Barnes mostrava di ignorare era il ruolo svolto dall'insulina nella formazione degli eicosanoidi. A parte questo, era veramente in anticipo sui tempi.

24

DHEA e melatonina: iperboli pubblicitarie o realtà?

NESSUN altro ormone è stato oggetto di una campagna di stampa pari a quella scatenatasi in questi ultimi anni a favore della melatonina e del DHEA (deidroepiandrosterone). Credo che gran parte del loro successo sia dovuto alla facilità con la quale negli Stati Uniti si possono acquistare senza ricetta in farmacia e nei negozi di prodotti naturali (per di più in forma di pillole). Sebbene oggi il clamore si sia un po' attenuato, l'interrogativo rimane: servono davvero, e quanto, per rallentare il processo dell'invecchiamento? Poiché il DHEA viene prodotto dalle ghiandole surrenali e la melatonina dalla ghiandola pineale, per riuscire a distinguere i fatti dalle leggende forse sarà bene esaminarli separatamente.

Incominciamo dando un'occhiata ai presunti benefici dell'integrazione di DHEA, confrontandoli con quelli che si ottengono migliorando l'equilibrio degli eicosanoidi (*Tabella 24.1*).

Gli ipotetici benefici del DHEA sono dunque stranamente identici a quelli offerti dal miglioramento dell'equilibrio degli eicosanoidi. Ciò induce il forte sospetto che tra i due sistemi ormonali esista una qualche connessione.

Il DHEA è il più abbondante ormone steroideo prodotto dall'organismo (25-30 mg al giorno). Ma subito dopo viene il cortisolo, sintetizzato in condizioni normali a un ritmo di circa 10-20 mg al giorno. Quando però sale lo stress, la secrezione di cortisolo aumenta.

L'organismo produce così tanto DHEA perché esso svolge l'importante funzione di inibire l'azione del cortisolo, legandosi ai recettori di quest'ultimo. Il DHEA costituisce quindi un altro meccanismo

DHEA	Migliore equilibrio degli eicosanoidi
Aumento dell'energia	Aumento dell'energia
Riduzione dei rischi di malattie cardiache	Riduzione dei rischi di malattie cardiache
Calo del grasso corporeo	Calo del grasso corporeo
Miglioramento della memoria	Miglioramento della memoria
Miglioramento della funzionalità immunitaria	Miglioramento della funzionalità immunitaria

Tabella 24.1 - Confronto tra i benefici del DHEA e quelli offerti dal miglioramento dell'equilibrio degli eicosanoidi.

di supporto per regolare con la massima precisione la produzione degli eicosanoidi, poiché «inibisce l'inibitore» (cioè il cortisolo) della loro sintesi.

In questo senso il rapporto tra DHEA e cortisolo è simile a quello esistente tra il glucagone e l'insulina. Spesso il vero problema non è il calo dei livelli di un ormone con l'età, ma la diminuzione più rapida di qualche suo antagonista, che squilibra l'asse ormonale. Se il rapporto dell'insulina rispetto al glucagone aumenta, il risultato è l'iperinsulinemia (e salgono anche i livelli del cortisolo). Se il cortisolo cresce rispetto al DHEA, la sintesi degli eicosanoidi rallenta e i livelli dell'insulina salgono. Non è possibile agire su di un sistema ormonale senza influenzarne un altro. Se queste perturbazioni degli assi ormonali si aggiungono al calo dell'AMP ciclico (cAMP) nelle cellule-bersaglio, lo squilibrio risultante disturberà le comunicazioni ormonali in tutto il sistema. In altre parole, saranno state poste le basi per un invecchiamento precoce.

Al pari del cortisolo, il DHEA è sintetizzato soprattutto nella corteccia surrenale, attivata dall'ACTH. L'azione dell'ACTH sulle ghiandole surrenali è regolata dai livelli del cAMP. In definitiva perciò la sintesi del DHEA è anch'essa controllata dai livelli del cAMP.

A condizione che nella corteccia surrenale la quantità di cAMP sia adeguata, la sintesi del DHEA inizia con il rilascio di colesterolo dal suo estere immagazzinato nelle surrenali. Il colesterolo libero si sposta nei mitocondri, dove è convertito in pregnenolone, un precursore interessante, una specie di crocevia che può portare al progesterone, al DHEA o al cortisolo (*Figura 24.1*).

La concentrazione del DHEA con l'età cala parecchio. Gli uomini che conservano livelli più elevati sembrano essere meno colpiti dalle malattie cardiache e vivono mediamente più a lungo (probabilmente più grazie alla diminuzione dell'insulina che agli alti livelli di DHEA). Anche l'impotenza è collegata a livelli bassi di DHEA. Perciò molti lo definiscono «l'ormone madre di tutti gli ormoni sessuali» (il sesso si vende bene...) e in particolare del testosterone e degli estrogeni (*Figura 24.2*).

Tuttavia la sintesi di questi ormoni sessuali è strettamente controllata e maggiori quantitativi di DHEA non implicano necessariamente un miglioramento dell'attività sessuale. I suoi effetti però dipendono molto dal sesso (se cioè si è maschi o femmine). Per esempio nei maschi esiste sicuramente una correlazione tra bassi livelli di DHEA e rischio cardiaco, ma non nelle femmine. Analogamente l'incremento dei livelli dell'insulina fa calare il DHEA nei maschi, ma non nelle femmine, e fa salire il testosterone nelle femmine (effetto poco simpatico), ma lo fa scendere nei maschi (effetto altrettanto sgradito). Queste differenze impediscono di ridurre la questione alla semplicistica affermazione secondo cui il DHEA sarebbe la madre di tutti gli ormoni sessuali. (In realtà la madre di tutti gli ormoni sessuali è il colesterolo, eppure

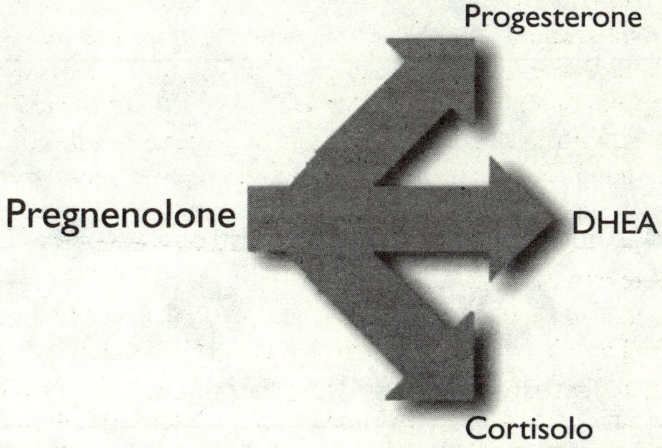

Figura 24.1 - Il pregnenolone può formare ormoni differenti.

a nessuno verrebbe in mente di consigliare di consumarne di più.) Credo che la maggior parte dei conclamati benefici del DHEA si spieghino con il suo ruolo di inibitore dei corticosteroidi e specialmente del cortisolo. L'abbiamo visto nel Capitolo 15: con l'età, se non viene prodotto glucagone a sufficienza, i livelli del cortisolo tendono ad aumentare. Per questo, il rapporto tra cortisolo e DHEA è una misura dell'invecchiamento più precisa del semplice livello del DHEA sanguigno. Dal momento poi che l'aumento del cortisolo rallenta la produzione di tutti gli eicosanoidi (sia buoni sia cattivi), diventa naturale collegare il calo di DHEA a quello degli eicosanoidi: più i livelli sono bassi, maggiore è l'inibizione della sintesi di tutti gli eicosanoidi, inclusi quelli buoni. A conferma ulteriore c'è il fatto che la sintesi del DHEA richiede cAMP, che può essere generato dagli eicosanoidi buoni.

Esperimenti su ceppi speciali di topi da laboratorio ci forniscono un esempio del ruolo svolto da questo ormone come regolatore indiretto degli eicosanoidi. Su varietà selezionate, che sviluppano una letale malattia autoimmune simile al lupus, si è dimostrato che un'integrazione dietetica di DHEA ne prolunga la vita. Lo stesso beneficio è però apportato da alte dosi di EPA, ossia di un grasso omega-3, che migliora i livelli di PGE_1 (buona e antinfiammatoria), inibendo la formazione di acido arachidonico (precursore degli eicosanoidi cattivi). Ma la restrizione calorica produce sulla loro longevità un effetto anche più marcato. Infine, il che è ancora più indicativo, iniezioni dirette di PGE_1, o di suoi analoghi, evitano del tutto l'altrimenti certa morte precoce di questi animali. Allora, se un eicosanoide buono può

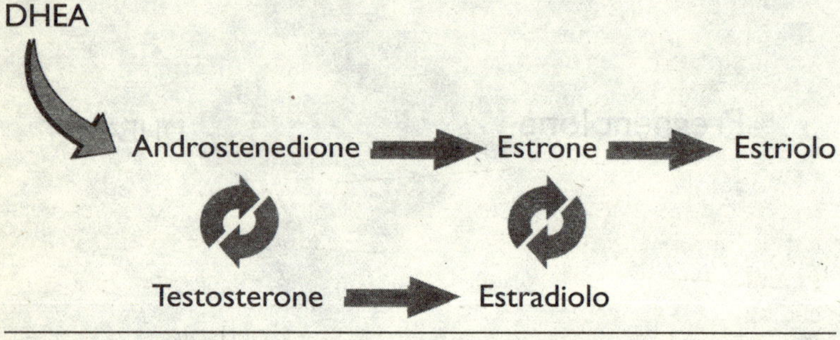

Figura 24.2 - Il DHEA può diventare un'arma pericolosa nel metabolismo degli ormoni sessuali.

evitare la morte prematura di questi topi, mentre il DHEA ne prolunga la vita solo di poco, quale dei due ormoni sarà più efficace contro l'invecchiamento?

Neppure sorprende troppo che molti sintomi associati a mancanza di DHEA siano molto simili a quelli della sindrome di Cushing, causata da una sovrapproduzione di cortisolo che fa calare progressivamente, fino ad arrestarla, la produzione degli eicosanoidi.

Quale potrebbe essere la causa del calo di DHEA con l'incedere degli anni? Probabilmente si tratta di un'insufficiente produzione di cAMP. Poiché è impossibile mantenere adeguati livelli di DHEA senza una sufficiente presenza di cAMP, il modo migliore per stimolare la produzione di DHEA è ancora una volta adottare la dieta pro Zona, che sostiene la sintesi degli eicosanoidi buoni, facendo quindi salire i livelli di cAMP. Lo confermano diversi esperimenti su scimmie Rhesus poste in regime di restrizione calorica, in cui si è osservato che i livelli del DHEA, nonostante l'età, sono aumentati rispetto agli esemplari sottoposti ad alimentazione normale. Quindi, prima di correre ad acquistare un flacone di DHEA in farmacia, è bene prendere in considerazione la dieta pro Zona.

Che dire della melatonina, l'altro beniamino dei media? Si era sempre pensato che la sua funzione principale consistesse nel controllare i ritmi circadiani, basati sull'alternanza di luce e buio. Molti ormoni ne sono fortemente influenzati: il cortisolo e il testosterone, per esempio, toccano il vertice durante le prime ore della mattina e poi calano nel resto della giornata, mentre il GH è al culmine durante lo stadio di sonno profondo che precede la fase REM. Se l'ipotesi fosse vera, ci si dovrebbe aspettare che un calo di produzione della melatonina sconvolga i cicli che regolano questi particolari ormoni.

I ritmi circadiani influenzano anche svariate altre risposte fisiologiche: di mattina gli attacchi cardiaci sono due volte più frequenti; le partorienti hanno molte più probabilità di entrare in travaglio tra l'una e le due del mattino che non, diciamo, a mezzogiorno; pasti identici fanno ingrassare di più se vengono consumati di sera che non di giorno. Si modifica persino il metabolismo dei farmaci: l'aspirina ha un tempo di vita più lungo nel flusso sanguigno quando viene presa al mattino. Ovviamente, diminuendo i livelli di melatonina, i ritmi circadiani da essa regolati tendono a squilibrarsi. È ciò che succede con l'età, quando gran parte del ritmo dei flussi e riflussi ormonali va scemando.

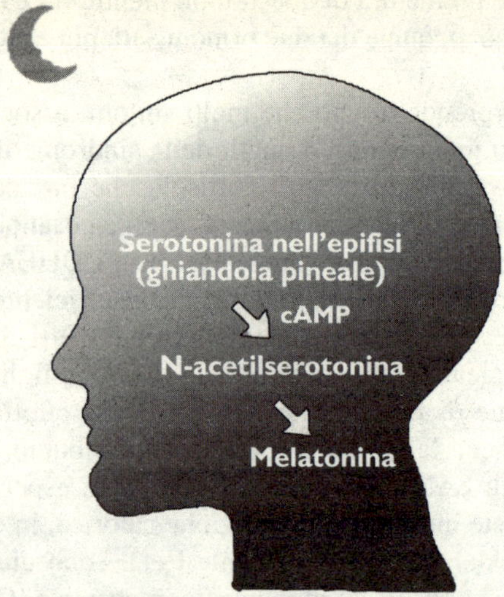

Figura 24.3 - La sintesi della melatonina richiede l'AMP ciclico (cAMP).

Il ciclo di secrezione della melatonina nella ghiandola pineale o epifisi è collegato a quello della serotonina (*Figura 24.3*).

Sotto l'effetto della luce, nella ghiandola pineale aumenta la secrezione della serotonina. L'oscurità stimola la sua successiva conversione in melatonina, con l'intervento del solito cAMP. Come molti ormoni, i livelli di melatonina calano sensibilmente con l'età, e a 80 anni si sono ridotti a un decimo di quelli giovanili. Si è sempre ritenuto che la funzione principale della melatonina fosse controllare l'orologio biologico situato in una certa zona (il nucleo sovrachiasmatico) dell'ipotalamo, regolato dall'alternanza di luce e buio e responsabile dei ritmi circadiani che controllano le oscillazioni dei livelli ormonali nell'organismo. Quando è buio, viene rilasciata la norepinefrina, un neurotrasmettitore che, mediante il cAMP, provoca la sintesi della melatonina a partire dalla serotonina. La diminuzione con l'età dei livelli di melatonina potrebbe essere spiegata proprio con il calo di cAMP, indispensabile per la sua sintesi nell'epifisi.

I livelli della melatonina salgono nell'oscurità e calano rapidamente in presenza di luce (basta un'ora di esposizione per interromperne la sintesi). Appena prodotta, la melatonina abbandona la ghiandola pineale e si diffonde nel cervello e nel flusso sanguigno.

L'azione biologica della melatonina fa calare i livelli del cAMP e di conseguenza l'attività di tutti gli ormoni che se ne servono come secondo messaggero. Essa stimola inoltre la produzione di somatostatina, un ormone che blocca il rilascio di quello dell'accrescimento. Un eccesso di melatonina, insomma, non promette nulla di buono per la comunicazione ormonale.

Mettiamo ora a confronto i benefici attribuiti alla melatonina con quelli di un buon equilibrio degli eicosanoidi (*Tabella 24.2*).

Sembrerebbe che, al pari del DHEA, molti degli effetti della melatonina siano sorprendentemente identici a quelli garantiti dal riequilibrio degli eicosanoidi. Possibile che la melatonina svolga un ruolo anche nella sintesi degli eicosanoidi? Ebbene, sì.

L'interesse per la melatonina nacque dalla notizia che la somministrazione di questo ormone prolungava la vita delle cavie di circa il 20%. Meraviglioso, vero? Salvo che la restrizione calorica, da sola, la prolunga di quasi il 50%... e, incidentalmente, raddoppia i livelli della melatonina! Il prolungamento della vita degli animali da laboratorio è il primo test da superare per qualunque strategia anti-invecchiamento. Perché, dunque, la longevità dovrebbe essere collegata all'orologio biologico? Ovviamente mantenere i ritmi circadiani è importante: abbiamo già descritto il meccanismo ipotizzato da Valdimar Dilman, secondo il quale nell'ipotalamo è presente un orologio biologico che, a un certo punto, dà il via al processo di invecchiamento. L'innesco di tale processo potrebbe essere determinato dallo scombussolamento del ritmo circadiano provocato dal calo di melatonina. E se invece questa influisse anche su altri meccanismi? Nel 1993 si scoprì un

Melatonina	Migliore equilibrio degli eicosanoidi
Aumento dell'energia	Aumento dell'energia
Miglioramento del sonno	Miglioramento del sonno
Riduzione dei rischi di malattie cardiache	Riduzione dei rischi di malattie cardiache
Miglioramento della funzionalità immunitaria	Miglioramento della funzionalità immunitaria

Tabella 24.2 - Confronto tra i benefici della melatonina e quelli dati dal miglioramento dell'equilibrio degli eicosanoidi.

primo indizio: la melatonina è un antiossidante dalle caratteristiche molto particolari.

Cammin facendo, l'uomo ha perso la capacità di sintetizzare alcuni antiossidanti fondamentali, come la vitamina C, la vitamina E e il betacarotene. Siamo però ancora capaci di produrre la melatonina e vari enzimi antiossidanti: la superossido dismutasi, la catalasi e la glutatione perossidasi. Poiché dal punto di vista evolutivo tendiamo a preservare solo i geni più importanti per garantire la sopravvivenza, il nostro organismo ha conservato la capacità di produrre questi enzimi perché costituiscono un sistema difensivo combinato contro il più attivo e, per questo, il più pericoloso di tutti i radicali liberi: quello idrossilico.

La melatonina, a questo fine, è l'arma più potente di cui disponiamo, perché elimina il radicale idrossilico appena si forma. L'organo che deve essere difeso più strenuamente è il cervello, che per il 50% della sua massa è composto da grassi, un terzo dei quali di tipo polinsaturo (il più esposto agli attacchi dei radicali liberi). L'epifisi è al centro del cervello, proprio nella posizione ideale per secernere melatonina e stroncare sul nascere i radicali idrossilici.

Gli eicosanoidi, specialmente quelli buoni, sono importanti perché mantengono la comunicazione ormonale. Madre natura ha perciò dato massima priorità alla loro protezione. Essendo molto solubile nei grassi, la melatonina si diffonde liberamente in tutto il cervello, ed è quindi una sorta di spazzino ideale. Elimina il radicale idrossilico, minimizza l'ossidazione dei grassi polinsaturi e sostiene così la formazione degli eicosanoidi.

Ora sta diventando chiaro perché melatonina e riequilibrio degli eicosanoidi sembrano apportare gli stessi benefici. Sono anch'essi le due facce della stessa medaglia: la melatonina serve per proteggere gli acidi grassi essenziali, che devono essere convertiti in eicosanoidi buoni; gli eicosanoidi buoni servono a loro volta per mantenere i livelli di cAMP necessari a convertire la serotonina in melatonina. La dieta pro Zona in questa trasformazione può svolgere un ruolo essenziale: è stato dimostrato su animali da laboratorio che in regime di restrizione calorica i livelli di melatonina aumentano; nelle scimmie Rhesus la temperatura corporea cala di circa un grado e la variazione è correlata con l'aumento dei livelli di melatonina.

In fin dei conti possiamo quindi affermare che DHEA e melatonina non sono solo un'iperbole pubblicitaria. Ognuno svolge un compito preciso, il DHEA attraverso l'inibizione dell'azione del cortisolo (che limiterebbe la sintesi degli eicosanoidi), la melatonina proteggendo gli acidi grassi essenziali dall'ossidazione causata dai radicali idrossilici. Un calo della secrezione di DHEA e di melatonina influenzerebbe negativamente la produzione degli eicosanoidi, con devastanti conseguenze sul processo di invecchiamento. E poiché la sintesi di entrambi richiede adeguati livelli di cAMP, l'aumento degli eicosanoidi buoni dovrebbe ridurne, se non prevenirne, il calo dovuto all'invecchiamento. Anche se non sono gli ormoni miracolosi esaltati dalla stampa popolare, svolgono sicuramente un ruolo importante nel mantenimento dell'equilibrio degli eicosanoidi, la vera chiave per combattere l'invecchiamento.

[illegible]
[illegible]
[illegible]
[illegible]
[illegible]
[illegible]
[illegible]
[illegible]
[illegible]
[illegible]
[illegible]

25

L'ossido nitrico: il nuovo ormone prodigio

E SE ci fosse un ormone a cui non servono recettori? Che fosse presente nell'inquinamento atmosferico e nel fumo di sigaretta, eppure in grado di giovare ai sistemi cardiovascolare, immunitario e nervoso? E se fosse anche la chiave per curare l'impotenza?

Un ormone con queste caratteristiche è stato scoperto nel 1987. Si chiama *ossido nitrico*, ed è una delle molecole più piccole che si conoscano. E per di più è un radicale libero. Ma questa molecola reattiva ci offre un altro esempio lampante del potere dell'alimentazione di influire sulle risposte ormonali.

Come ho già detto, i radicali liberi sono un enigma. Una certa quantità è indispensabile per sopravvivere, ma quando sono troppi le conseguenze possono essere devastanti. Finora abbiamo incontrato quelli che derivano dall'ossigeno. Dato però che l'aria che respiriamo è per quasi l'80% composta di azoto, possono formarsi anche radicali liberi azotati, tra i quali appunto l'ossido nitrico, che presenta analogie impressionanti con il radicale superossido che si forma dall'ossigeno (*Figura 25.1*).

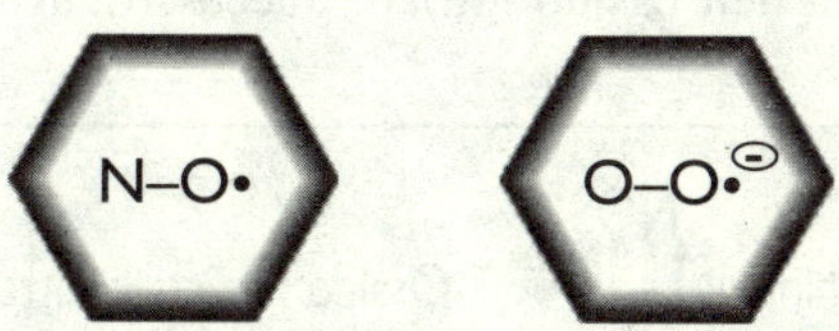

Figura 25.1 - Comparazione dei radicali liberi ossido nitrico e superossido.

Tuttavia, a differenza dei radicali liberi dell'ossigeno, l'ossido nitrico è relativamente più stabile. In forma gassosa è possibile conservarlo per più di 40 anni. Questa sua relativa inerzia, specie se messo a confronto con l'estremamente reattivo radicale idrossilico (che aggredisce praticamente ogni molecola che gli capita a tiro), rende l'ossido nitrico un interessante mezzo di trasmissione d'informazioni.

L'ossido nitrico è un proto-ormone. Si è evoluto prima della comparsa dei primi veri ormoni (gli eicosanoidi). Non ha recettori specifici e, una volta prodotto, si può diffondere liberamente come un gas in tutte le direzioni, ma viene rapidamente catturato da qualunque enzima o proteina che contenga ferro. Ed è con questo meccanismo che trasmette le sue informazioni.

Uno di questi enzimi contenenti ferro è la *guanidilato ciclasi*, particolarmente importante poiché produce un secondo messaggero, chiamato GMP ciclico (cGMP), che presenta molte proprietà simili all'AMP ciclico e viene prodotto per tutto il tempo durante il quale l'ossido nitrico resta legato all'enzima. Una delle risposte cellulari alla sua azione è l'aumento della vasodilatazione. Il Viagra funziona prevenendo la degradazione del cGMP generato nel pene, per mantenere l'erezione più a lungo grazie all'effetto vasodilatatorio di quel secondo messaggero.

Sebbene l'ossido nitrico sia presente nell'aria inquinata e nel fumo di sigaretta, l'organismo non può utilizzare quello esterno, ma deve produrlo al suo interno e per farlo ha bisogno dell'amminoacido arginina, che serve per la sintesi dell'enzima *ossido nitrico sinteasi* (NOS). Quindi, in assenza di un adeguato apporto proteico di arginina nella dieta, non è possibile produrre l'ossido nitrico (*Figura 25.2*).

La storia dell'ossido nitrico iniziò 90 anni fa, quando alcuni ricercatori notarono che i pazienti affetti da infezioni batteriche presentavano una quantità anormale di nitrati nelle urine. All'epoca il fenomeno rimase misterioso (lo spiegherò più avanti), ma fu il primo segnale dell'importanza dell'ossido nitrico. Successivamente, una ventina

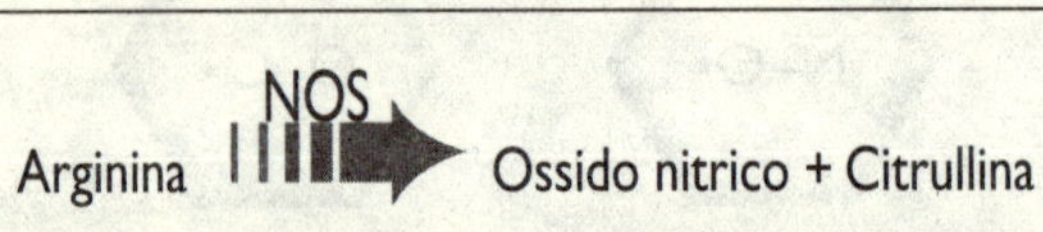

Figura 25.2 - La sintesi dell'ossido nitrico richiede arginina.

d'anni fa, si scoprì che il rilassamento delle arterie era provocato da qualche sostanza proveniente dalle cellule (endoteliali) che tappezzano internamente le loro pareti; utilizzando la tipica terminologia scientifica, questa sostanza fu denominata *fattore di rilassamento derivato dall'endotelio* (EDRF). Quale che fosse, la misteriosa sostanza in questione sembrava assai interessante, perché apparentemente era in grado di sostenere il flusso sanguigno prevenendo il restringimento delle arterie.

Per anni i ricercatori cercarono di isolarla e nel 1987 finalmente i loro sforzi approdarono al successo. Quando si capì che si trattava di ossido nitrico, tra gli endocrinologi scoppiò il caos. Come poteva un contaminante, presente nel fumo di sigaretta e nell'aria inquinata, giovare al sistema cardiovascolare? E, ancora più strano, come poteva esistere un ormone senza recettore? Così, per amore o per forza, gli scienziati cercarono di scoprire qualcosa di più su questa singolare sostanza e cominciarono allora a emergere fatti ancora più sorprendenti. Nel 1998 il premio Nobel per la medicina fu conferito a Robert Furchgott, Ferid Murad e Louis Ignarro, pionieri delle ricerche su questo proto-ormone gassoso.

Incominciamo con il sistema cardiovascolare. Per prevenire la formazione di trombi serve un flusso costante e regolare di sangue. Quando il sangue inizia a raccogliersi in piccole anse turbolente provocate da ostruzioni temporanee, insorgono problemi seri, che possono portare al raggrumarsi di piastrine che bloccano le arterie causando infarti o ictus. Perciò, al primo segno di turbolenza, le cellule endoteliali, cioè quelle che rivestono l'interno dei vasi sanguigni (costituendo la barriera che separa il sangue dai tessuti muscolari delle arterie, dei capillari e delle vene), iniziano a produrre ossido nitrico. La conseguenza è un'immediata, temporanea vasodilatazione, o rilassamento dei tessuti dei vasi in quel punto, per compensare il restringimento o l'ostruzione. Il ferro contenuto nell'emoglobina del sangue tende ad assorbire l'ossido nitrico appena formato, controllando che la vasodilatazione non diventi eccessiva, facendo crollare la pressione arteriosa.

Durante un attacco di angina pectoris (ossia quando non viene prodotto ossido nitrico in quantità sufficiente a controllare la costrizione delle arterie) la nitroglicerina funziona esattamente così: una volta entrata in circolo diventa la materia prima per la produzione dell'ossido nitrico, che provoca immediatamente la vasodilatazione necessaria a mitigare, almeno temporaneamente, gli effetti dell'angina.

Solo con la scoperta dell'ossido nitrico si comprese finalmente il meccanismo di funzionamento della nitroglicerina. Al pari dell'aspirina, la nitroglicerina era impiegata con successo da quasi un secolo senza che nessuno capisse come e perché funzionasse. Oggi sappiamo che l'aspirina agisce sugli eicosanoidi e che la nitroglicerina aumenta la produzione di ossido nitrico.

Con lo stesso meccanismo il Viagra, sviluppato inizialmente come farmaco cardiovascolare, garantisce il giusto rifornimento sanguigno all'area genitale. Per il cuore fu un fallimento, ma sulle arterie che alimentano i corpi cavernosi del pene dimostrò un'efficacia spettacolare. Sono arterie molto piccole, sulle quali il Viagra ha un effetto assai più rilevante che su quelle, molto più grandi, del cuore. Il Viagra però non funziona aumentando la produzione di ossido nitrico, bensì rallentando la degradazione del cGMP (generato dall'ossido nitrico) che rilassa i vasi sanguigni.

Sebbene da solo non sia abbastanza potente da influenzare il sistema cardiovascolare, il Viagra, se usato in associazione con la nitroglicerina o altri nitrati, può causare un drastico calo della pressione, con gravi conseguenze, in alcuni casi addirittura mortali.

Poiché l'ossido nitrico è un radicale libero, non c'è da stupirsi che possa rivelarsi utile anche per uccidere gli organismi estranei che invadono l'organismo. Esso esercita questa azione attaccando gli enzimi dei batteri contenenti ferro, costituendo quindi un eccellente inibitore della loro crescita, perché i microbi, specie se anaerobici, senza questi enzimi non possono sopravvivere. L'ossido nitrico può anche interagire con il radicale libero superossido, generato dai linfociti, per formare il potente anione perossinitrito, eccezionalmente tossico per i batteri invasori.

La degradazione del perossinitrito in nitrato spiega finalmente perché le infezioni batteriche fossero spesso accompagnate da un aumento dei nitrati nelle urine delle persone e degli animali sopravvissuti.

Il ruolo più affascinante l'ossido nitrico lo gioca però nel sistema nervoso centrale, dove contribuisce a orchestrare la formazione di nuove giunzioni sinaptiche tra i neuroni. Essendo facilmente liposolubile, può diffondersi con rapidità nei tessuti grassi in ogni direzione. Questo fatto è molto vantaggioso per il cervello, che è l'organo con la più alta concentrazione di grassi di tutto l'organismo. È la molecola ideale per aiutare a indirizzare e rafforzare i nuovi percorsi nervosi necessari allo sviluppo della memoria a breve termine.

Quando s'invecchia, la memoria a lungo termine non si deteriora molto, ma viene compromessa quella a breve. Potrebbe succedere che le cellule nervose incontrino problemi a produrre ossido nitrico in quantitativi sufficienti a consolidare la formazione dei nuovi collegamenti che mantengono la memoria.

Ma come si può produrre più ossido nitrico, se è così importante? Scegliendo una dieta che fornisca sufficienti quantità di proteine ricche di arginina. Il tacchino e i prodotti di soia (come il tofu, o la «carne vegetale») ne contengono molta: mangiandone più spesso è dunque possibile incrementare la produzione di ossido nitrico nell'organismo.

Si corre il rischio di produrne troppo? Sebbene venga rapidamente neutralizzato, in presenza di quantità eccessive di radicale libero superossido potrebbe convertirsi nel micidiale perossinitrito, killer dei batteri ma anche potenziale distruttore di tessuto nervoso. È ciò che succede spesso durante un ictus. Che si tratti di un episodio grave, o di un'ischemia transitoria, il meccanismo non cambia: l'ostruzione interrompe il trasporto di ossigeno, facendo salire alle stelle la produzione di superossido, che a sua volta scatena la formazione di perossinitrito, devastante per i tessuti nervosi della zona colpita.

Come nel caso degli eicosanoidi, è possibile controllare attraverso la dieta anche l'ossido nitrico, che a sua volta stimola gli enzimi (in particolare la cicloossigenasi) produttori degli eicosanoidi, creando così il collegamento tra i due sistemi ormonali. Il modo migliore di armonizzarli per sconfiggere l'invecchiamento consiste nell'adottare una dieta pro Zona particolarmente ricca in proteine contenenti arginina.

Un piccolo sforzo, in cambio di una migliore funzionalità cardiovascolare, immunologica e cerebrale (per non parlare del sesso).

PARTE QUINTA

Che cos'altro bisogna sapere?

26

Gli integratori: oltre la piramide pro Zona

ORMAI lo sapete: la piramide dello stile di vita anti-invecchiamento pro Zona è la chiave per sconfiggere l'età che avanza, perché grazie a essa diventa possibile ridimensionare tutti e quattro i pilastri dell'invecchiamento (eccesso di insulina, di glucosio, di radicali liberi e di cortisolo).

Nessuno dei componenti della piramide si può ridurre in pillole da assumere quotidianamente, anche se è proprio ciò che milioni di persone in tutto il mondo s'illudono di poter fare. Nel 1997, per esempio, per la prima volta nella storia, le vendite di integratori dietetici negli Stati Uniti hanno superato quelle di tutti i farmaci per patologie cardiovascolari messi insieme, indice di un boom senza precedenti della «medicina fai da te».

Gli integratori possono svolgere un ruolo significativo nella nostra lotta contro l'invecchiamento? Sicuramente sì, ma solo dopo che siano state gettate nel nostro organismo, con una costante applicazione della piramide anti-invecchiamento pro Zona, le corrette fondamenta ormonali.

Di quali integratori sto parlando? Delle terapie mediche di sostituzione ormonale (sia quelle che prevedono obbligatoriamente la prescrizione medica sia i prodotti da banco), delle vitamine e dei minerali che servono per la sintesi degli ormoni, e infine delle erbe che hanno effetti ormonali.

Cominciamo ad analizzare i più potenti – gli ormoni – e in particolare quelli che solo un medico è autorizzato a prescrivere (e per un buon motivo: possono essere molto pericolosi).

Terapie mediche di sostituzione ormonale

Estrogeni e progesterone

Considerata l'ampia disponibilità di estrogeni naturali (o, per meglio dire, con una struttura molecolare identica a quelli prodotti dall'organismo), continuare a usare il Premarin, che contiene più del 50% di estrogeni estranei al corpo umano, mi sembra una delle più evidenti assurdità della medicina moderna. Il Premarin, tra l'altro, non contiene estriolo, una sostanza che offre molti dei vantaggi della terapia ma con effetti collaterali di gran lunga più blandi. Non è da escludere, inoltre, che costituisca persino un'efficace difesa contro il cancro al seno.

Reperire gli estrogeni naturali è abbastanza semplice: molte farmacie non solo distribuiscono i prodotti commerciali, ma preparano anche farmaci in base a ricette personalizzate. Più difficile è, invece, trovare un medico capace di bilanciare perfettamente l'equilibrio tra gli estrogeni per adattarli alla vostra biochimica individuale. Per tarare gli estrogeni, infatti, sono necessari due o tre mesi di rodaggio durante i quali occorre discutere periodicamente con il medico sintomi ed effetti, fino alla messa a punto della miscela più appropriata. Va considerato inoltre l'effetto bimodale degli estrogeni, che a bassi livelli possono ridurre la resistenza all'insulina, ma a dosi più elevate la aggravano, facendone aumentare la secrezione. Per non invecchiare precocemente è pertanto indispensabile utilizzare il più basso dosaggio possibile.

Gli estrogeni vengono somministrati quasi sempre associati al progesterone, utile sia per ridurre il rischio di cancro al seno, sia per combattere l'osteoporosi. Non si capisce perché, data l'ampia disponibilità di progesterone naturale, si continuino a prescrivere analoghi artificiali (i progestinici). Aggiungendo alla miscela il progesterone, le cose si complicano. Se si tratta di quello naturale (vorrei darlo per scontato), esistono due vie per somministrarlo: per bocca, come forma «micronizzata» in pillole, oppure per assorbimento transdermico (attraverso la pelle) di vari gel o creme. Molte donne reagiscono bene agli estrogeni naturali (specialmente l'estriolo), ma incontrano difficoltà quando a essi viene aggiunto il progesterone. Per questi soggetti, la via transdermica permette di ridurne il dosaggio e quindi gli effetti collaterali.

Il segreto per riuscire a determinare l'equilibrio corretto di estrogeni e progesterone è ascoltare con cura i messaggi che provengono dal proprio corpo e discuterli a fondo con un medico che abbia il tempo e le competenze giuste per mettere a punto la miscela più adatta. Nell'era moderna, potrebbe sembrare fantascienza. Ma medici di questo calibro ce ne sono: impegnatevi a trovarne uno.

Tiroide e cortisolo

La seconda terapia di sostituzione ormonale più diffusa è quella tiroidea. Anche in questo caso, l'analisi dei propri sintomi e la capacità di comunicarli a un medico capace sono più utili di qualunque analisi del sangue.

Per anni l'ormone della tiroide è stato estratto da ghiandole animali e conteneva perciò sia T4 sia T3 (la forma più attiva dell'ormone tiroideo). Le case farmaceutiche hanno però investito grosse somme (soprattutto in attività di promozione) per convincere i medici che i prodotti sintetici, contenente il solo T4, rappresentano la sola integrazione veramente appropriata. Funzionano, ma solo a patto che il vostro organismo sia in grado di convertire il T4 in T3. Purtroppo in molti individui questa trasformazione è fortemente compromessa e per loro la somministrazione del solo T4 potrebbe non essere sufficiente.

A onor del vero, come per gli estrogeni, il quadro è un po' più complesso. La terapia di sostituzione tiroidea stimola il metabolismo, obbligando così le surrenali a lavorare di più per produrre cortisolo sufficiente a convertire il T4 in T3. Se la funzionalità surrenalica è deficitaria, in mancanza di sufficienti quantitativi di cortisolo la somministrazione di ormoni tiroidei può provocare pericolose complicazioni cardiovascolari.

È molto probabile quindi che alcuni pazienti necessitino sia di ormoni tiroidei sia di cortisolo. Ma l'eccesso di cortisolo non è uno dei pilastri dell'invecchiamento? Sì, ma anche la sua mancanza (specie di fronte a un aumento del metabolismo), giacché riduce la capacità di reagire allo stress. Come al solito, né troppo, né troppo poco. I livelli degli ormoni tiroidei e del cortisolo si misurano analizzando le urine raccolte nelle ventiquattr'ore (per mediare le oscillazioni del cortisolo dovute ai ritmi circadiani), ma ciò che più conta, per determinare le quantità da somministrare, sono le sensazioni del paziente. Di nuovo occorre avere voglia di dare retta ai segnali del proprio corpo e cercare un medico competente e disponibile a lavorare con il paziente per mettere a punto il programma di sostituzione ormonale più appropriato.

Ormone dell'accrescimento

Nessun altro ormone ha sollevato tanto clamore ed entusiasmo quanto l'ormone dell'accrescimento. Come abbiamo già visto in precedenza, il suo ruolo, come elisir di lunga vita, dovrebbe essere quello di riportare i livelli di IGF-1 (il suo mediatore anabolico) alla concentrazione tipica dei vent'anni. A complicare la faccenda interviene però la solita insulina. Il primo problema dell'eccesso di insulina è che ostacola il rilascio del GH da parte dell'ipofisi. Il secondo è che può indurre non solo insulino-resistenza, ma anche IGF-1-resistenza, rendendo difficoltoso all'IGF-1 l'accesso ai tessuti-bersaglio. Il terzo è che può deprimere i livelli della proteina che nel sangue veicola l'IGF-1. Per questo ritengo che il rapporto tra IGF-1 e insulina sia più importante dei livelli assoluti dell'IGF-1. Più alto è il rapporto, migliore sarà il risultato della somministrazione del GH.

I dati disponibili indicano che, nei pazienti trattati con GH, i livelli dell'IGF-1 libero all'inizio aumentano, ma dopo circa un anno calano intorno al 50%. Là soluzione più semplice, cioè aumentare le dosi di GH, va evitata, per via degli effetti collaterali, tra cui la solita insulino-resistenza che provoca a sua volta l'aumento dei livelli dell'insulina (l'ultima cosa da augurarsi se l'obiettivo è ringiovanire).

Sono convinto che molti dei vantaggi della terapia di somministrazione del GH siano destinati alla lunga ad attenuarsi, a meno che l'insulina venga controllata attraverso la dieta pro Zona. Infatti, più l'insulina è controllata per mezzo della dieta, minore è la dose di GH necessaria per realizzare in pieno il suo potenziale anti-invecchiamento. Se non si tiene sotto controllo l'insulina, l'assunzione di GH potrebbe rivelarsi un clamoroso fallimento.

Testosterone

Le terapie di sostituzione del testosterone stanno per fare la loro comparsa. Quest'ormone aumenta la libido sia nei maschi sia nelle femmine, e nei maschi sembra anche diminuire i rischi di infarto e di osteoporosi. Sfortunatamente, nelle femmine aggrava il rischio cardiaco. Come nel caso del GH, il testosterone alla lunga potrebbe rivelarsi un boomerang, se l'insulina non viene tenuta sotto stretto controllo. Ricorderete che il testosterone è la materia prima per la produzione nell'organismo degli estrogeni, un processo che avviene con l'intervento di un enzima immagazzinato nei tessuti grassi. Quindi, uomini, attenzione: troppa insulina fa ingrassare, l'adipe fa convertire più testosterone in estrogeni, e addio libido! (Non è certo il vostro obiettivo...) Anche in questo caso non è tanto importante il livello assoluto del testosterone, quanto il suo rapporto rispetto agli estrogeni. L'unica maniera per ridurre la produzione di estrogeni è far calare l'eccesso di adipe, e questo obiettivo si può raggiungere solo abbassando l'insulina. Non c'è altro da fare che seguire i precetti della dieta pro Zona.

Tutte le terapie di sostituzione ormonale fin qui elencate possono essere adottate esclusivamente sotto controllo sanitario, ed è augurabile che un medico preparato e disponibile ne verifichi costantemente l'efficacia. Non fatevi illusioni: una volta imboccata, questa strada andrà seguita per tutta la vita e solo oggi la sperimentazione clinica ci permette di intravederne gli effetti a lungo termine. Esiste però un gruppo di ormoni che richiedono solo una semplice passeggiata fino all'erboristeria più vicina. Si acquistano liberamente, senza ricetta medica e spesso seguendo i consigli di un ragazzotto dietro al banco, il quale più vende, più guadagna. State in guardia.

DHEA e melatonina

Le vendite senza prescrizione medica di DHEA e melatonina costituiscono il più vasto esperimento terapeutico di sostituzione ormonale incontrollato che sia mai stato condotto sull'uomo, eppure nessuno pare preoccuparsene. Non c'è alcun medico a fare da intermediario tra voi e questi ormoni. Siete completamente nelle vostre mani. Se volete fare da cavia (e avete il diritto di farlo, purché ne accettiate tutte le possibili conseguenze) rispettate almeno un principio fondamentale: non assumete mai, di nessun ormone da banco, un quantitativo superiore a quello prodotto dall'organismo in condizioni ottimali. Nel caso del DHEA ciò equivale a circa 25 mg al giorno, che vengono però prodotti lungo l'intero arco delle 24 ore. Se quindi avete deciso di dedicarvi al «fai da te» endocrinologico, suddividete questi 25 mg in cinque dosi lungo la giornata, una delle quali, più consistente (circa 10 mg), di prima mattina, per imitare il ritmo naturale di rilascio del DHEA dalle surrenali. Non è comodo, ma se volete giocare, dovete rispettate le regole.

La melatonina invece viene prodotta solo di notte, durante il ciclo del sonno. Una singola dose è già in grado di aumentarne radicalmente i livelli nel sangue ma, essendo il suo tempo di dimezzamento piuttosto breve, è molto difficile riuscire a mantenerne costante il livello per tutta la notte. Poiché non ha molto senso doversi svegliare ogni poche ore per prenderne una piccola dose, è meglio scegliere le compresse a effetto ritardato, che rilasciano l'ormone lentamente. Un ovvio suggerimento: di giorno niente melatonina.

Ma, quanta prenderne? Apparentemente non è pericolosa, anche se in Inghilterra, Canada e Francia è obbligatoria la ricetta. Salvo diversa prescrizione medica, prendete al massimo 1 mg di melatonina ad azione ritardata appena prima di coricarvi.

Il DHEA e la melatonina non sono gli unici integratori ormonali venduti liberamente in farmacia, nelle erboristerie o nei negozi di prodotti naturali: infatti si possono anche acquistare i precursori degli ormoni. Sono altrettanto efficaci (e altrettanto pericolosi) dell'ormone finale. Me ne vengono in mente tre.

Il primo è il *pregnenolone*, lo steroide precursore del DHEA. Ma, se ricordate, è anche il precursore del progesterone (non proprio l'ideale per un maschio) e del cortisolo (un brutto cliente per entrambi i sessi). Quale delle tre strade imboccherà, e quindi in quale di questi ormoni si trasformerà, è un bel rebus (ovviamente si può sempre provare a domandarlo al ragazzotto che si atteggia a biochimico dietro al banco del negozio...).

L'*androstenedione* è un'altra bomba ad alto potenziale: infatti è l'immediato precursore del testosterone, che non si può acquistare senza prescrizione medica per l'ottima ragione che può essere pericoloso. Assumere androstenedione non è quindi molto diverso che giocare alla roulette russa, a meno che non si tengano sotto stretto controllo i livelli nel sangue del testosterone, per essere certi di non stare esagerando.

Il terzo è il *5-idrossitriptofano*, l'immediato precursore della serotonina. La FDA statunitense, nella sua saggezza (si fa per dire...), ha bandito la vendita del triptofano (il che è ingiustificato, trattandosi di un prodotto innocuo), ma permette quella del 5-idrossitriptofano (il che è ancora più ingiustificato, giacché l'ultima cosa che ci si può augurare è di avere troppa serotonina in circolo). L'eccesso di serotonina nel sangue può favorire l'aggregazione delle piastrine, aggravando seriamente il rischio d'infarto cardiaco. Senza dimenticare che, a lungo termine, l'eccesso di serotonina nel sistema nervoso centrale finisce per stimolare la produzione di insulina, poiché fa calare i livelli della dopamina.

Insomma, se proprio amate visitare i negozi di prodotti naturali, provate almeno a trastullarvi con prodotti meno pericolosi, come le vitamine e i minerali.

Vitamine e minerali

In un mio libro precedente ho già indicato i più importanti integratori di vitamine e minerali per la dieta pro Zona. Essi sono ovviamente anche i più importanti per combattere l'invecchiamento (*Tabella 26.1*).

Di tutti gli integratori, il più importante è l'olio di pesce, ricco di EPA, utile per ridurre la formazione di acido arachidonico (AA) e quindi favorire la produzione di più eicosanoidi buoni. Subito dopo, in ordine di importanza, viene la vitamina E naturale.

Qualunque dieta si segua, compresa quella pro Zona, è praticamente impossibile trovare negli alimenti sufficienti quantitativi di queste due sostanze e perciò non si può fare altro che assumerle come integrazione dietetica, in forme adatte all'organismo umano. La vitamina E naturale soddisfa questa condizione, purché sia purificata da tutti i residui nocivi (erbicidi, pesticidi eccetera) inevitabilmente presenti nell'olio grezzo di semi di soia da cui viene estratta. Anche l'olio di pesce può contenere contaminanti e occorre quindi assicurarsi che essi siano stati rimossi attraverso il processo di distillazione molecolare. Non è facile trovare un olio di pesce che sia stato sottoposto alla distillazione molecolare, ma vale assolutamente la pena di fare una ricerca accurata.

Il gruppo successivo (vitamina C e magnesio) comprende gli integratori importanti ma reperibili nei cibi: mangiando molta frutta e verdura (come previsto dalla dieta pro Zona), se ne possono ottenere quantità già adeguate. La vitamina C è idrosolubile e in associazione con la vitamina E, insolubile in acqua, combatte i radicali liberi. Il magnesio è il minerale fondamentale per un'efficace sintesi degli eicosanoidi. Ritengo che sia in assoluto il più importante per la salute dell'apparato cardiovascolare.

Sostanza	Dose giornaliera
Essenziali (se distillati a livello molecolare)	
Olio di pesce	3 g (circa 500 mg di EPA)
Vitamina E naturale	100-400 UI
Importanti	
Vitamina C	500-1000 mg
Magnesio	250-400 mg
Polizze assicurative poco costose	
Vitamina B_3	20 mg
Vitamina B_6	5-10 mg
Acido folico	500-1000 μg
Beta-carotene	5000 UI
Calcio	500-1000 mg
Cromo	200 μg
Selenio	200 μg
Zinco	15 mg
Insoliti e costosi	
CoQ10	5-10 mg
Licopene	3-5 mg
Luteina	3-5 mg
Polifenoli	5-10 mg

Tabella 26.1 - Classificazione degli integratori alimentari.

Il terzo gruppo è costituito dalle vitamine e dai minerali che definisco «polizze assicurative poco costose». Seguendo la dieta pro Zona, se ne assumono probabilmente livelli più che adeguati, ma la loro integrazione è facile e poco costosa.

Le vitamine B_3 e B_6 servono per la sintesi degli eicosanoidi. L'acido folico, invece, riduce la possibilità che si accumuli nell'organismo l'omocisteina, un elemento che favorisce le infiammazioni, diminuendo così il rischio di patologie cardiache. È molto opportuno che i vegetariani assumano vitamina B_{12} (che tutti gli altri trovano nella carne). Il beta-carotene è un antiossidante utile (e anche economico), ma non può sostituire le vitamine C ed E, che restano comunque necessarie.

Il calcio è utile per prevenire l'osteoporosi (sebbene il 40% della massa ossea sia composto di magnesio). Il selenio è importante come componente non solo dell'enzima antiossidante glutatione perossidasi, ma anche di quello che converte il T4 in T3. Lo zinco, oltre che nella sintesi degli eicosanoidi, interviene anche nella trascrizione di nuovo RNA messaggero, stimolata dagli ormoni steroidei e tiroidei. Infine il cromo interagisce con il *fattore di tolleranza al glucosio* (GTF) potenziando l'effetto dell'insulina e riducendone conseguentemente i livelli necessari per agire.

Nell'ultima categoria troviamo quelli che ho classificato come integratori insoliti e dispendiosi. Si tratta di antiossidanti di nuova concezione, che si sono dimostrati utili per completare l'arsenale difensivo dell'organismo.

I dosaggi di vitamine e minerali che io consiglio sono in molti casi alquanto inferiori ai livelli comunemente ritenuti efficaci contro l'invecchiamento. La ragione è che presumo che abbiate adottato la piramide dello stile di vita anti-invecchiamento e pertanto stiate già seguendo la dieta pro Zona. Se le cose non stanno così, preparatevi a spendere di più in «pillole magiche», senza neanche avere il conforto di poter registrare grandi progressi sulla vostra pagella anti-invecchiamento. In questi casi sono solito avvertire i miei interlocutori che «non è la coda che dimena il cane». Vitamine e minerali sono utili integratori, ma se vi manca la solida base della piramide anti-invecchiamento, non vi saranno di grande aiuto nella vostra opera di ringiovanimento.

Erbe

Veniamo infine alle erbe. Anch'esse sono farmaci, seppure in forma più diluita. In fin dei conti, sessant'anni fa più o meno tutti i medicinali erano di origine botanica e, in fondo, le piante combattono una vera e propria guerra chimica da milioni di anni. Parrebbe sufficiente scovare i guerrieri migliori, isolare i loro ingredienti attivi (di solito alcaloidi), purificarli, ed ecco pronta una nuova medicina. Ancora oggi un quarto di tutti i farmaci prescritti sono di origine vegetale, in quanto i loro principi attivi sono troppo complessi per essere sintetizzabili in laboratorio.

I prodotti a base di erbe sono relativamente poco tossici, grazie a significativi miglioramenti delle procedure di standardizzazione. Sono anche molto particolari, poiché spesso sono più efficaci di ognuno degli ingredienti isolati che contengono. Tuttavia non dimenticate che le erbe sono medicine e, se state seguendo una qualsiasi terapia farmacologica, prima di assumerle consultate sempre il vostro medico.

Nella Tabella 26.2 sono elencate alcune delle erbe potenzialmente utili per combattere l'invecchiamento grazie ai loro effetti sui sistemi ormonali.

Pianta	Effetto ormonale
Coleus forshohii	Potenzia il cAMP
Aglio	Rallenta l'aggregazione delle piastrine
Zenzero	Inibisce la sintesi di eicosanoidi
Ginkgo biloba	Inibisce il fattore di attivazione delle piastrine
Ginseng	Stimola la sintesi di ACTH
Glicirrizina	Potenzia l'azione del cortisolo
Gomma di guar	Riduce la sintesi d'insulina
Gugulipid	Abbassa i trigliceridi
Genisteina	Ha un'azione estrogeno-simile

Tabella 26.2 - Erbe che influenzano ormoni importanti per l'anti-invecchiamento.

La più interessante di queste erbe è probabilmente il *Coleus forshohii*, grazie al suo principio attivo, il *forskolin*, che attiva la adenilato ciclasi, migliorando la produzione di cAMP, il secondo messaggero prodotto dagli eicosanoidi buoni. Due somministrazioni al giorno di 50 mg ciascuna di un prodotto con una concentrazione standard di forskolin al 18% rappresentano la dose ideale.

Che l'*aglio* faccia bene è scientificamente dimostrato. Il suo principio attivo, l'*ajoene*, inibisce l'aggregazione delle piastrine, ma è poco stabile e se ne trova di più nell'aglio crudo e cotto che nei flaconi in vendita in erboristeria. Molti dei suoi benefici (proprietà antivirali, riduzione della pressione sanguigna, inibizione sulle cellule tumorali, azione antinfiammatoria, riduzione dell'aggregazione delle piastrine) sono dovuti alla sua capacità di modificare le risposte biochimiche all'azione degli eicosanoidi. L'aglio crudo può risultare leggermente tossico e perciò è meglio consumarlo cotto (2-3 spicchi al giorno), tanto più che ha un sapore davvero gradevole. Le proprietà antivirali derivano da un secondo principio attivo, l'*allicina*, che è più stabile e può essere trattata. Se per godere dei vantaggi dell'allicina preferite l'aglio in pillole, la dose corretta è circa 1 g al giorno.

Si ritiene che lo *zenzero* agisca come il cortisolo (inibendo la sintesi delle prostaglandine e dei leucotrieni), ma con un effetto meno potente. I suoi principi attivi sono i *sesquiterpeni*. Solo ora si incominciano a trovare in commercio estratti di zenzero e, se decidete di utilizzarli, la dose consigliabile è circa 100 mg al giorno. In alternativa si possono aggiungere agli alimenti 1 o 2 g al giorno di zenzero fresco.

Gli estratti di *Ginkgo biloba* contengono una famiglia di terpeni, i *ginkgolidi*, che inibiscono il *fattore di attivazione delle piastrine* (PAF), una sostanza che induce le piastrine ad ammassarsi, specialmente nel cervello. Usato per migliorare l'efficienza cerebrale, il Ginkgo biloba mantiene il sangue fluido, garantendo il rifornimento di ossigeno necessario per una buona funzionalità cerebrale. Alcune ricerche ne indicano una potenziale efficacia nella terapia del morbo di Alzheimer. La dose corretta è di 120 mg al giorno, distribuiti in più somministrazioni, in modo da mantenere costanti i livelli dei ginkgolidi in circolo.

Il *ginseng* stimola il rilascio dell'ACTH da parte dell'ipofisi e quindi favorisce la sintesi del cortisolo, ma anche delle endorfine (gli oppiacei naturali). Ciò potrebbe spiegare i suoi effetti positivi nell'aumentare la resistenza alla fatica e migliorare la risposta allo stress in soggetti con scarsa funzionalità surrenalica. Le sue sostanze attive sono saponine triterpenoidi note come *ginsenosidi*. C'è inoltre l'*eleutherococco* (ginseng siberiano) con effetti simili, ma più blandi, i cui principi attivi sono gli *eleutherosidi*. Il modo migliore di utilizzare il ginseng è alternare cicli di somministrazione a periodi di riposo di due o tre settimane. L'estratto di ginseng in vendita non è standardizzato e probabilmente sarà necessario provare diversi prodotti per individuare quello che funziona meglio per il vostro organismo. Alternate comunque cicli di sei settimane di ginseng a due o tre di sospensione.

La *glicirrizina*, estratta dalla liquerizia, sembra agire attraverso il medesimo meccanismo del ginseng ed essere particolarmente utile in casi di insufficienza surrenalica. I preparati in vendita sono più standardizzati di quelli del ginseng, quindi l'effetto sul cortisolo è più affidabile, ma non bisogna esagerare, per evitare che la produzione naturale di cortisolo si spenga. Anche in questo caso bisogna alternare cicli di sei settimane di somministrazione con due di sospensione. La glicirrizina va presa in dosi diseguali distribuite nell'arco di tutta giornata, per un totale di 25 mg: di più la mattina (ricalcando il ciclo di secrezione del cortisolo), un po' meno a mezzogiorno e ancor meno al calar del sole.

La *gomma di guar* è una fibra solubile, ricca di *betaglicano*. Tra le altre fibre solubili possiamo citare quelle della pectina, dell'avena e dell'orzo, oltre a quelle di altre gomme, come i semi di robinia e di acacia. Le fibre solubili sono importanti perché rallentano l'assorbimento dei carboidrati, limitando per questa via la secrezione di insulina, uno degli obiettivi di tutte le strategie anti-età. La dose consigliata è 5 g di fibre solubili, da assumere 30 minuti prima di ogni pasto.

Il *gugulipid* è estratto dall'albero della mirra e il suo principio attivo è chiamato *guggulsterone*. Innalza il colesterolo HDL e abbassa i trigliceridi, garantendo un'ottima votazione sulla pagella anti-invecchiamento. Se ne possono prendere 500 mg, tre volte al giorno.

La *genisteina* è un fitoestrogeno estratto dai semi di soia. Poiché i recettori degli estrogeni sono relativamente aspecifici, possono essere attivati da molte molecole diverse. L'attività esercitata su di loro dai fitoestrogeni è però molto più blanda, intorno allo 0,5% in confronto a quella degli estrogeni naturali. Ma le donne asiatiche, che consumano molta soia, presentano un livello di fitoestrogeni nel sangue quasi 1000 volte superiore rispetto alle occidentali, e si ipotizza che questa sia una delle ragioni per cui hanno minori problemi menopausali (specialmente per osteoporosi) delle occidentali, malgrado assumano scarsi quantitativi di calcio (300 mg al giorno circa).

Nel presentarvi questo elenco di erbe non pretendo di essere stato esauriente: il mio obiettivo era indicare le integrazioni che ritengo possano essere utilmente affiancate alla piramide dello stile di vita anti-invecchiamento pro Zona, insieme con le eventuali terapie di sostituzione ormonale, le vitamine e i minerali.

Fin qui abbiamo dunque esaminato le sostanze potenzialmente utili. Vediamo ora invece quelle da evitare. Il primo prodotto da trattare con molta cautela è l'acido gamma-linolenico (GLA): non perché sia inutile, ma al contrario per via della potenza estrema del suo effetto sulla sintesi degli eicosanoidi. A differenza della maggior parte dei prodotti che si trovano in erboristeria, il GLA può essere dannoso, soprattutto se non si dà il dovuto peso alla pagella degli eicosanoidi. Dato che generalmente non lo si fa, piuttosto che ingerire una pillola di GLA (di solito da 45 a 240 mg), è più saggio limitarsi a consumare una porzione di zuppa di farina d'avena, che ne contiene solo 1 o 2 mg. Per molti, potrebbe già essere troppo, quindi, attenzione! Se preferite ricorrere alla borragine, al ribes nero o a capsule di olio di enotera, cercate un buon medico che vi assista, disponibile e preparato. Senza l'aiuto di un vero professionista, che ne conosca a fondo i potenti effetti di modulazione ormonale, impiegare il GLA è come accendersi una sigaretta con un candelotto di dinamite. Si può fare, ma bisogna fare molta attenzione.

Altri prodotti da evitare sono quelli a base di yam. È vero che in laboratorio Russell Marker rivoluzionò i metodi per sintetizzare gli steroidi proprio partendo da estratti di yam, ma il nostro organismo non lo può assolutamente fare.

L'erboristeria non è l'unico luogo in cui è bene muoversi con cautela, perché qualche pericolo si annida anche al supermercato. Qualunque prodotto contenente acidi grassi in forma trans- ha il potere di sconvolgere il metabolismo dei lipidi e provocare squilibri negli eicosanoidi. Se sull'etichetta leggete le parole: «Grassi (o oli) parzialmente idrogenati», rinunciate all'acquisto (attenzione: in pratica tutti i fast food friggono le patatine con oli vegetali idrogenati).

Attenzione poi a quegli additivi che non dovrebbero mai entrare nella composizione di qualunque alimento, e occhio in particolare a questi due: l'*aspartame* e l'*olestra*. Per effetto del calore o di un tempo di conservazione troppo lungo, l'aspartame si scinde, sviluppando metanolo (l'alcol del legno) e questa stessa sostanza tossica si forma quando viene introdotto nell'organismo. Non è proprio l'ideale per chi cerca di contrastare l'invecchiamento. Il fatto poi che l'acido aspartico sia un neurotrasmettitore, il cui eccesso può provocare la morte dei neuroni, è un'altra buona ragione per evitare questo additivo alimentare.

Nella guerra degli additivi, un altro probabile perdente è l'olestra. Questo grasso artificiale impedisce l'assorbimento degli antiossidanti basati sui carotenoidi. Ci vorranno ancora una ventina d'anni prima che gli scienziati stabiliscano se inibire la captazione dei carotenoidi aumenti o no il rischio di cancro. Se volete diventare una cavia volontaria di questa vasta sperimentazione sull'uomo, non avete altro da fare che mangiare il più possibile prodotti che contengano questo additivo.

Ho cercato di fornirvi un quadro equilibrato degli integratori che sono potenzialmente in grado di completare la piramide dello stile di vita anti-invecchiamento pro Zona. Molti si potranno rivelare utili complementi alle linee guida fondamentali della vostra strategia contro l'invecchiamento. Altri invece potrebbero fare danni. Il modo migliore per distinguerli è ascoltare i segnali che provengono dall'organismo e prestare attenzione al dialogo che continuamente cercano di intavolare con voi.

27

La Zona e la pelle: la bellezza è in superficie

A CHE serve ringiovanire, se nessuno sé ne accorge? Bene o male, le condizioni della pelle denunciano a tutti l'età e lo stato di salute generale dell'organismo. In gioventù la pelle è rosea, liscia ed elastica, ma invecchiando inizia ad assumere l'aspetto del cuoio quando si desquama, scolorito e coperto di macchie. È soltanto un problema estetico, o lo stato della pelle è anche un indizio della velocità con cui l'organismo invecchia internamente? E, più importante, che cosa si può fare, dal punto di vista ormonale, per ringiovanire la pelle?

La pelle è l'organo più esteso del corpo: ne rappresenta il 15% del peso secco. Costituisce anche la principale difesa dell'organismo dalle aggressioni dell'ambiente esterno e, a differenza di quasi tutti gli altri organi, si sviluppa e si rinnova in continuazione. Nuove cellule (i fibroblasti) si formano costantemente per sostituire gli strati più esterni, che si sfaldano e cadono. Invecchiando, il ritmo della sintesi di nuove cellule può calare del 50%.

La pelle è composta da due parti. La prima è chiamata epidermide e comprende uno strato corneo superiore, costituito di cellule morte che contengono lipidi particolari. Mentre la maggioranza delle membrane dell'organismo è formata soprattutto da fosfolipidi, quelle dell'epidermide sono principalmente ceramidi, esteri cerosi ed esteri di colesterolo. Le cellule morte sono circondate da cheratina (una proteina strutturale) che ne limita lo sfaldamento. Lo strato corneo offre una barriera idrorepellente, che funziona in entrambi i sensi, evitando quindi anche la perdita di liquidi verso l'esterno. Agisce inoltre da barriera protettiva, ma è sottoposta a un logorio che la consuma lentamente ma costantemente. Lo strato sottostante dell'epidermide consiste di cellule che salgono progressivamente verso l'esterno sostituendo quelle che lo strato corneo perde per sfaldamento. Il ciclo di vita di una cellula della pelle, da quando viene sintetizzata fino a quando entra nello strato corneo, richiede da un minimo di 15 a un massimo di 30 giorni.

L'epidermide contiene inoltre un certo numero di cellule denominate melanociti, le quali rilasciano melanina, la sostanza responsabile dell'abbronzatura, preposta alla protezione della pelle contro le radiazioni ultraviolette. Dato che i melanociti diminuiscono con gli anni, con l'età si riduce anche la difesa dalle radiazioni solari, provocando la comparsa sulla pelle di macchie: sono dovute ad accumuli di proteine e grassi che interagiscono sotto l'effetto delle radiazioni ultraviolette, non più filtrate adeguatamente a causa dell'insufficienza di melanina.

Contemporaneamente la capigliatura si fa grigia, a causa della diminuzione dei melanociti all'interno dei follicoli dei capelli. La quantità dei melanociti presenti nell'organismo è determinata dall'*ormone melanocita-stimolante* (MSH), il cui rilascio da parte dell'ipofisi richiede AMP ciclico (cAMP). Perciò le macchie e i capelli grigi indicano che probabilmente i livelli di cAMP nell'ipofisi sono bassi e che anche altri ormoni ipofisari, che richiedono cAMP (come il GH e l'ACTH), hanno problemi di rilascio.

Sotto l'epidermide c'è il derma, dove sono continuamente sintetizzate nuove cellule. A differenza dell'epidermide, il derma è ricco di capillari che forniscono le sostanze nutrienti e l'ossigeno necessari per la produzione delle nuove cellule. Con l'età i capillari diminuiscono di numero e la pelle diventa più pallida. Si riduce così l'afflusso del nutrimento e il deflusso delle scorie, e diventa più difficile il controllo della temperatura corporea.

L'invecchiamento provoca cambiamenti nel derma e in particolare nelle proteine strutturali (collagene ed elastina) che ne preservano l'elasticità. Le rughe sono determinate dal calo della sintesi del collagene, aggravato dalla formazione di legami incrociati tra le fibre di collagene per opera dei radicali liberi. Lo stesso succede alle fibre di elastina e la conseguenza è la perdita di elasticità della pelle. Gran parte del danno generato dai radicali liberi è causato dall'esposizione ai raggi solari: come abbiamo già indicato, con l'età la protezione dalle radiazioni ultraviolette diventa meno efficace a causa della rarefazione dei melanociti, con conseguente riduzione della produzione di melanina. Tutti questi effetti sgradevoli possono essere attenuati con la dieta pro Zona.

Prima di esaminare i meccanismi con cui la dieta può ottenere questi risultati, desidero fornire alcune informazioni sulla storia del rapporto della pelle con la dieta e gli eicosanoidi.

La scoperta che alcuni grassi sono essenziali avvenne 70 anni fa, quando si analizzarono le conseguenze sui topi dell'eliminazione dalla loro dieta di alcuni grassi polinsaturi. In breve si riscontrò un notevole deterioramento della pelle, quasi un invecchiamento precoce. La pelle tornò rapidamente in condizioni normali non appena si tornò a somministrare nuovamente quei grassi, che furono allora chiamati vitamina F. Oggi quel nome non è più in uso, perché sappiamo che corrispondono ai grassi omega-3 e omega-6. La loro importanza per la pelle deriva sia dalle loro proprietà strutturali, sia dai loro effetti sugli eicosanoidi.

Dal punto di vista strutturale, benché lo strato corneo sia composto da cellule morte, la capacità degli acidi grassi di «sigillare» le cellule è indispensabile per evitare che la pelle perda acqua. Quando scarseggiano gli acidi grassi essenziali, l'acqua non è trattenuta e la pelle si secca e si sfalda. In realtà si è scoperto che solo i grassi omega-6 possono riattivare questa barriera strutturale. Ma gli omega-3 sono comunque importanti poiché favoriscono la produzione di più eicosanoidi buoni e meno cattivi, una importante condizione per stimolare la sintesi di nuove proteine strutturali.

Come ho già detto, la struttura della pelle è determinata dall'elastina e dal collagene presenti nel derma. Con l'età, la sintesi di queste proteine diminuisce, ma può essere stimolata dagli eicosanoidi buoni; lo stesso vale anche per un'altra proteina strutturale, la cheratina, la sostanza che forma i capelli e le unghie. È la stessa proteina che, nello strato corneo, serve a mantenere l'integrità della barriera contro le invasioni esterne. La dieta pro Zona influenza positivamente tutte e tre queste proteine. L'effetto è più rapidamente e facilmente visibile sulla cheratina, e per questa ragione lo stato di unghie e capelli è incluso nella pagella degli eicosanoidi. Se seguite la dieta pro Zona e notate che le vostre unghie sono diventate più dure e crescono più velocemente, potete dedurne che sicuramente anche le altre proteine strutturali della pelle (collagene ed elastina) vengono stimolate efficacemente.

È il meccanismo con il quale il farmaco Retin-A elimina le rughe, stimolando la sintesi di collagene che va a riempire le pieghe. Il Retin-A è uno stimolatore aspecifico di eicosanoidi: stimola quelli buoni che inducono la sintesi del collagene, ma sfortunatamente favorisce anche la formazione di quelli cattivi, che producono sostanze pro-infiammatorie, facendo arrossare violentemente la pelle. Il farmaco ideale per le rughe, che in farmacia non è ancora reperibile, dovrebbe stimolare gli eicosanoidi buoni e contemporaneamente inibire quelli cattivi. La dieta pro Zona lo fa.

La riduzione degli eicosanoidi cattivi ha inoltre effetti marcati sulle situazioni infiammatorie della pelle. Essi sono coinvolti nello sviluppo del cancro della pelle e anche altre affezioni, tra le quali la psoriasi e l'eczema, trovano la loro causa in una sovrapproduzione di eicosanoidi cattivi (in particolare leucotrieni). Insomma, che si voglia evitare le scottature solari o combattere la psoriasi o cercare di prevenire il cancro della pelle, la dieta pro Zona è una delle migliori armi disponibili.

Il vantaggio più importante per la pelle che si può ottenere per mezzo della dieta pro Zona è però l'aumento dell'irrorazione sanguigna. Gli eicosanoidi buoni sono potenti vasodilatatori che migliorano la circolazione del sangue. Uno scarso tono dell'epidermide è di solito indice di una circolazione insufficiente, non solo nella pelle, ma in tutto il sistema cardiovascolare. D'altra parte, la carnagione rosea e vitale che consideriamo un segnale di buona salute è semplicemente la conseguenza di un valido afflusso alla pelle di sangue e nutrimento, essenziali per la sintesi di nuove proteine strutturali, in particolare quelle dei capelli.

La migliore irrorazione sanguigna della pelle è il segreto del Rogaine, un medicinale che stimola la crescita dei capelli. Il Rogaine (come il Viagra) è un farmaco cardiovascolare che si dimostrò inefficace. Però si scoprì che tra i suoi effetti collaterali c'era la ricrescita dei capelli, grazie all'effetto di vasodilatazione. Lo stesso risultato lo può produrre la dieta pro Zona, in quanto gli eicosanoidi buoni sono eccellenti vasodilatatori e per di più stimolano la sintesi della cheratina, la proteina strutturale dei capelli sulla quale, invece, il Rogaine non può avere effetti.

Quello che si diceva una volta, che la bellezza è in superficie, è vero, perché dipende dalle condizioni della pelle. E queste si possono migliorare modificando l'assetto ormonale della pelle attraverso la dieta pro Zona. Ma una pelle invecchiata è anche un segnale che indica un generale invecchiamento del corpo intero. La pelle è dunque una vera finestra che si affaccia sul nostro mondo interno, consentendoci di renderci conto della velocità con cui stiamo invecchiando. E la dieta pro Zona è il farmaco giusto per rallentare il ritmo di invecchiamento della pelle.

28

Le emozioni: la connessione tra mente, corpo e dieta

Le emozioni sono potenti? Potete scommetterci! Gli ormoni sono potenti? Ora lo sapete. È possibile, allora, che le emozioni siano influenzate dagli ormoni? E se così fosse, sarebbe possibile impiegare la dieta pro Zona per controllarle?

Le emozioni nascono nel sistema limbico del cervello, dove ci sono anche l'ipotalamo e l'ippocampo: quest'ultimo registra i fatti così come sono, senza contorni emotivi, l'ipotalamo agisce da capo di stato maggiore delle armate ormonali. Nel sistema limbico, però, c'è anche l'amigdala, che elabora la maggior parte della cosiddetta memoria emotiva. Gli stimoli sono filtrati e integrati da ippocampo, amigdala e neoencefalo, per elaborare l'appropriata risposta ormonale da parte dell'ipotalamo. Perciò è proprio nel sistema limbico che prende forma il rapporto tra corpo e mente, e gli ormoni rilasciati dall'ipotalamo determinano la reazione fisica agli stimoli mentali. In parole povere, le emozioni sono davvero una faccenda molto complicata.

Un buon esempio di questa complessità è la beta-endorfina, l'ormone oppiaceo naturale che procura la sensazione di benessere. Il precursore della beta-endorfina è la beta-lipotropina, che l'ipofisi secerne in risposta allo stress (rilasciando contemporaneamente l'ACTH). Il fattore chiave che controlla la secrezione dell'ACTH (e quindi della beta-lipotropina) è il livello del cAMP (*Figura 28.1*). Una volta legata al suo recettore, la beta-endorfina *fa calare* i livelli del cAMP, in pratica «addormentando» temporaneamente la cellula. Gli ormoni che provocano la sensazione di benessere lavorano quindi riducendo il flusso delle informazioni, con lo stesso meccanismo della serotonina.

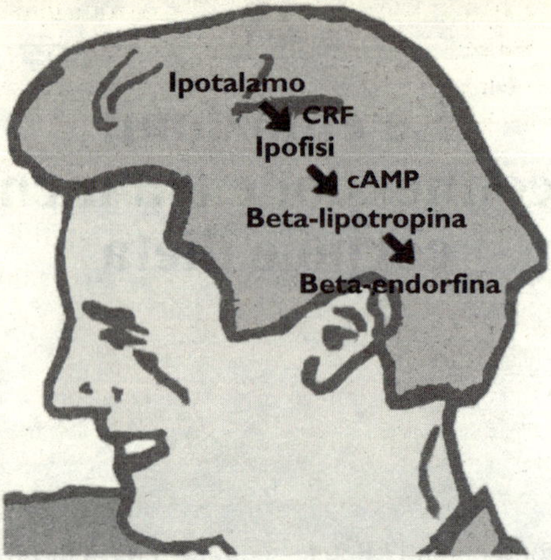

Figura 28.1 - La sintesi della beta-endorfina richiede AMP ciclico.

Credo che risposte ormonali di questo tipo siano alla base della connessione tra mente e corpo. Innanzi tutto, se definiamo le emozioni in termini di azioni ormonali, non c'è distinzione tra cervello e emozioni. Abbiamo testé visto come le beta-endorfine procurino piacere alterando il flusso delle informazioni, e già sappiamo che altri ormoni (l'eccesso di eicosanoidi cattivi) possono condurre alla depressione. Una volta definite le emozioni in termini di comunicazione ormonale, abbiamo in mano la chiave per sviluppare strategie volte a controllarle. La fedeltà di queste «informazioni» emotive dipenderà in gran parte dall'equilibrio degli eicosanoidi, e la connessione tra mente e corpo si trasformerà allora in un rapporto a tre vie, tra mente, corpo e dieta. Una dieta ormonalmente corretta è lo strumento principale per migliorare il controllo delle emozioni e, al contrario, una dieta ormonalmente errata è il miglior lasciapassare per il caos emotivo.

Una delle svolte della scienza del secolo XX fu la comprensione della dualità della materia, che, a seconda dei casi, si comporta come materia o come energia, che a tutti gli effetti sono intercambiabili. È possibile applicare la medesima concezione alle emozioni e agli ormoni. Le emozioni non possono essere isolate, gli ormoni sì. Le prime sono il regno dello spirito, i secondi l'avanguardia della ricerca medica. Siccome entrambi trasmettono informazioni complesse, li possiamo considerare forme differenti di informazioni che si convertono continuamente tra di loro. Come l'energia che non si può mai distruggere (benché possa trasformarsi), anche le informazioni sono immortali e trascendono le dimensioni dello spazio e del tempo.

Oggi sappiamo controllare l'energia come mai in passato. Un reattore nucleare è in pratica un'esplosione atomica tenuta sotto controllo, cioè rallentata. E che cosa la rallenta? Barre di grafite, dette appunto «barre di controllo». Se vengono estratte, il reattore esplode. Le barre di controllo dell'informazione biologica sono di natura alquanto differente, dal momento che consistono di sistemi e cicli ormonali complessi, che si controllano l'un l'altro, comunicando tra loro mediante gli appropriati assi ormonali. Nessun ormone agisce mai isolatamente e la maggior parte di essi ha una miriade di interazioni che stiamo solo iniziando a capire. L'elemento comune di tutto questo libro è il cAMP, il secondo messaggero che funge da amplificatore dei segnali ormonali, garantendone una trasmissione il più possibile fedele. Ogni volta abbiamo constatato che il cAMP è prodotto dagli eicosanoidi buoni, indispensabili per un sistema ormonale ad alta fedeltà. In sostanza, gli eicosanoidi sono le barre di controllo del flusso delle informazioni biologiche e la loro modulazione ha un impatto estremamente significativo sulle emozioni.

Questo ragionamento apre una prospettiva seducente: la dieta pro Zona, che controlla gli eicosanoidi, dovrebbe consentire anche di influenzare le emozioni. Sappiamo bene che spesso è vero il contrario, vale a dire che le emozioni condizionano l'alimentazione: quando si è depressi, spesso si cerca conforto in cibi ricchi di carboidrati. Benché ciò induca un temporaneo innalzamento del glucosio nel cervello, il prezzo che si paga per questo temporaneo sollievo non è trascurabile: aumenta infatti la secrezione di insulina, che deprime la normale azione ormonale del glucagone. Ciò spinge l'organismo a intensificare la produzione del cortisolo (che significa maggiore stress) per mantenere adeguati i livelli del glucosio. L'eccesso di insulina fa aumentare infine la produzione degli eicosanoidi cattivi, che a loro volta peggiorano la depressione. Così, credendo di risolvere il problema emotivo, si è in realtà scatenata una cascata di eventi ormonali, che hanno sconvolto meccanismi dalla regolazione delicata. Risultato finale: aggravamento dei problemi emotivi e accelerazione dell'invecchiamento. Al contrario, migliorando il controllo dell'insulina si ottimizza l'equilibrio degli eicosanoidi, ristabilendo anche quello dei sentimenti.

Lo si vede bene nei bambini, il cui controllo emotivo non è sofisticato quanto quello degli adulti. Quando consumano un pasto ricco di carboidrati, all'inizio la reazione è positiva, ma dopo un'ora o due diventano irritabili e scontrosi; se invece li si nutre con un equilibrato pasto pro Zona, per le successive 4-6 ore stare con loro sarà un vero piacere. La scelta alimentare è nelle vostre mani, così come i suoi effetti emotivi: con il cibo giusto godrete di una buona vita emotiva; nutritevi con quello sbagliato ed essa potrebbe diventare davvero sgradevole.

Non intendo dire che la piramide dello stile di vita anti-invecchiamento pro Zona in generale, e la dieta pro Zona in particolare, possano garantire un totale controllo delle emozioni, ma che sono in grado almeno di influenzarle in modo significativo. Le emozioni sono mediate dall'ipotalamo, che è responsabile anche dell'integrazione degli stimoli biologici e delle appropriate risposte ormonali.

Un esempio della relazione esistente tra ormoni e comportamento è il rapporto tra gli ormoni, lo stress e la depressione. Già sappiamo che lo stress persistente si traduce in un aumento del cortisolo, che accelera il processo di invecchiamento inibendo la sintesi degli eicosanoidi buoni, con un drammatico impatto anche sul sistema immunitario. Non dovrebbe sorprendere perciò che in situazioni di stress (la scomparsa di una persona cara, o la preoccupazione per un parente che soffra di una grave malattia cronica come l'Alzheimer) l'efficienza del sistema immunitario tenda a deprimersi (calano cioè i livelli delle cellule NK, *natural killer*, la produzione dei linfociti e la formazione degli anticorpi). L'aumento del cortisolo attenua inoltre l'efficienza del timo e riduce la massa della milza e dei linfonodi periferici, dando un ulteriore colpo al sistema immunitario.

All'opposto, il buon umore fa calare il cortisolo, fa crescere il numero delle cellule NK e attiva le cellule T. Per questo Norman Cousins scrisse un libro per sostenere che ridere è la migliore cura per il cancro. Dal punto di vista ormonale è un'affermazione perfettamente sensata, specie se combinata con la piramide dello stile di vita anti-invecchiamento pro Zona.

La depressione è un'altra malattia con un profondo effetto sul sistema immunitario. Già il medico romano Galeno osservò che le donne depresse erano più soggette al cancro al seno di quelle emotivamente più stabili. Non sorprende, dato che nei pazienti depressi si riscontrano livelli molto più alti di eicosanoidi cattivi, che deprimono il sistema immunitario. Essi soffrono anche di un calo dei livelli delle cellule natural killer, dei linfociti e delle cellule T-helper, proprio come nei pazienti sotto stress cronico si innalzano i livelli del cortisolo.

Il cervello e il sistema immunitario sono collegati attraverso il delicato equilibrio dei sistemi endocrino, nervoso e immunitario (*Figura 28.2*). Ciò spiega la presenza di recettori per neuropeptidi nei posti più inaspettati al di fuori del cervello, come per esempio nei linfociti, nei macrofagi e nei granulociti. Queste cellule sono la chiave del sistema immunitario, che è controllato dagli eicosanoidi. Se nel linguaggio delle emozioni gli ormoni, i neuropeptidi e le citochine sono le parole, allora gli eicosanoidi ne potrebbero rappresentare la grammatica.

Che senso avrebbe sconfiggere l'invecchiamento senza migliorare la salute emotiva? Guardate dentro di voi e modificate il vostro stile di vita. La piramide dello stile di vita anti-invecchiamento pro Zona è lo strumento ideale per avviare quel cambiamento. Gli altri, i medici, le istituzioni, possono aiutarvi solo fino a un certo punto. Da lì in poi dovete avere la forza di prendere il testimone della staffetta e terminare la corsa da soli. Se volete cambiare, non avete alternativa.

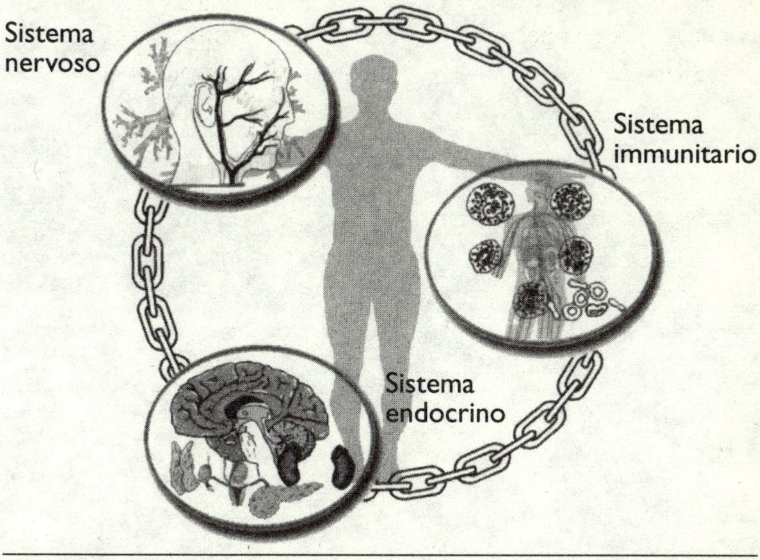

Figura 28.2 - I sistemi nervoso, immunitario ed endocrino sono collegati tra loro.

29

Il futuro della medicina

L'ALBA del terzo millennio ci sorprende sulla soglia di un mondo nuovo, meraviglioso e promettente, quello della modulazione ormonale. Poco più di un secolo fa Charles Edouard Brown-Séquard annunciò di avere sconfitto la vecchiaia con iniezioni di estratto di testicoli di animali. Oggi le nostre conoscenze in campo endocrinologico stanno crescendo in modo esponenziale. Gli ormoni sono al lavoro da milioni di anni, ma solo ora iniziamo a comprenderli e, ciò che è più importante, a controllarli. Credo che la modulazione e la comunicazione ormonale saranno la nuova frontiera della salute e la chiave per sconfiggere l'invecchiamento, il vero obiettivo vagheggiato da tutta l'umanità.

Per smettere di invecchiare, non è necessario attendere l'ultima meraviglia sfornata dall'industria farmaceutica. Si può iniziare subito: la piramide anti-invecchiamento è disponibile oggi. Il suo fulcro è la dieta pro Zona, l'unico «farmaco» che ha dimostrato la capacità di invertire il corso dell'invecchiamento, perché consente di adottare la restrizione calorica senza dover patire la fame o essere costretti a rinunce dolorose.

Nei miei libri precedenti avevo cercato di indicare come sia possibile trasformare il cibo in un medicinale e gli scaffali del supermercato in una farmacia. In questo libro ho provato invece a spiegare alcune delle interazioni fondamentali degli ormoni che possono essere controllate da quella farmacia alimentare. Saranno le vostre scelte in quella farmacia, la vostra dieta insomma, a generare le risposte ormonali che possono farvi invecchiare o ringiovanire.

La gestione manageriale del sistema sanitario pubblico (un eufemismo per «taglio dei costi») non è la causa principale della rapida trasformazione della medicina. Il cambiamento è guidato dall'utente, che recita i nuovi mantra: «Autodiagnosi», «Autoprescrizione» e «Autoterapia». Per la prima volta nella storia, negli Stati Uniti le vendite di integratori vitaminici, minerali e dietetici hanno superato quelle di tutti i farmaci cardiovascolari messi assieme. In parole povere, i pazienti stanno cercando la salute nell'erboristeria sotto casa. Le ragioni del nuovo atteggiamento dei consumatori sono tre.

Innanzi tutto, l'accesso alle informazioni è diventato più facile. Internet permette a chiunque di trasformarsi in un medico o almeno di credere di poterlo fare. Malauguratamente su Internet parte delle informazioni sono false o fuorvianti. In secondo luogo, i consumatori sono stufi di essere trattati come cittadini di serie B, vittime della nuova logica di gestione del sistema sanitario. E così si convincono che sia più efficace recarsi direttamente all'erboristeria più vicina. La terza (e più importante) ragione è che i consumatori sono spaventati: non temono le malattie, ciò che li terrorizza è invecchiare. E così si buttano su tutte le pillole magiche che promettono l'eterna giovinezza. In famiglia leggono sul volto dei loro genitori la triste realtà della vecchiaia, oppure con angoscia vanno a visitarli nelle case di cura dove vegetano, sempre più vecchi, ma sempre meno autosufficienti. Temono un futuro non troppo lontano, quando potrebbero diventare come loro. Spinti da queste paure, si affidano, per non invecchiare, al parere interessato di un qualunque commesso di negozio. Un cieco che guida un altro cieco.

Ma proprio questa paura ha in sé la potenzialità di far sorgere l'alba della medicina del secolo XXI. Perché? Una ragione del mio ottimismo è che i consumatori si stanno attivando e mobilitando, e qualsiasi strategia anti-età richiede impegno continuo, per tutta la vita. Non c'è via di mezzo, l'anti-invecchiamento è come la gravidanza: non si può essere incinte a metà, o lo si è o non lo si è. In altre parole, se l'invecchiamento non sta rallentando, vuol dire che sta accelerando. E chi desidera impegnarsi per rallentarlo, deve adottare la dieta pro Zona.

Essa affonda le sue radici nelle origini stesse della medicina. Ippocrate disse 2500 anni fa: «Il cibo sia la tua medicina e la medicina sia il tuo cibo». Parlava già degli effetti ormonali del cibo sull'organismo. Ci sono voluti 25 secoli per capirlo. Herbert Benson, cardiologo alla Harvard University, un grande promotore della lotta allo stress, ha affermato che, in fondo, tutta la medicina può essere paragonata a uno sgabello a tre gambe (*Figura 29.1*).

Per garantirne la stabilità servono tutte e tre. La prima gamba sono i medicinali, sia i farmaci veri e propri, sia le vitamine, i minerali, o le erbe. Per intenderci, qualunque cosa sotto forma di compressa, capsula, flaconcino o siringa. Ne avremo sempre bisogno. La seconda gamba dello sgabello sono gli interventi: quelli chirurgici, naturalmente, ma anche quelli chiropratici, o l'agopuntura. Anche questi saranno sempre necessari. Infine c'è la terza gamba: «La cura di se stessi». Questa non è altro che la piramide dello stile di vita anti-invecchiamento pro Zona. Nel nuovo secolo, delle tre, la cura di se stessi sarà la più importante, perché è quella più efficace per controllare gli ormoni e di conseguenza il ritmo dell'invecchiamento.

D'altra parte, se rinunciassimo ad avere cura del nostro organismo, contribuiremmo a spingere il sistema sanitario verso il disastro. Negli Stati Uniti, il sistema sanitario nazionale è ormai una specie di Tita-

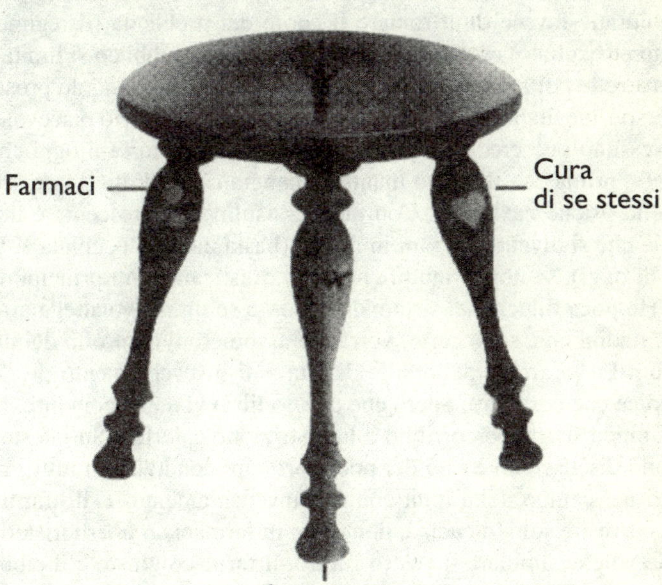

Figura 29.1 - Lo sgabello a tre gambe della medicina.

nic, che punta inesorabilmente contro l'iceberg dell'epidemia ormai dilagante: l'iperinsulinemia (il primo pilastro dell'invecchiamento). Questo flagello è stato scatenato 15 anni fa dal governo americano, che dichiarò guerra all'obesità promuovendo l'adozione generalizzata di una dieta povera di grassi e ricca di carboidrati. Come tutti possono constatare, è stata una vera disfatta, soprattutto perché nessuno aveva valutato seriamente le conseguenze ormonali di queste raccomandazioni dietetiche.

Oggi che i figli del boom delle nascite hanno ormai valicato la cinquantina, il rischio di patologie croniche associate all'età (cardiopatie, cancro, diabete e malattie autoimmuni) prenderà a crescere in modo esponenziale. Per contrastare questa tendenza, dobbiamo aumentare il tempo di raddoppio della mortalità, e l'unico modo per farlo è agire sui meccanismi fondamentali dell'invecchiamento. Come? Con la restrizione calorica e, soprattutto, riducendo i quantitativi di carboidrati oggi presenti nelle diete della maggioranza degli americani. C'è un ostacolo: chi, nell'establishment medico, avrà il coraggio di farsi avanti e ammettere di avere sbagliato, suggerendo agli americani di mangiare più carboidrati? Invece di affrontare il cuore del problema (il regime alimentare sbagliato) chi dirige il sistema sanitario pubblico si limita a risistemare le poltrone sul ponte di questo Titanic, lasciandolo proseguire verso l'inevitabile collisione. Il risultato non sarà certo piacevole.

Nessuno può credere che gli americani siano più sani oggi che 15 anni fa, prima che il nuovo mantra «mangia carboidrati» fosse scolpito nella psiche nazionale. Con un'iperinsulinemia crescente è improbabile che si diventi più sani in futuro (basta dare un'occhiata ai bambini di oggi), se non si modificheranno drasticamente i principi dietetici. Ho poca fiducia nel sistema, ma conto su un nuovo atteggiamento dei cittadini che, sono certo, vorranno assumere il controllo dei propri destini. La piramide dello stile di vita anti-invecchiamento pro Zona ci indica che cosa fare. Spero che questo libro vi abbia convinti.

L'unica strada percorribile è la restrizione calorica. Su questo non ci sono discussioni, è uno dei pochi principi condivisi da tutti i ricercatori nel campo della lotta contro l'invecchiamento. E il «farmaco» si può trovare solo in cucina, non certo in farmacia o in erboristeria.

Se volete cambiare il vostro futuro, il farmaco giusto è il cibo. Ho cercato di dimostrarvi che la dieta pro Zona consente di diminuire le calorie senza dover patire fame o privazioni, che funziona e che il vostro intero panorama ormonale ne sarà positivamente modificato.

Oggi, entrando nel terzo millennio, si sente nell'aria un rinnovato bisogno di spiritualità. La New Age cerca di capire il ruolo dell'uomo e il suo rapporto con il mondo, e ha fatto molto per accrescere la nostra comprensione della connessione che esiste tra mente e corpo. Ora dobbiamo andare avanti e sfruttare le nuove conoscenze sugli ormoni per approfondirla. Ma dovremmo piuttosto parlare di connessione «mente-corpo-dieta», perché tutti e tre questi elementi sono intimamente interconnessi attraverso il linguaggio degli ormoni.

In virtù del suo effetto sulle emozioni, il cibo è qualcosa di più di un farmaco anti-invecchiamento. È il lasciapassare che apre le porte di una vita più lunga, di una salute fisica migliore, di una mente più serena e della coscienza di essere tutt'uno con il mondo esterno. Come usarlo? Per modulare gli eicosanoidi, che controllano la connessione «mente-corpo-dieta», il portale per una migliore qualità di vita. La dieta pro Zona è la chiave di volta della strategia per contrastare l'avanzata degli anni, ma per coniugare una vita più lunga con una più piena, autosufficiente e felice, la soluzione finale è abbracciare per intero la piramide dello stile di vita anti-invecchiamento pro Zona.

Siamo così tornati al punto di partenza. Il nostro obiettivo non è quello di vivere più a lungo, ma di vivere meglio: apprezzare la vita e cercare l'equilibrio e l'armonia; vivere in una Zona in cui la comunicazione degli ormoni venga perfettamente trasmessa all'interno dell'organismo. Dentro la Zona, è piacevole vivere; fuori della Zona tutto si fa difficile. Ma ora conoscete il «farmaco» che apre l'accesso alla Zona e potete decidere se usarlo.

A voi la scelta.

Appendici

Appendice A
Glossario

AA *Vedi* Acido arachidonico.

Acidi grassi essenziali Grassi che l'organismo non è capace di sintetizzare e che perciò devono far parte della dieta. Sono la materia prima per la produzione degli eicosanoidi. Si suddividono in due gruppi, gli omega-3 e gli omega-6, che danno origine a eicosanoidi diversi.

Acidi grassi omega-3 Acidi grassi essenziali polinsaturi presenti principalmente nei pesci di acqua fredda e negli oli di pesce raffinati e rettificati. Sono grassi particolarmente salutari per il sistema vascolare in quanto stimolano la sintesi degli eicosanoidi «buoni».

Acidi grassi omega-6 Acidi grassi essenziali polinsaturi presenti nei cibi proteici e in molti oli di semi. Questo tipo di grasso può generare eicosanoidi sia «buoni» sia «cattivi».

Acido arachidonico (AA) Acido grasso essenziale immediato precursore degli eicosanoidi «cattivi». Si trova nel grasso della carne rossa, nel tuorlo d'uovo e nelle frattaglie.

Acido diomo-gamma-linolenico (DGLA) Precursore di tutti gli eicosanoidi buoni.

Acido docosaesaenoico (DHA) Acido grasso essenziale omega-3 contenuto nell'olio di pesce.

Acido eicosapentaenoico (EPA) Acido grasso essenziale omega-3 che favorisce la formazione di eicosanoidi «buoni». È contenuto soprattutto nell'olio di pesce.

Acido gamma-linolenico (GLA) Acido grasso essenziale attivato.

Acido linoleico Acido grasso essenziale omega-6.

ACTH *Vedi* Ormone adrenocorticotropo.

Adenilato ciclasi Enzima coinvolto nella sintesi del secondo messaggero cAMP.

Adenosina trifosfato (ATP) Carburante principale utilizzato dalle cellule per innescare le reazioni biochimiche indispensabili alla vita.

Adrenalina Ormone rilasciato dalla sostanza midollare delle ghiandole surrenali in risposta allo stress (viene detta anche *epinefrina*).

Aerobica (resistenza) Capacità dell'organismo di utilizzare l'ossigeno. È l'insieme della capacità polmonare, delle dimensioni dei capillari, dell'efficienza del cuore nel pompare sangue e del trasferimento di ossigeno dai globuli rossi ai tessuti.

Aerobico (esercizio) Attività fisica di intensità sufficientemente bassa da poter essere alimentata dall'ossigeno trasportato ai muscoli, senza accumulo di acido lattico. È utile per ridurre i livelli dell'insulina e del glucosio nel sangue.

AGE *Vedi* Proteine glicosilate.

Amigdala Parte del sistema limbico che nel cervello elabora le emozioni.

Amminoacidi Mattoncini di cui sono costituite le proteine. Otto di essi, detti essenziali, non possono essere sintetizzati dall'organismo umano e quindi devono essere inclusi nella dieta.

AMP ciclico (cAMP) Secondo messaggero che innesca la risposta biologica richiesta da un ormone. L'AMP ciclico deriva dall'ATP.

Anaerobico (esercizio) Attività fisica caratterizzata da un'intensità che supera la capacità di rifornimento costante di ossigeno ai muscoli e che produce perciò un accumulo di acido lattico. L'esercizio anaerobico stimola la sintesi dell'ormone dell'accrescimento (GH) e del testosterone.

Aspettativa di vita Età media alla quale il 50% dei nuovi nati sopravvive.

ATP *Vedi* Adenosina trifosfato.

Beta-endorfina Ormone prodotto dall'ipofisi, con effetti simili agli oppiacei nel calmare il dolore. Il rilascio del suo precursore (la beta-lipotropina) richiede la presenza di AMP ciclico.

cAMP *Vedi* AMP ciclico.

Cellule endoteliali Cellule che rivestono il sistema vascolare. Fungono da barriera tra il sangue e le cellule-bersaglio. Gli ormoni devono transitare attraverso questa barriera per raggiungere i recettori ed esplicare la loro azione biologica.

cGMP *Vedi* GMP ciclico.

Citoplasma Parte principale della cellula, esclusa la membrana e il nucleo.

Colesterolo HDL Il cosiddetto «colesterolo buono» (*vedi* Lipoproteine).

Colesterolo LDL Il cosiddetto «colesterolo cattivo» (*vedi* Lipoproteine).

Cortisolo Ormone rilasciato dalle surrenali in risposta allo stress o a una insufficiente presenza di glucosio nel sangue. Agisce inibendo la sintesi degli eicosanoidi. La sua produzione richiede la presenza dell'AMP ciclico nelle surrenali. Il suo analogo sintetico viene comunemente chiamato *cortisone*.

CRF Fattore di rilascio della corticotropina; è il neurormone rilasciato dall'ipotalamo che stimola l'ipofisi a secernere ACTH (ormone adrenocorticotropo o corticotropina). Utilizza l'AMP ciclico come secondo messaggero.

DAG Secondo messaggero utilizzato dall'insulina unitamente all'IP_3.

Deidroepiandrosterone (DHEA) Ormone steroideo prodotto dalle ghiandole surrenali. La sua funzione consiste principalmente nell'inibire l'ancoraggio del cortisolo alla sua proteina di trasporto.

Delta-5-desaturasi Enzima che favorisce la formazione di eicosanoidi «cattivi» stimolando la trasformazione dell'acido diomo-gamma-linolenico in acido arachidonico.

Delta-6-desaturasi Enzima che favorisce la formazione di eicosanoidi, attivando gli acidi grassi essenziali.

DGLA *Vedi* Acido diomo-gamma-linolenico.

DHA *Vedi* Acido docosaesaenoico.

DHEA *Vedi* Deidroepiandrosterone.

Diabete Malattia nella quale i livelli di glucosio nel sangue non vengono ben controllati. I diabetici di tipo 1 non producono insulina, mentre quelli di tipo 2 ne producono troppa (iperinsulinemia), ma le loro cellule-bersaglio non reagiscono alla presenza dell'ormone.

Dieta pro Zona Dieta a restrizione calorica che apporta la corretta quantità di proteine, moderate quantità di carboidrati, grassi essenziali e micronutrienti, distribuiti lungo l'arco della giornata in tre pasti e due spuntini, tutti caratterizzati da un corretto rapporto proteine/carboidrati (la dieta pro Zona può anche essere costruita con dei «blocchi», ciascuno costituito da tre blocchetti o mini-blocchi, uno di proteine, uno di carboidrati e il terzo di grassi nelle giuste proporzioni).

Dopamina Neurotrasmettitore che lavora in «asse» con la serotonina.

Eicosanoidi Ormoni derivati da acidi grassi polinsaturi, la cui molecola contiene 20 atomi di carbonio. Sono prodotti in tutte le cellule dell'organismo. Essendo ormoni autocrini, gli eicosanoidi agiscono nell'ambiente circostante la cellula. Gli eicosanoidi «buoni» producono AMP ciclico.

Emoglobina glicosilata Emoglobina coniugata con glucosio. La sua presenza costituisce un indicatore importante, perché più è elevata, peggiore è la capacità dell'organismo di controllare i livelli ematici del glucosio.

Endocitosi Processo mediante il quale molecole esterne alla cellula (compresi gli ormoni), penetrano al suo interno.

Endocrinologia Scienza che studia gli ormoni o, più precisamente, le comunicazioni tra i sistemi biologici.

EPA *Vedi* Acido eicosapentaenoico.

Epifisi Ghiandola del cervello che sintetizza la melatonina. Detta anche *ghiandola pineale*.

Esocitosi Processo mediante il quale le sostanze (compresi gli ormoni) vengono rilasciate all'esterno dalle cellule.

Estrogeni Gruppo di tre ormoni steroidei (estrone, estriolo ed estradiolo) che determinano le caratteristiche femminili e controllano il ciclo della fertilità. La loro produzione è governata dall'ormone follicolo-stimolante (FSH), che si serve dell'AMP ciclico come secondo messaggero.

Fattore di crescita insulino-simile (IGF) Ormone rilasciato dal fegato in risposta all'azione dell'ormone dell'accrescimento (GH). L'IGF-1 è l'ormone responsabile della costruzione della massa muscolare.

Fattore di rilascio della tiroide (TRF) Ormone rilasciato dall'ipotalamo che segnala all'ipofisi di secernere TSH.

Fattore di rilascio dell'ormone dell'accrescimento (GHRF) Neurormone rilasciato dall'ipotalamo che stimola il rilascio dell'ormone dell'accrescimento da parte dell'ipofisi. Utilizza l'AMP ciclico come secondo messaggero.

Fattori di rilascio ormonali Neurormoni rilasciati dall'ipotalamo che agiscono direttamente sull'ipofisi, facendole secernere altri ormoni nel circolo sanguigno. Molti fattori di rilascio si servono dell'AMP ciclico (cAMP) come secondo messaggero.

Fen/fen Pillole assunte a scopo dimagrante, così chiamate perché a base di fenfluramina e fentermina. Sono state ritirate dal commercio perché pericolose.

FSH *Vedi* Ormone follicolo-stimolante.

Funzionalità Capacità di vivere in modo autosufficiente.

GH *Vedi* Ormone dell'accrescimento.

Ghiandola Organo o struttura che secerne ormoni. Nel corpo umano ci sono nove ghiandole diverse a secrezione interna (cioè nel sangue): tre nel cervello (ipotalamo, epifisi o ghiandola pineale, ipofisi o pituitaria), tre nel collo (tiroide, timo e paratiroide – in realtà in numero di 4), due nell'area addominale (pancreas e surrenali – in numero di 2) e una nella zona genitale (i due testicoli negli uomini e le due ovaie nelle donne).

Ghiandola pineale *Vedi* Epifisi.

Ghiandola pituitaria *Vedi* Ipofisi.

Ghiandole surrenali *Vedi* Surrenali (ghiandole).

GHRF *Vedi* Fattore di rilascio dell'ormone dell'accrescimento.

GLA *Vedi* Acido gamma-linolenico.

Glicemia Livello del glucosio nel sangue.

Glicogeno È la forma in cui viene immagazzinato il glucosio nell'organismo. Solo il glicogeno epatico può essere utilizzato per ristabilire i livelli di glucosio nel sangue.

Glucagone Ormone secreto dal pancreas. Determina il rilascio dei carboidrati immagazzinati nel fegato per immetterli in circolo. Il glucagone si serve dell'AMP ciclico (cAMP) come secondo messaggero.

Glucosio Unico carboidrato semplice in grado di circolare nel flusso sanguigno. È il carburante del cervello. Può essere immagazzinato nel fegato e nei muscoli in una forma polimerizzata detta glicogeno. Un eccesso di glucosio nel sangue caratterizza il diabete e accelera l'invecchiamento.

Glutatione perossidasi Enzima antiossidante che riduce il radicale libero perossido d'idrogeno (l'acqua ossigenata) in acqua.

GMP ciclico (cGMP) Secondo messaggero sintetizzato su stimolo dell'ossido nitrico con l'enzima guanidilato ciclasi.

Granulocita Globulo bianco (leucocita) che contiene molti granuli nel suo citoplasma.

HDL Il cosiddetto «colesterolo buono» (*vedi* Lipoproteine).

IGF *Vedi* Fattore di crescita insulino-simile.

Indicatore biologico dell'invecchiamento Qualsiasi indice fisiologico che possa essere considerato affidabile per valutare l'invecchiamento di una popolazione di soggetti.

Indice glicemico Misura della velocità con la quale un carboidrato è assorbito nel circolo sanguigno sotto forma di glucosio. Alcuni zuccheri semplici, come lo zucchero bianco, entrano in circolo più lentamente di molti carboidrati complessi, come il riso, il pane e le patate. Quanto più rapidamente un carboidrato entra in circolo, maggiori sono il suo indice glicemico e la quantità di insulina che viene prodotta. Frutta e verdura sono caratterizzate di solito da un basso indice glicemico, mentre pane, pasta, cereali in genere e amidi presentano un indice elevato.

Insulina Ormone che induce la penetrazione delle sostanze nutrienti nelle cellule per poterle immagazzinare. L'eccesso di insulina è il principale pilastro dell'invecchiamento.

Insulino-resistenza Condizione in cui le cellule non rispondono bene allo stimolo dell'insulina. Di conseguenza l'organismo secerne sempre più insulina, per cercare di ridurre i livelli di glucosio nel sangue.

Invecchiamento Deterioramento dell'organismo con l'età.

Iperinsulinemia Eccesso di produzione di insulina. È di solito la conseguenza della resistenza all'insulina (insulino-resistenza), condizione in cui le cellule non rispondono allo stimolo dell'insulina teso a far scendere il livello del glucosio nel sangue.

Ipofisi Ghiandola che rilascia in circolo molteplici ormoni. Tra questi il GH, l'ACTH, l'FSH, l'LH e il TSH. Detta anche ghiandola pituitaria.

Ipotalamo Struttura del cervello che elabora le informazioni ricevute dall'organismo, aumentando o diminuendo di conseguenza il rilascio dei fattori che stimolano l'ipofisi a rilasciare a sua volta gli ormoni.

Ippocampo Componente del cervello che integra i segnali nervosi diretti all'ipotalamo. È anche il centro della memoria.

LDL Il cosiddetto «colesterolo cattivo» (*vedi* Lipoproteine).

Leucotrieni Gruppo di eicosanoidi «cattivi».

LH *Vedi* Ormone luteinizzante.

Lipoproteine Quelle HDL (ad alta densità) costituiscono il cosiddetto «colesterolo buono» e aiutano a rimuovere il colesterolo dai tessuti periferici. L'eccesso di insulina fa calare il livello di lipoproteine HDL, accrescendo il rischio di complicazioni cardiovascolari. Quelle LDL (a bassa densità) costituiscono il «colesterolo cattivo» e tendono a incrostare le pareti dei vasi sanguigni, riducendone il diametro fino a occluderli.

Longevità La percentuale della lunghezza massima della vita che un dato organismo raggiunge prima di morire.

Macronutrienti Tutti i cibi che contengono calorie e che possono quindi generare risposte ormonali. Le proteine, i carboidrati e i grassi sono tre tipi di macronutrienti.

Marker biologico dell'invecchiamento *Vedi* Indicatore biologico dell'invecchiamento.

Massa magra Peso del corpo privo di tessuto adiposo. Comprende acqua, ossa, collagene e muscoli.

Melatonina Ormone prodotto dall'epifisi. È il grande regista del nostro orologio biologico e anche un potente antiossidante contro i radicali liberi idrossilici.

Micronutrienti Vitamine e minerali: non hanno valore calorico e comportano minimo impatto diretto sulle risposte ormonali.

Modificatore di risposta biologica Qualunque molecola in grado di modificare la risposta biologica delle cellule ai cambiamenti dell'ambiente circostante.

Nucleo ventromediale (VMN) La parte dell'ipotalamo sensibile all'eccesso di glucosio.

Omega-3 *Vedi* Acidi grassi omega-3.

Omega-6 *Vedi* Acidi grassi omega-6.

Ormone adrenocorticotropo (ACTH) Ormone rilasciato dall'ipofisi che interagisce con i recettori delle ghiandole surrenali per attivare la produzione di cortisolo e di DHEA. L'ACTH utilizza come secondo messaggero l'AMP ciclico (cAMP) per interagire con le sue cellule-bersaglio nei surreni.

Ormone dell'accrescimento (GH) Ormone rilasciato dall'ipofisi che stimola il fegato a produrre fattori di crescita insulino-simili (IGF) e le cellule adipose a rilasciare gli acidi grassi.

Ormone follicolo-stimolante (FSH) Ormone rilasciato dall'ipofisi che stimola la produzione di estrogeni e la maturazione dei follicoli ovarici nelle femmine e la spermatogenesi nei maschi. Utilizza l'AMP ciclico come secondo messaggero.

Ormone luteinizzante (LH) Ormone rilasciato dall'ipofisi che stimola la produzione di testosterone nei maschi e di progesterone nelle femmine. Utilizza l'AMP ciclico come secondo messaggero.

Ormone stimolante la tiroide (TSH) o Tirotropina Ormone rilasciato dall'ipofisi che stimola lo sviluppo della tiroide e la produzione degli ormoni tiroidei. Utilizza l'AMP ciclico come secondo messaggero.

Ormoni Sostanze biologiche che nell'organismo comunicano informazioni a distanza. Gli ormoni richiedono recettori specifici per innescare la loro azione biologica e utilizzano secondi messaggeri per dare avvio al processo cellulare che utilizza l'informazione.

Ormoni autocrini Ormoni che agiscono direttamente sulla cellula che li ha prodotti o su quelle immediatamente adiacenti. L'esempio più noto di ormoni autocrini sono gli eicosanoidi.

Ormoni endocrini Ormoni che vengono immessi nel circolo sanguigno per raggiungere le loro cellule-bersaglio.

Ossido nitrico Proto-ormone che produce GMP ciclico (cGMP). È un radicale libero.

Percentuale di massa grassa Percentuale del peso corporeo composta di grassi. Più è alta, maggiore è il rischio di malattie croniche, come quelle cardiovascolari o il diabete.

PGE_1 Prostaglandina E_1, un eicosanoide «buono» antinfiammatorio.

PGE_2 Prostaglandina E_2, un eicosanoide «cattivo» pro-infiammatorio.

Piramide dello stile di vita anti-invecchiamento pro Zona Combinazione di dieta pro Zona, attività fisica moderata e meditazione, per ridimensionare i quattro pilastri dell'invecchiamento (eccesso di insulina, di glucosio nel sangue, di radicali liberi e di cortisolo). Dei tre componenti della piramide, la dieta pro Zona è di gran lunga il più importante.

Precursore Sostanza che si trova in una fase precoce di un processo metabolico, da cui deriva successivamente un'altra sostanza. Per esempio, il beta-carotene è il precursore della vitamina A, il DHEA è il precursore degli ormoni sessuali eccetera.

Progesterone Ormone prodotto su stimolazione dell'ormone luteinizzante (LH) rilasciato dall'ipofisi. Agisce essenzialmente a livello dell'utero per prepararvi l'impianto dell'uovo e la gestazione. Stimola inoltre la sintesi di tessuto osseo.

Progestinici Analoghi sintetici del progesterone, che possiedono alcune delle proprietà del progesterone naturale.

Prostaglandine Gruppo di eicosanoidi. *Vedi* PGE_1 e PGE_2.

Proteine di trasporto Proteine che si legano agli ormoni insolubili in acqua, come per esempio il testosterone, gli estrogeni, il colesterolo e gli ormoni tiroidei, oppure ad alcune proteine idrosolubili, come il fattore di crescita insulino-simile (IGF), e li trasportano in circolo nell'organismo, mantenendone stabili i livelli nel sangue.

Proteine glicosilate (AGE) Polimeri costituiti da proteine legate al glucosio. Gli AGE tendono ad aderire alle pareti dei vasi sanguigni, aggravando il rischio di disturbi cardiovascolari.

Radicale libero Qualunque molecola contenente un elettrone «spaiato». I radicali liberi sono instabili e attaccano altre strutture biologiche per catturare un loro elettrone, trasformandole a loro volta in radicali liberi.

Recettore Molecola che «riconosce» e aggancia esclusivamente un determinato ormone. Quando quest'ultimo si è legato al recettore, l'informazione che reca può esercitare la sua azione biologica.

REM (fase) Fase del ciclo del sonno caratterizzata da rapidi movimenti degli occhi. È la fase in cui si sogna.

Restrizione calorica Riduzione dell'apporto di calorie nella dieta fino al punto in cui è ancora garantito un corretto apporto di proteine e di grassi essenziali, nonché di micronutrienti (vitamine e minerali).

RNA messaggero Acido ribonucleico. Trasmette le informazioni del DNA per iniziare la sintesi delle proteine.

Secondo messaggero Molecola sintetizzata da una cellula come risposta all'interazione di un ormone con il suo recettore. Il secondo messaggero innesca la vera e propria azione biologica richiesta dall'ormone.

Serotonina Neurotrasmettitore importante per filtrare le informazioni. Se i suoi livelli sono bassi, può generare violenza e depressione.

Sistema limbico Parte del cervello che mantiene l'omeostasi biologica (cioè l'equilibrio interno). È la sede degli istinti più primitivi.

Spazio interstiziale Spazio compreso tra le cellule endoteliali e le cellule-bersaglio, come il fegato o le fibrocellule muscolari nella parete dei vasi sanguigni.

Steroidi anabolizzanti Analoghi sintetici del testosterone, che ne conservano l'azione anabolica (sintesi di tessuto proteico muscolare) mitigandone gli effetti virilizzanti.

Surrenali (ghiandole) Ghiandole collocate sulla parte superiore dei reni responsabili della produzione di ormoni collegati allo stress, come il cortisolo, il DHEA e l'adrenalina.

T3 Forma attiva dell'ormone tiroideo, sintetizzata nei tessuti periferici.

T4 Ormone tiroideo rilasciato dalla tiroide in risposta all'azione del TSH, che genera AMP ciclico. Per diventare attivo deve trasformarsi in T3.

Telomero Piccolo segmento terminale del DNA nucleare che si accorcia a ogni replicazione. Oltre un certo accorciamento del telomero, il DNA non si replica più.

Tempo di raddoppio della mortalità Periodo richiesto perché, da adulti, il tasso di mortalità raddoppi.

Testosterone Ormone che stimola la crescita di tessuto muscolare e la libido in entrambi i sessi.

TG *Vedi* Trigliceridi.

TG/HDL Rapporto tra trigliceridi totali e colesterolo «buono» nel sangue. È un indice indiretto dei livelli di insulina.

T-helper Cellule del sistema immunitario prodotte dal timo.

Timo Ghiandola responsabile della produzione di certi globuli bianchi (linfociti T) importanti per la funzione immunitaria. Il timo è molto sensibile all'eccesso di cortisolo.

Tiroide Ghiandola situata nella parte anteriore del collo. Sintetizza gli ormoni tiroidei che influenzano il metabolismo.

Tolleranza al glucosio Capacità delle cellule muscolari e del fegato di rimuovere glucosio dal circolo sanguigno. Con l'età la tolleranza al glucosio cala.

TRF *Vedi* Fattore di rilascio della tiroide

Trigliceridi (TG) Forma di grasso presente nel sangue in varie lipoproteine. Alti livelli di trigliceridi indicano di solito elevati livelli di insulina. Il rapporto TG/HDL è un preciso indice indiretto dei livelli di insulina e un segnale di elevato rischio di attacchi cardiovascolari.

TSH *Vedi* Ormone stimolante della tiroide.

VMN *Vedi* Nucleo ventromediale.

Appendice B
Menu per 7 giorni

L'APPROCCIO pro Zona non parte dal calcolo delle calorie, ma dalla domanda: «Quante *proteine* al giorno mi servono?» Una volta identificato il fabbisogno proteico, è sufficiente aggiungere *carboidrati* (meglio se a basso indice glicemico) e *grassi* (meglio se insaturi) nelle corrette proporzioni. Per rendere il tutto ancora più preciso potete costruire la dieta con dei blocchi, ciascuno costituito da tre blocchetti o mini-blocchi (uno di proteine, uno di carboidrati e il terzo di grassi nelle giuste proporzioni). Distribuite i blocchi lungo la giornata in pasti e spuntini, e il gioco è fatto. Il metodo è illustrato qui nel Capitolo 7 e nel libro *Come raggiungere la Zona*, nel Capitolo 8 e nelle Appendici.

L'apporto calorico standard è oggi di 2300 calorie al giorno per l'uomo medio adulto dei paesi avanzati e 1850 per la donna. Quindi, per godere dei benefici della restrizione calorica (normalmente questo significa il 40% in meno), le gli uomini dovrebbero consumare meno di 1400 calorie (1380, per l'esattezza) e e le donne circa 1100. Non è un caso che questo corrisponda a 15 e 12 blocchi pro Zona, più o meno quanto si ottiene calcolando con precisione il numero dei blocchi «personalizzati», che sono rispettivamente 13 e 11, come indichiamo nella seguente proposta di menu per sette giorni suggerita dallo chef Memo Romano, che vi terrà in Zona e dimostra quanto sia facile mantenervisi per tutta la vita.

Il menu è concepito per 13 blocchi (uomo-tipo); se si vuole passare da 13 a 11 blocchi (donna-tipo), bisogna seguire le indicazioni quantitative tra parentesi. Quando appare (–) l'ingrediente non è previsto per stare negli 11 blocchi.

Giorno 1

4 (3) BLOCCHI COLAZIONE
60 (40) g di prosciutto cotto
2 (1) sottilette light
2 fette da toast di pane di soia
1 (–) pesca
1 yogurt magro (125 g)
6 olive
3 (–) mandorle

3 BLOCCHI PRANZO
90 g di petto di pollo cotto alla griglia
1/2 limone
130 g di pomodori
450 g di finocchi al vapore
75 g di zucchine trifolate con prezzemolo e aglio
1 kiwi
1 cucchiaino da tè di olio extra vergine d'oliva

1 BLOCCO MERENDA
1 yogurt magro (125 g)

4 (3) BLOCCHI CENA
160 (120) g di pesce spada cotto in padella antiaderente con uno spicchio d'aglio
1/2 limone
225 (110) g di spinaci al vapore
1/2 cespo di lattuga e 130 (–) g di pomodori
3 (2) cracker integrali
1 e 1/3 (1) cucchiaino da tè di olio extra vergine d'oliva

1 BLOCCO PRIMA DI CORICARSI
45 g di feta
1/2 pera
6 arachidi

Giorno 2

4 (3) BLOCCHI COLAZIONE
75 (50) g di bresaola
240 g di latte parzialmente scremato
2 fette da toast di pane ai 5 cereali
1/2 (–) arancia
1 cucchiaino da tè di olio extra vergine d'oliva

3 BLOCCHI PRANZO
90 g di fettine di vitello cotte alla griglia con prezzemolo e aglio
1 cracker integrale
140 g di cavolfiori al vapore
85 g di funghi trifolati
300 g di indivia
3 albicocche
1 cucchiaino da tè di olio extra vergine d'oliva

1 BLOCCO MERENDA
30 g di prosciutto crudo
1 fetta da toast di pane di soia
3 olive

4 (3) BLOCCHI CENA
120 (90) g di bocconcini di tacchino cucinati in salsa di pomodoro e lenticchie
80 g di salsa pomodoro
50 g di lenticchie
2 (1) cracker
1 (1/2) cetriolo a fettine
1 e 1/3 (1) cucchiaino da tè di olio extra vergine d'oliva

1 BLOCCO PRIMA DI CORICARSI
40 g di caciottina fresca
1 kiwi
1 noce

Giorno 3

4 (3) BLOCCHI COLAZIONE
1 uovo cotto in camicia
2 albumi d'uovo cotti in camicia
30 (–) g di prosciutto crudo
4 cracker integrali
1 yogurt magro (125 g)
140 (–) g di fragole
3 (2) cucchiaini da tè di maionese light

3 BLOCCHI PRANZO
60 g di filetto di maiale
35 g di mozzarella light fatta fondere sopra le fettine di filetto precedentemente cotte nella salsa di pomodoro
40 g di salsa pomodoro
85 g di fagiolini
150 g di melanzane
1 pesca
1 cucchiaino da tè di olio extra vergine d'oliva

1 BLOCCO MERENDA
30 g di fior di latte
1/2 pera
6 arachidi

4 (3) BLOCCHI CENA
160 (120) g di scaloppa di salmone cotta alla griglia cosparsa di funghi prataioli crudi tagliati a fettine
255 g di funghi prataioli
180 (90) g di peperoni
300 g di indivia e 1/2 limone
115 g di macedonia
1 e 1/3 (1) cucchiaino da tè di olio extra vergine d'oliva

1 BLOCCO PRIMA DI CORICARSI
1 yogurt magro (125 g)

Giorno 4

4 (3) BLOCCHI COLAZIONE
60 (45) g di fettine sottilissime di tacchino cotto al forno
75 (40) g di ricotta da spargere sul tacchino
130 g di pomodori a cubettini per completare il carpaccio di tacchino insieme a 40 g di fagioli; condire il tutto con 1 (2/3) cucchiaino da tè di olio extra vergine d'oliva
3 (1) cracker integrali
240 g di latte parzialmente scremato

3 BLOCCHI PRANZO
60 g di spaghetti conditi con 40 g di salsa pomodoro preparata con uno spicchio d'aglio
40 g di mollusco di cappesante e prezzemolo tritato
130 g di polpo al vapore con 20 g di patate conditi con 1 cucchiaino da tè di olio extra vergine d'oliva

1 BLOCCO MERENDA
1 yogurt magro (125 g)

4 (3) BLOCCHI CENA
120 (90) g di filetto di struzzo cotto alla griglia
140 (70) g di zucca al vapore passata a purea e condita con un filo di olio extra vergine d'oliva
260 (130) g di pomodori
2 cracker
1 kiwi
1 e 1/3 (1) cucchiaino da tè di olio extra vergine d'oliva

1 BLOCCO PRIMA DI CORICARSI
35 g di formaggio light
1/2 pera
3 mandorle

Giorno 5

4 (3) BLOCCHI COLAZIONE
90 (60) g di prosciutto crudo sgrassato
120 g di melone
1/2 (–) brioche
1 yogurt magro (125 g)
1 (–) cucchiaio grande di avocado
6 anacardi

3 BLOCCHI PRANZO
120 g di salmone cotto in padella antiaderente coperto con 150 g di zucchine trifolate
2 cracker integrali
115 g di macedonia
1 cucchiaino da tè di olio extra vergine d'oliva

1 BLOCCO MERENDA
35 g di mozzarella light con 130 g di pomodoro
1 cracker alla soia
1/3 cucchiaino da tè di olio extra vergine d'oliva

4 (3) BLOCCHI CENA
180 (135) g di calamari fritti in olio fresco
280 g di cavolfiori bolliti
300 g (–) di insalata verde mista
1 fetta da toast ai 5 cereali
50 g di ananas con 1 pallina da 30 g di gelato al limone (100 g di ananas)
1 e 1/3 (1) cucchiaino da tè di olio extra vergine d'oliva

1 BLOCCO PRIMA DI CORICARSI
240 g di latte parzialmente scremato

Giorno 6

4 (3) BLOCCHI COLAZIONE
50 (45) g di prosciutto cotto
50 (35) g di mozzarella light
2 fette da toast integrali
1 (1/2) kiwi
240 (120) g di latte scremato
6 olive
3 (–) arachidi

3 BLOCCHI PRANZO
90 g di filetto di manzo alla griglia
60 g di pasta cotta condita con 20 g di salsa di pomodoro
150 g di scarola
1/2 pesca
1 cucchiaino da tè di olio extra vergine d'oliva

1 BLOCCO MERENDA
45 g di feta
1 kiwi
1 noce

4 (3) BLOCCHI CENA
120 (90) g di lombata di coniglio cotta al forno con 170 g di funghi
20 (–) g di patate
40 g di salsa pomodoro
1 fetta da toast di pane di soia
115 (60) g di lamponi
1 e 1/3 (1) cucchiaino da tè di olio extra vergine d'oliva

1 BLOCCO PRIMA DI CORICARSI
1 yogurt magro (125 g)

Giorno 7

4 (3) BLOCCHI COLAZIONE
25 g di grana
50 (25) g di bresaola: comporre un carpaccio condito con 1 (2/3) cucchiaino da tè di olio extra vergine d'oliva
1 (1/2) pera
2 cracker alla soia
240 g di latte parzialmente scremato

3 BLOCCHI PRANZO
90 g di arrosto di vitello al forno
40 g di polenta
300 g di insalata verde e rossa
2 carciofi
115 g di macedonia
1 cucchiaino da tè di olio extra vergine d'oliva

1 BLOCCO MERENDA
1 yogurt magro (125 g)

4 (3) BLOCCHI CENA
160 (120) g di filetto di salmone cotto alla piastra, servito appoggiato su 100 g di avena cotta, contornato con 12 (6) asparagi, 225 (115) g di spinaci e condito con 4 cucchiaini da tè di olio extra vergine d'oliva e aceto balsamico emulsionati

1 BLOCCO PRIMA DI CORICARSI
70 g di fiocchi di latte magro
1 kiwi
3 anacardi

Appendice C

La Zona: istruzioni pratiche

PREPARARE dei pasti pro Zona non richiede certo tecnologie spaziali. È molto facile. È sufficiente che ricordiate che ogni pasto, colazione, merenda o spuntino deve contenere in una certa proporzione sia proteine, sia carboidrati, sia grassi (cfr. Appendice B).

Per semplificarvi le cose, ed evitarvi calcoli, abbiamo preparato una lista di cibi suddivisi per i tre macronutrienti (proteine, carboidrati, grassi), indicando per ognuno di essi la quantità necessaria per un blocchetto o mini-blocco.

Alla maggioranza delle donne sarà sufficiente scegliere 3 blocchetti di proteine, 3 di carboidrati e 3 di grassi, per ottenere gli ingredienti per un pasto pro Zona (prima colazione, pranzo e cena). Per uno spuntino o una merenda basterà scegliere un blocchetto per macronutriente. Tre pasti (prima colazione, pranzo e cena) da tre blocchetti, più una merenda e uno spuntino da un blocchetto ciascuno, fanno 11 blocchetti in totale. Dovendo arrivare a 13 blocchetti, l'uomo medio potrà aggiungere un blocchetto alla prima colazione e uno al pranzo.

Istruzioni dettagliate e approfondite sull'utilizzo dei blocchetti, nonché una più ampia scelta di cibi, sono contenute nel Capitolo 8 del primo libro di Barry Sears, *Come raggiungere la Zona*.

Ecco comunque alcune facili regole:

1. mangiate sempre entro un'ora dal risveglio mattutino;
2. salvo quando dormite, non lasciate mai passare più di cinque ore senza consumare almeno uno spuntino;
3. non dimenticate le proteine in nessun pasto o spuntino;

4. come carboidrati, preferite frutta e verdura, e limitatevi nel consumo di pane, pasta, cereali e amidi;
5. non saltate mai la merenda né lo spuntino prima di coricarvi;
6. bevete almeno due litri di liquidi (l'acqua è la scelta migliore) al giorno;
7. se sbagliate in un pasto, non preoccupatevi, ma fate in modo che il pasto successivo sia in Zona;
8. consumate uno spuntino pro Zona 30 minuti prima di fare dell'attività fisica.

Blocchetti di proteine

Carne e pollame

Agnello (magro)	30 g
Capretto (magro)	30 g
Carne di bue (tagli magri)	30 g
Coniglio	30 g
Pancetta (magra)	30 g
Petto di pollo o tacchino (senza pelle)	30 g
Prosciutto crudo o cotto (parte magra)	30 g
Vitello (tagli magri)	30 g

Pesce e crostacei

Acciughe sott'olio o sotto sale	30 g
Aragosta	45 g
Baccalà secco	25 g
Branzino (spigola), dentice, orata	50 g (se filetti 40 g)
Calamari	45 g
Cappesante	45 g
Caviale (uova di storione)	25 g
Gamberi o gamberetti (sgusciati)	45 g
Granchio (polpa)	45 g
Merluzzo	50 g (se filetti 40 g)
Pesce azzurro (sardine e sarde)	45 g (ricco in EPA)
Pesce persico	50 g (se filetti 40 g)
Pesce spada (trancio)	45 g
Vongole e cozze	60 g
Salmone (trancio o filetto con pelle)	45 g

Salmone in filetti senza pelle	35 g
Salmone affumicato	30 g (ricco in EPA)
Seppia	50 g
Sgombro	45 g (ricco in EPA)
Triglia	45 g
Tonno (trancio)	40 g
Tonno (in scatola)	30 g sgocciolato

Uova

Chiara (albume)	2
Uovo completo di tuorlo (attenzione: contiene AA)	1

Latticini ricchi in proteine

Feta	45 g
Formaggio light	30 g
Ricotta magra fresca	75 g

Vegetariani

Hamburger di soia	1/2 polpetta
Hot dog di soia	1 salsiccia
Salsiccia di soia	2
Tofu (a pasta dura)	45 g
Proteine in polvere	7 g
Enervit Gymline (farmacia, erboristeria)	9 g
Abbott Promod (farmacia)	7 g
Egg Protein Ultimate nutrition (erboristeria)	10 g

Blocchetti di carboidrati

Verdure cotte

Asparagi	120 g (12)
Biete	180 g
Broccoli	120 g
Carciofi	1 piccolo
Cavolfiore	180 g

Cavolini di Bruxelles	120 g
Cavolo	180 g
Cavolo verde	120 g
Ceci	30 g
Cipolle (lesse)	1
Crauti (Sauerkraut)	120 g
Fagioli (in scatola)	30 g
Fagiolini verdi	85 g
Funghi (bolliti)	120 g
Lenticchie	30 g
Melanzane	180 g
Peperoni arrosto	140 g
Peperoni sotto'olio	120 g
Porri	120 g
Radicchio trevigiano	250 g
Rape, passato	200 cc
Rape verdi	180 g
Spinaci	120 g
Zucca gialla	120 g
Zucchini	120 g

Verdure crude

Broccoli	240 g
Cavolfiore	240 g
Cavolo sminuzzato	240 g
Cetriolo a fettine	360 g
Cipolle a fettine	120 g
Cuore di palma	160 g
Funghi a fettine	360 g
Germogli di fagioli	360 g
Indivia, tagliata	600 g
Lattuga bianca	1 cespo
Lattuga romana tagliata	850 g
Peperoni verdi tagliati	180 g
Pomodori	1 grande (2 piccoli)
Rapanelli a fettine	240 g
Scarola tagliata	600 g
Sedano affettato	240 g
Spinaci freschi	480 g
Spinaci surgelati	240 g
Verza cappuccio	170 g

Spinaci (insalata: 240 g di spinaci sminuzzati, 30 g di peperoni verdi crudi, 30 g di cetrioli crudi e 30 g di pomodori crudi)	1 porzione

Frutta

(fresca, surgelata o in scatola, ma con poco zucchero)

Albicocche	3
Ananas a cubetti	60 g
Anguria a cubetti	60 g
Arancia (grandezza media)	1/2
Arancia o mandarino in scatola	40 g
Castagne	60 g
Ciliegie	7
Fragole	120 g
Kiwi	1
Lamponi	115 g
Limetta (lime)	1
Limone	1
Macedonia di frutta fresca	115 g
Macedonia in scatola	60 g
Mandarini	1
Mela (grandezza media)	1/2
Melone (piccolo)	1/2
Melone a cubetti	60 g
Mirtilli	60 g
More selvatiche	115 g
Pera (grandezza media)	1/3
Pesca	1
Pescanoce	1/2
Pesche sciroppate e scolate	60 g
Pompelmo (grandezza media)	1/2
Prugna (grandezza media)	1
Uva	60 g

Cereali

Avena decorticata (cottura lenta, contiene GLA)	65 g
Fiocchi d'avena (tipo senza zucchero)	30 g

Blocchetti di grassi

Anacardi	3
Arachidi	6
Avocado	1 cucchiaio
Burro d'arachidi naturale	1/2 cucchiaino da tè
Condimento olio d'oliva e aceto	1 cucchiaino da tè
Condimento alla francese (con senape)	1 cucchiaino da tè
Mandorle	3
Mandorle tritate	1 cucchiaino da tè
Noci nostrane (piccole)	2
Noci di Sorrento (grandi)	1
Olio d'arachidi	1/3 di cucchiaino da tè
Olio extra vergine d'oliva	1/3 di cucchiaino da tè
Olive	3

Appendice D

Spuntini pro Zona

La dieta pro Zona è composta di tre pasti (prima colazione, pranzo e cena) e due spuntini (merenda nel tardo pomeriggio e spuntino serale prima di coricarsi).

Gli spuntini pro Zona sono ancora più semplici dei pasti, poiché sono costituiti di un solo blocchetto per macronutriente. Basta perciò tornare all'Appendice C e, per comporre uno spuntino, prendere un blocchetto di proteine, uno di carboidrati e uno di grassi, ed il gioco è fatto: il vostro spuntino pro Zona è pronto.

Si possono comporre, inoltre, spuntini ancora più semplici. Ecco tre esempi:

- 30 g di formaggio molle più mezzo frutto,
- 1 yogurt magro (125 g),
- 180 cc di latte magro.

Vi consigliamo di leggere il libro *Come raggiungere la Zona*, dove troverete istruzioni più complete e approfondite su come comporre spuntini pro Zona.

Appendice E
In viaggio

MANGIANDO in giro, come sono costretti a fare le donne e gli uomini d'affari, è più difficile seguire le regole. Se volete però mantenervi mentalmente lucidi per tutto il giorno, alimentarsi correttamente è fondamentale. Come regola generale, potete comportarvi così:

- chiedete verdura, e che non siano patate, come contorno;
- non superate in nessun pasto le proteine che vi starebbero nel palmo della mano;
- se bevete un bicchiere di vino, eliminate parte degli altri carboidrati.

Una prima colazione facile da trovare in albergo è una frittata di 3 uova intere (meglio se senza tuorli, ma in questo caso di 6 chiare), da far seguire da un po' di frutta. In alternativa i buffet offrono spesso uova, succhi, frutta, prosciutto e formaggio. Evitate il pane tostato e tenetevi su quantità corrispondenti a 3 blocchetti (le donne) e 4 blocchetti (gli uomini).

A pranzo l'ideale, per stare leggeri ma in Zona, è la cosiddetta «insalatona», un monopiatto con tanta verdura cruda e proteine sotto forma di tonno, uova sode e formaggio. Nella versione mediterranea è la classica *salade niçoise*. Potete completare con frutta o un bicchiere di vino o birra.

A cena il meglio è il pollo, o il trancio di salmone o pesce spada, con contorno di verdure crude o cotte, preceduto magari da un po' di minestra. Evitate amidi, pasta e patate. Al termine, frutta o dessert. Dimezzate il dessert se preferite un bicchiere da 100 cc di vino.

Bibliografia

ASBELL, B., *The Pill*, Random House, New York 1995.

AUSTAD, SN., *Why We Age*, John Wiley & Sons, New York 1997 (trad. it. *Perché invecchiamo*, McGraw-Hill Italia, Milano 1998).

BAHR, R., *The Virility Factor*, GP Putnam's Sons, New York 1992.

BARNES, B.O. e BARNES, C.W., *Solved: The Riddle of Heart Attacks*, Robinson Press, Fort Collins (Colorado) 1976.

BARNES, B.O. e GALTON, L., *Hypothyroidism: The Unsuspected Illness*, Harper & Row, New York 1976.

BAYNES, J.W. e MONNIER, V.M. (a cura di), *The Maillard Reaction in Aging, Diabetes, and Nutrition*, Alan R. Liss, New York 1989.

BENSON, H., *The Relaxation Response*, William Morrow, New York 1975 (trad. it. *La risposta rilassante*, Rizzoli, Milano 1977).

– *Timeless Healing*, Scribners, New York 1996 (trad. it. *Credere per poter guarire*, Sperling & Kupfer, Milano 1997).

BLAYLOCK, R.L., *Excitotoxins*, Health Press, Santa Fe, New Mexico, 1995.

BROWN, R.L., *The 10-Minute LEAP*, ReganBooks, New York 1998.

CARRINGTON, P., *The Book of Meditation*, Element Books, Boston 1998.

CARRUTHERS, M., *Maximizing Manhood*, HarperCollins, London 1997.

CONEY, S., *The Menopause Industry*, Hunter House, Alameda, California, 1994.

COOPER, K.H., *The Antioxidant Revolution*, Thomas Nelson, Nashville, Tennessee, 1994 (trad. it. *Il potere curativo degli antiossidanti*, Red, Como 1997).

COUSINS, N., *Anatomy of an Illness*, Bantam Books, New York 1983 (trad. it. *La volontà di guarire: anatomia di una malattia*, Armando, Roma 1982).

CRAWFORD, M. e MARSH, D., *The Driving Force*, Harper & Row, New York 1989.

DE GROOT, L.J., BESSER, M., BURGER, H.G., JAMESON, J.L., LORIAUX, D.L., MARSHALL, J.C., ODELL, W.D., POTTS, J.T. e RUBENSTEIN, A.H. (a cura di), *Endocrinology*, W.B. Saunders Co., Filadelfia 1995[3].

DIAMOND, J., *Male Menopause*, Sourcebooks, Inc., Naperville, Illinois, 1997.

EATON, B., SHOSTAK, M. e KONNER, M., *The Paleolithic Prescription*, Harper & Row, New York 1988.

EVANS, W. e ROSENBERG, H.I., *Biomarkers*, Simon & Schuster, New York 1991.

FELIG, P., BAXTER, J.D. e FROHMAN, L.A., *Endocrinology and Metabolism*, McGraw-Hill, New York 1995[3] (trad. it. *Endocrinologia e metabolismo*, McGraw-Hill Italia, Milano 1997).

FINCH, C.E., *Longevity, Senescence, and the Genome*, University of Chicago Press, Chicago 1990.

GREER, M.A. (a cura di), *The Thyroid Gland*, Raven Press, New York 1990.

HILL, A., *The Testosterone Solution*, Prima Publishing, Rocklin, California, 1997.

HORROBIN, D.F. (a cura di), *Omega-6 Essential Fatty Acids*, Wiley-Liss, New York 1990.

JENSEN, R.G., *The Lipids of Human Milk*, CRC Press, Boca Raton, Florida, 1989.

KHALSA, D.S., *Brain Longevity*, Warner Books, New York 1997 (trad. it. *Il cervello giovane*, Pratiche, Milano 1998).

KLATZ, R., *Grow Young with HGH*, HarperCollins, New York 1997.

LAMN, S., *The Virility Solution*, Simon & Schuster, New York 1998.

LANCASTER, J. (a cura di), *Nitric Oxide*, Academic Press, New York 1996.

LANDS, W.E.M., *Fish and Human Health*, Academic Press, New York 1986.

LARON, Z. e REGAL, A.D. (a cura di), *Hormones and Sports*, Raven Press, New York 1989.

LAUX, M. e CONRAD, C., *Natural Women. Natural Menopause*, HarperCollins, New York 1998.

LEE, J.R., *What Your Doctor May Not Tell You About Menopause*, Warner Books, New York 1996.

MCKEOWN, T., *The Role of Medicine*, Princeton University Press, Princeton (New Jersey) 1979[2] (trad. it. *La medicina: sogno, miraggio o nemesi?*, Sellerio, Palermo 1978).

MCNEILL, W.H., *Plagues and Peoples*, Doubleday, New York 1977 (trad. it. *La peste nella storia*, Einaudi, Torino 1981).

MURRAY, M.T., *Encyclopedia of Nutritional Supplements*, Prima Publishing, Rocklin (California) 1996 (trad. it. *Guida medica agli integratori alimentari*, Red, Como 2000).

NINNEMAM, J.L., *Prostaglandins, Leukotrienes, and the Immune Response*, Cambridge University Press, New York 1988.

NORDEN, M.J., *Beyond Prozac*, ReganBooks, New York 1996.

NORMAN, A.W. e LITWACK, G., *Hormones*, Academic Press, New York 1997[2].

Older and Wiser: The Baltimore Longitudinal Study of Aging, NIH Publications n. 89-2797, U.S. Printing Office, Washington 1989.

ORLOCK, C., *Know Your Body Clock*, Citadel Press, New York 1993.

PAFFENBARGER, R.S. e OLSEN, E., *Lifefit*, Human Kinetics, Champaign, Illinois, 1996.

PEARL, R., *The Rate of Living*, Alfred Knopf, New York 1928.

PERT, C., *Molecules of Emotion*, Scribners, New York 1997 (trad. it. *Molecole di emozioni*, Corbaccio, Milano 2000).

PIERPAOLI, W. e REGELSON, W., *The Melatonin Miracle*, Simon & Schuster, New York 1995 (trad. it. *La fonte della giovinezza*, Rizzoli, Milano 1995).

PRESTON, S.H., *Mortality Patterns in National Populations*, Academic Press, New York 1976.

RAKO, S., *The Hormone of Desire*, Harmony Books, New York 1996.

REGELSON, W. e COLMAN, C., *The Super-Hormone Promise*, Simon & Schuster, New York 1996.

REITER, R.J. e ROBINSON, J., *Melatonin*, Bantam Books, New York 1995 (trad. it. *Melatonina: l'ormone che allunga la vita*, Mondadori, Milano 1996).

ROBERTS, H.J., *Aspartame: Is It Safe?*, Charles Press, Filadelfia 1990.

ROGOZKIN, V.A., *Metabolism and Anabolic Androgenic Steroids*, CRC Press, Boca Raton, Florida, 1991.

ROSENTHAL, M.S., *The Thyroid Sourcebook*, Lowell House, Los Angeles 1996.

ROY, A.K. e CHATTERJEE (a cura di), *Molecular Basis of Ageing*, Academic Press, Orlando (Florida) 1984.

RUZICKA, T. (a cura di), *Eicosanoids and the Skin*, CRC Press, Boca Raton (Florida) 1990.

SAPOLSKY, R.M., *Stress, the Aging Brain and the Mechanisms of Neuron Death*, MIT Press, Cambridge, Massachusetts, 1992.

SCHOLSBERG, S. e NEPORENT, L., *Fitness for Dummies*, IDG Books, Foster City, California, 1996.

SCHROR, K. e SINZINER, H. (a cura di), *Prostaglandins in Clinical Research*, Alan R. Liss, New York 1989.

SEARS, B., *The Zone*, ReganBooks, New York 1995 (trad. it. *Come raggiungere la Zona*, Sperling & Kupfer, Milano 1999, 2000[3]).

– *Mastering the Zone*, ReganBooks, New York 1997.

– *Zone Perfect Meals in Minutes*, ReganBooks, New York 1997.

– *Zone Food Blocks*, ReganBooks, New York 1998.

SIMOPOULOS, A.P. e ROBINSON, J., *The Omega Plan*, HarperCollins, New York 1998.

SINCLAIR, A. e GIBSON, R., *Essential Fatty Acids and Eicosanoids*, American Oil Chemical Society, Champaign, Illinois, 1992.

SINZINGER, H. e ROGATTI, W. (a cura di), *Prostaglandin E1 in Atherosclerosis*, Springer Verlag, New York 1986.

The Duke Longitudinal Studies of Normal Aging 1955-1980: An Overview of History, Design, and Findings, Springer Publishing Co., New York 1985.

TIMIRAS, P.S. (a cura di), *Physiological Basis of Aging and Geriatrics*, CRC Press, Boca Raton, Florida, 1994[2].

TIMIRAS, P.S., QUAY, W.B. e VERNAKDAKIS, A. (a cura di), *Hormones and Aging*, CRC Press, Boca Raton, Florida, 1995.

UNGER, R.H. e LEFEBVRE, P.J., *Glucagon: Molecular Physiology, Clinical and Therapeutic Implications*, Pergamon Press, Oxford 1972.

VANE, J.R. e O'GRADY, J. (a cura di), *Therapeutic Applications of Prostaglandins*, Edward Arnold, Londra 1993.

VIRU, A., *Hormones in Muscular Activity*, vol. I: *Hormonal Ensemble in Exercise*, CRC Press, Boca Raton, Florida, 1983.

– *Hormones in Muscular Activity*, vol. II: *Adaptive Effects of Hormones in Exercise*, CRC Press, Boca Raton, Florida, 1983.

– *Adaptation in Sports Training*, CRC Press, Boca Raton, Florida, 1995.

WALFORD, R.L., *Maximum Lifespan*, W.W. Norton, New York 1983 (trad. it. *longevità*, Longanesi, Milano 1983).

– *The 120-Year Diet*, Simon & Schuster, New York 1986.

WALFORD, R.L. e WALFORD, L., *The Anti-Aging Plan*, Four Walls Eight Windows, New York 1994.

WATKINS, W.D., PETERSEN, M.B. e FLETCHER, J.R. (a cura di), *Prostaglandins in Clinical Practice*, Raven Press, New York 1989.

WEINDRUCH, R. e WALFORD, R.L., *The Retardation of Aging and Disease by Dietary Restriction*, Charles C. Thomas, Springfield, Illinois, 1988.

WILLIS, A., *Handbook of Eicosanoids, Prostaglandins and Related Lipids*, CRC Press, Boca Raton, Florida, 1987.

WILSON, J.D. e FOSTER, D.W. (a cura di), *Williams Textbook of Endocrinology*, W.B. Saunders Co., Philadelphia 1992[8].

WILSON, R., *Feminine Forever*, M. Evans & Co., New York 1996.

WURTMAN, J.J., *The Serotonin Solution*, Ballantine Books, New York 1996.

YU, B.P. (a cura di), *Free Radicals in Aging*, CRC Press, Boca Raton, Florida, 1993.

Indice analitico

I numeri di pagina seguiti da *f* o *t* indicano, rispettivamente, la ricorrenza in figura e in tabella.

Finito di stampare nel febbraio 2007
presso la Mondadori Printing S.p.A.
Stabilimento N.S.M. di Cles (TN)
Printed in Italy